제5판

약과 건강

Drug & Health

약학박사 범진필

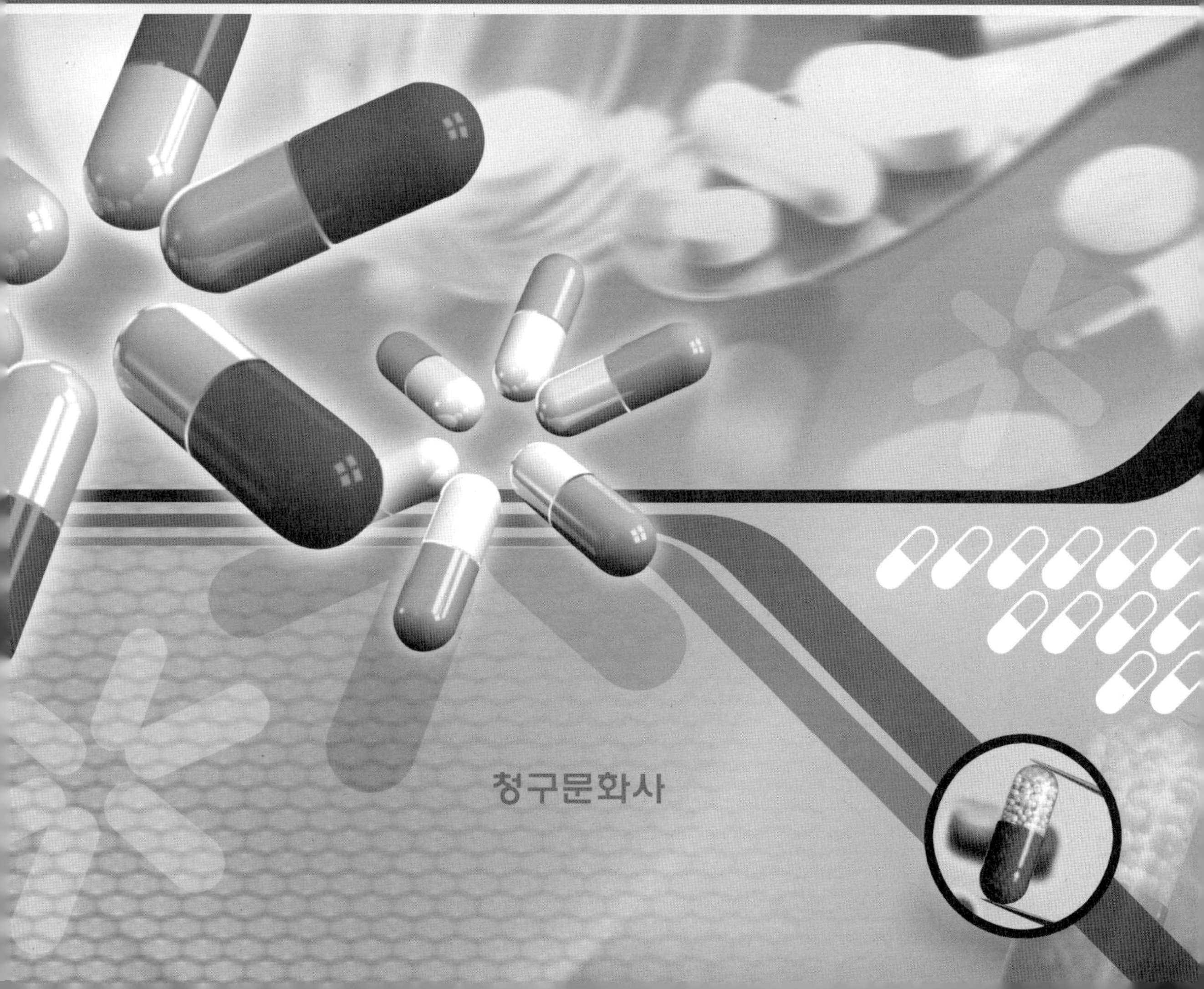

청구문화사

머 리 말

인간은 누구나 건강하게 장수하길 원한다. 오늘날 인간의 수명이 놀랍게 늘어난 것은 과학기술과 경제가 발전하여 생활환경이 향상된 것도 중요한 요인이지만, 가장 중요한 요인은 의학과 약의 발달이라고 할 수 있다. 항생제의 개발은 인간을 질병에 의한 죽음으로부터 해방시켜 주었다. 그러나 의약품이 발달하면 할수록 약의 남용과 오용이 늘어나 그 부작용이 심각하다.

우리의 건강과 생명을 지탱해주는 근본이 자연섭리에 순응하는 생활에 있다는 것을 잊고, 약이 마치 건강과 생명의 원동력인 것처럼 믿는다면 이보다 더 위험한 생각은 없다. 약을 올바르게 잘 쓰면 우리의 건강을 지키는 역할을 하지만 잘못 쓰면 독이 된다는 인식이 필요하다. 약은 무기와 같아서 있어도 조심스럽고 없으면 위험한 그런 존재이다.

무기를 사용하지 않고 안전한 생활을 할 수 있다면 얼마나 좋겠는가. 그러나 부득이 무기를 사용하여 우리의 생명을 노리는 적을 무찌르려면 오발이 되지 않도록 조심할 수 있는 지식과 기술이 있어야 하겠다. 그래서 약과 건강 그리고 질병을 정확히 조명함으로써 우리의 건강증진에 조금이나마 이바지하기 위해 이 책을 출간하게 되었다.

제 1 부 에서 약의 개념과 약리작용 등 기본지식을 알고
제 2 부 에서 건강의 개념과 건강에 영향을 주는 여러요인을 이해하며
제 3 부 에서 질병의 원인, 증상, 합병증, 예방 및 치료에 대해 설명하였다.

이해하기 쉽도록 그림과 표를 사용하였으며 간단, 명료하게 설명하려고 노력하였다. 특히 약과 건강 그리고 질병에 관한 상식을 상담형식으로 실어 약과 질병의 이해에 도움이 되고자 하였다. 동학 및 선배여러분의 지도와 편달을 부탁드립니다.

끝으로 출간에 헌신적으로 애써주신 청구문화사 이상태 사장님과 직원여러분께 감사를 드리며, 곁에서 늘 따뜻하게 사랑으로 내조해준 아내 김선희씨와 아들 충원, 용원과 손자 우현이에게 이 책을 드립니다.

약학박사 범 진 필

차 례

제 1 부 | 약

제14장 스트레스와 건강

제15장 노화와 건강

제16장 오락, 운동과 건강

제17장 사회보장제도와 건강

제18장 건강상태의 기초진단

제 3 부 | 질병과 치료약

제19장 암

제20장 후천성면역결핍증

제21장 감 기

약과 건강상식 100선 찾아보기

1부

약 Drug

제1장 약의 개념
Conception of Drug

1. 약의 정의

약(藥)이란 초두(艹) 밑에 즐거울 락(樂)자로 풀(식물)을 먹으니 병이 나아 즐겁다라는 뜻이다. 영어로 Drug은 마른풀이라는 뜻의 Droog에서 유래되었다. 이는 약의 시작이 식물임을 말해주는 것이다.

약은 **질병의 예방, 치료, 진단 및 경감**의 목적으로 쓰이는 물질이다. 약은 이러한 목적으로 사용되어야 하며 부작용이나 독성과 같은 유해작용을 일으키게 사용해서는 안된다.

또한 **약의 남용이나 오용**도 결코 있어서는 안되며 안전한 약물사용을 위해 약에 대한 정확한 지식을 가져야 한다. 따라서 약을 이해하기 위해서는 생리학, 생화학, 병리학, 미생물학, 면역학, 유전학 등에 관한 기본 지식이 필요하다.

2. 약의 명명

1) 화학명(Chemical name)

약의 성분을 나타내는 구조명이다.

예) Acetylsalicylic acid, Isonicotinic acid hydrazide(결핵약)

2) 일반명(General name)

화학명보다는 짧으며 일반적으로 사용하는 이름으로 대한약전(KP)에서 사용되는 공식명이다. 예) Aspirin, Isoniazid

3) 상품명(Brand name)

제약회사에서 명명한 이름이다. 예) 로날, 바이엘 아스피린, 유유아이나

3. 약의 형태

1) 고형제(Solid preparation)

(1) 정제(Tablet)

약이 일정량 포함되어 있는 원반형의 제제로 복용하기 용이하다.

(2) 캡슐(Capsule)

Gelatin이나 전분으로 만든 경질캡슐(hard capsule)과 연질캡슐(soft capsule)의 두 가지 종류가 있고 여기에 분말, 액상, 과립상태의 약을 충진시킨다. 냄새가 심하거나 맛이 쓰거나 자극적인 약물에 이용된다.

(3) 분말(산제, Powder)

Diastase, ebiose 같은 가루로 된 약제를 말한다.

(4) 환제(Pill)

약을 둥글게 만들어 복용하기 용이하게 한 제제이다.

(5) 과립제(Granule)

비산성(飛散性)인 약물을 가공하여 과립상으로 만든 제제이다.

(6) 트로키(구중정, Troche)

입안에서 서서히 녹여 구강이나 인후의 염증에 작용시키는 정제로서 국소작용을 나타낸다.

(7) 장용정(Enteric coating)

위점막을 자극하거나 위산에 분해되는 것을 방지하기 위해 위에서 녹지 않고 장에서 녹을 수 있도록 제피(코팅)를 하여 만든 정제이다.

예) 소화효소제, 아스피린장용정

(8) 서방정(Extended release; ER)

약물이 서서히 방출되어(서방) 작용시간을 길게 한 정제이다.

예) 타이레놀이알

2) 반고형제(Semisolid preparation)

(1) 연고제(Ointment)

피부에 바를 수 있도록 점도가 있는 외용제이다.

(2) 경고제(Plaster)

반창고와 같이 상온에서 고형이나 체온으로 연화되어 점착성이 생기는 외용제이다.

(3) 좌약(Suppository)

카카오, 지방 등에 약물을 균등하게 혼합하여 만들어 체온에서 용해되어 흡수되는 삽입제로 직장좌약, 요도좌약, 질좌약이 있다.

3) 액상제(Liquid preparation)

(1) 용제(Solution)

약물을 물에 녹인 것으로 안약, 주사약, 양치약(gargle) 등이 있다.

(2) 현탁제(Suspension)

물에 잘 녹지 않는 약물을 용제에 잘 흔들어 침전을 막기 위해 현탁화제를 섞어 안정화시킨 액제이다.

약과 건강상식

1. 좌약의 사용방법?

좌약은 입으로 약을 먹을 수 없는 유아나 위액으로 분해되기 쉬운 약이나, 위장장애가 있는 약 등을 항문에 넣도록 만든 약입니다. 그러므로 절대로 어린이가 좌약을 먹지 않도록 주의하십시오. 깨끗한 손으로 포장을 벗겨 좌약을 꺼낸 후 앞의 뾰족한 쪽으로부터 항문 내에 깊이 넣고 4~5초 정도 누르십시오. 1/2 용량만 사용할 때에는 칼 등으로 경사지게 자른 후 날카로운 부분을 깨끗한 손으로 따뜻하게 하여 둥근 부분을 유지하며 넣으십시오. 물을 묻히는 것도 좋습니다.

또한 좌약이 단단하지 않을 때에는 포장 그대로 냉장고에 넣어 굳은 후에 사용하십시오. 어린이에게 자주 쓰는 것으로 열을 내리게 하는 좌약이 있습니다. 한번 넣고 열이 떨어지지 않는다고 하여 시간 간격 없이 연속하여 넣는 경우가 있으나 적어도 4~6시간 후에 넣으십시오.

(3) 주사제(Injection)

약의 용액이나 현탁액을 피하나 근육 및 정맥주사하는 것으로 완전 무균상태로 체액과 같은 삼투압을 가져야 하며, 발열성물질(pyrogen)이 함유되어서는 안된다.

(4) 유제(Emulsion)

간유구와 같이 지방, 지방유 또는 물에 녹지 않는 약물을 물에 균등하게 분산시켜 유상으로 만든 제제이다.

(5) 틴크제(Tincture)

약물을 ethyl alcohol에 용해시킨 제제이다.

(6) 시럽제(Syrup)

당(sugar) 또는 다른 당류, 감미제에 약물을 함유시켜 만든 용액 또는 현탁액으로 단맛과 향내가 나는 액상의 내복용제이다.

(7) 분무제(Aerosol)

약물을 국소에 분무하도록 만든 액상제이다.

(8) 엑기스제(Extract)

생약의 침출액을 농축시켜 만든 제제로 건조엑기스, 유동엑기스의 두 가지 종류가 있다.

4. 약의 복용

1) 복용 전 알아야 할 사항

약의 이름, 복용하는 이유, 동시에 복용하면 안되는 약, 용량, 용법, 복용기간 등을 알아두는 것이 좋다.

2) 용량

약의 용량은 환자의 연령, 체중, 질병의 정도에 따라 효과가 다르게 나타나므로 마음대로 가감하거나 약간 나았다고 생각해서 복용을 중지하지 말고 지시된 용량과 복용기간을 확실하게 지켜야 한다.

복용 후 발진, 구토, 현기증 등 불쾌한 증상이 나타나면 의사나 약사에게 알린다.

3) 용법

약을 복용하기 전에 항상 약 봉투의 용법을 주의 깊게 읽은 후, 우유, 요구르트, 주스 등은 약의 효과에 영향을 미치므로, 가능하면 약은 1컵 이상의 물로 복용하는 것이 좋다.

4) 복용 전에 미리 알려야 할 사항

만일 다음의 경우에 해당되면 의사 또는 약사에게 미리 이야기해야 한다.

(1) 약 또는 기타 물질에 알레르기 등 이상 반응을 지닌 경우
(2) 다른 질병을 가지고 있는 경우
(3) 처방약 이외의 다른 약을 복용하고 있는 경우
(4) 임신 중이거나 임신 예정 또는 수유 중인 경우
(5) 특별한 음식을 복용하는 경우
(6) 어떤 이유로 인해 약물을 복용할 수 없는 경우

5) 복용시간

(1) 식후 30분

약의 복용방법은 대부분이 식사 후 30분에 복용한다. 식후에 복용하는 것은 약 복용을 잊지 않도록 하는 장점과 위장장애를 예방할 수 있다.

(2) 식전 30분

식사 전 30분 경에 복용한다. 식전에 복용하는 약 중에는 결핵치료약이나 구토를 억제하는 약, 당뇨병치료약 등이 있다.

(3) 식후 2시간(공복시)

공복 시 복용하는 것으로 제산제의 경우 위내산도가 높은 공복 시에 투여하면 제산효과가 최대가 된다. 식후 2시간이라고 하는 것은 식후 2시간부터 식전 1시간 전의 공복 시 복용하는 방법이다.

약과 건강상식

2. 약 먹는 시간을 잊었을 경우?

바쁘게 생활을 하다 보면 약의 복용시간을 잊어버리고 지나치는 경우가 종종 있습니다. 약 복용을 잊었을 때, 다음 복용시간까지 간격이 있으면 바로 1회분을 복용합니다. 또 다음 복용시간이 가까울 때는 다음 복용시간에 1회분을 복용하고, 한꺼번에 2회분을 연속적으로 복용하거나, 동시에 복용하지 않도록 하십시오. 식후 30분으로 지시되어 있을 경우 30분을 기다리는 사이에 복약을 잊는 경우가 많고, 또한 식사 직후와 식후 30분 복용은 약효 면에서 별 차이가 없기 때문에 식후 즉시라도 좋으니 잊지 마시고 복용하십시오.

(4) 매 ○시간

식사에 관계없이 일정 간격으로 복용한다. 이렇게 지시된 약은 일정시간에 복용함으로써 체내 약의 양을 어느 정도 일정하게 유지할 수가 있다. 예를 들면 매 6시간마다는 아침부터 취침 전까지를 균등하게 나누어서 복용하도록 하고, 잊지 않고 복용하는 것이 중요하다.

6) 약의 보관방법

약은 변질을 방지하기 위해, 직사광선을 피해 서늘하고 건조한 곳에 보관한다.

(1) 모든 약은 본래의 약병이나 약봉투에 보관하는 것이 좋다.
(2) 사용하던 약을 다른 약병이나 약봉투에 넣을 경우 약이름, 용량, 용법 및 유효기간을 기재한 후 보관한다.
(3) 모든 약은 어린이의 손에 닿지 않는 안전한 곳에 보관한다.
(4) 유효기간이 지난 약은 복용하지 말고 버리는 것이 좋다.
(5) 약봉투에 냉장보관 등이 쓰여 있는 경우 지시대로 한다.

7) 약의 보관 용기

(1) 밀폐용기

약품을 저장하는 동안 약품의 손실, 파손, 이물의 혼합을 막기 위한 용기
예) 나무상자, 종이상자 등

(2) 기밀용기

약물내용이 액성 또는 고형인 것을 수분침입, 손실, 오염 등이 방지되도록 만든 용기이며, 개봉 후에는 다시 기밀로 할 수 있음

예) Screw식 마개로 된 병이나 기밀용기로 제조된 유리병 등

(3) 밀봉용기

취급하거나 저장 중에 약물내용이 미생물 등의 침입으로 오염의 염려가 없도록 만든 용기

예) 앰플, 바이알 등

(4) 차광용기

약물을 저장 또는 취급하는 동안에 광선이 투과되면 약물내용이 변질하기 쉬우므로 그 품질의 강도, 변질 등의 변화를 막기 위하여 만든 용기

예) 갈색, 청색 유리병, 기타 차광용 유리병 등

5. 약에 관한 법

대한약전(Korea pharmacopeia, KP)은 1958년에 제정된 약에 관한 규격을 기록한 법전이다. 중요한 의약품에 대하여 효능, 순도, 품질의 표준화를 위해 약의 이름, 순도, 성상, 확인시험법, 저장법, 상용량 등을 규정하고 있다.

약사법, 마약류관리에 관한 법률(마약법, 향정신성의약품관리법, 대마관리법), 유해화학물질관리법 등의 약에 관한 법이 있으며 약을 사용함에 있어 이러한 법들을 항상 염두에 두어야 한다.

6. 한국인의 약에 관한 의식구조

우리나라 사람들은 약에 대한 **과잉의존 및 과신성향**이 있다. 특히 한약과 보약 등을 맹신적으로 복용하려는 풍조는 약의 남용과 오용의 문제점을 야기시키고 있다. 이러한 약에 대한 의식구조는 우리국민의 **의식구조상의 문제점**과 무관하지 않으며, 선진국을 지향하는 국민으로서 잘못된 의식구조의 인식전환이 시급히 필요하다.

1) 보신주의

역사적으로 주변국들의 침범에 의한 사회적 불안과 절대빈곤 속에서 건강을 유지하고 개체를 보존하기 위한 보신의식은 무속이나 미신으로 발전되었고, 결과적으로 도덕과 윤리, 질서의식을 초월한 보신, 보약의 개념으로 이어지게 되었다. 이와 같은 우리나라 사람의 지나친 보신주의는 약에 대한 과잉의존과 과잉선호로 이어져 결국은 약의 남용과 오용이라는 사회적인 문제를 유발하게 되었다.

2) 미신주의

질병이 절대자의 노여움이나 초자연적인 현상에 발생한다고 믿었던 시대에는 질병의 치료를 미신적인 관습에 의존하였다.

인간은 정신적으로나 육체적으로 건강하지 않을 때는 의식이 나약해지게 되고 사물에 대한 판단력이 흐리게 되어 근거 없는 말에 현혹되거나 지나치게 맹신 또는 과신하게 된다. 질병에 의한 죽음의 불안에서 벗어나기 위하여 미신을 신봉하는 우리나라 사람들의 의식의 나약성을 말해주고 있다.

약과 건강상식

3. 비아그라는 정력제인가?

실데나필(sildenafil) 성분인 비아그라는 인체내 산화질소(NO)를 활성화시켜 해면체내의 혈관을 확장시켜 발기를 지속시킵니다. 용량은 성행위 약 30~60분 전에 25~50mg을 1일 1회 투여하며 4시간정도 효과가 지속됩니다. 부작용은 두통, 홍조, 소화불량, 비충혈, 혈압하강이 자주 발생하며 설사, 발진, 현훈, 시각이상 등이 나타날 수 있습니다.

협심증환자(질산염제제 복용자), 알레르기반응을 일으키는 사람, 의사가 성행위를 아예 하지 말라고 권하는 심혈관계질환자, 중증 간질환자, 혈압 90/50㎜Hg 이하의 저혈압 또는 170/100㎜Hg 이상의 고혈압 환자, 6개월 이내에 뇌졸중 또는 심근경색이 있었던 환자, 색소성 망막환자는 비아그라를 복용할 수 없습니다.

비아그라는 과량 복용하면 약효가 누적돼 4시간 이상 발기가 지속되는 지속발기증이나 혈압하강 등이 생길 수 있습니다. 무엇보다 비아그라가 정력제가 아니라 발기부전 치료제라는 것을 잊지 말아야 합니다.

3) 개인주의

우리는 언제부턴가 나만 있고 우리가 없는 개인주의에 빠져 공동체의식의 부족과 국가와 사회구성원으로서의 책임감의 결여, 나아가서 가치관의 전도를 초래하고 있다.

이 잘못된 가치관은 질서의식의 부족, 도덕불감증, 환경파괴로 이어져 사회적으로 큰 문제점이 되고 있으며, 이러한 잘못을 잘 알고 있으면서도 고치지 않는 우리의 국민의식이 더욱 큰 문제인 것 같다. 어렸을 때부터 학교와 가정에서 철저한 교육과 엄격한 법제정과 적용에 의해 의식구조의 개혁이 하루바삐 이루어져야 하겠다.

4) 적당주의

사람에게는 다 자기의 자리가 있다. 학생은 학생의 자리가 있고, 교수는 교수의 자리가 있고, 어머니는 어머니의 자리가 있다. 사람은 자기의 자리에서 자기의 일에 충실할 때 사회는 안정되고 국민의 삶의 질은 높아진다. 학생이 적당히 학점만 따고, 교수는 학생의 눈치나 살피고 적당히 연구하고 대충 가르치며, 어머니가 본연의 어머니 자리를 제대로 지키지 않을 때 이 사회는 더 이상 발전할 수 없다. 이 적당주의는 변명과 자기합리화로 이어지며 이러한 의식은 극히 위험하다.

5) 자기 합리화

우리민족의 의식구조상 문제점으로 오랜 세월동안 미신에 바탕을 둔 사고방식과 변명, 강변, 문제점을 합리화하려는 의식경향을 들 수 있다. 그 실례로서 담배가 폐암 및 기관지염의 호흡기질환과 관상동맥질환, 심장질환을 유발하는 경고에 대하여 처칠경은 줄담배를 그렇게 많이 피웠어도 오래 살았다는 말로써 자기의 흡연을 합리화하려는 사람이 적지 않다.

과도한 음주와 약물이 지방간, 간염, 간경변증, 간암과 같은 질환을 유발한다는 사실에 대해 자기가 마시는 술은 간질환과 무관할 수 있고 자기가 복용하는 검증 받지 않은 보약류도 간질환과 무관하다고 강변하는 의식이 우리 민족의 의식저변에 자리잡고 있는 한 의식선진화는 기대할 수 없다.

약과 건강상식

4. 약과 속담?

한국인의 약에 관한 의식구조를 약에 관한 속담에서 엿볼 수 있다.

(1) 개똥도 약에 쓰려면 없다.

(2) 까마귀 똥도 약이라니까 물에 갈긴다.

(3) 죽은 뒤에(사후) 약방문.

(4) 병든놈 두고 약 지으러 갔더니 약국도 두건 썼더라.

(5) 알면 병이고 모르는 게 약이다.

(6) 젊은이 망령은 홍두깨로 고치고, 늙은이 망령은 곰국으로 고친다.

(7) 근원 벨 칼없고, 근심 없앨 약이 없다.

(8) 병은 자연이 고치고, 사례는 의사가 받는다.

(9) 나랏님이 약 없어 돌아 가셨나.

7. 약의 관련 학문

약의 관련학문에는 많은 분과가 있으나 주요 관련 학문이라 생각할 수 있는 연구분야는 다음과 같다.

1) 생약학(Pharmacognosy)

자연계의 동물, 식물 또는 광물에서 채취한 것으로 원형 그대로 사용하거나 약간 처리하여 사용하는 것을 생약(한약)이라 하며 약물의 기원 등을 연구한다.

2) 약리학(Pharmacology)

약의 생체내에서의 흡수, 분포, 대사, 배설 등의 약리작용에 대하여 연구하는 학문이다.

3) 약제학(Pharmaceutics)

약을 치료목적에 알맞게 사용할 수 있는 가장 적합한 투여형태, 투여방법, 약의 조성, 조제 등을 연구하는 학문이다.

4) 약치학(Pharmacotherapeutics)

질병 치료에 약을 적용하여 어떠한 질환에 유효한가의 여부를 연구하는 학문이다.

5) 독성학(Toxicology)

약의 독성에 관하여 연구하는 학문으로 부작용, 유해반응 및 그 해독법 등에 관하여 연구하는 학문이다.

8. 신약개발 과정

하나의 신약을 개발하는 데에 걸리는 기간은 평균 10년 이상이며, 20년까지 걸리는 경우도 있다. 약의 효과와 부작용을 알아보는 데 필요한 기간이 길기 때문이다. 신약개발에 성공할 확률을 4,000~5,000분의 1로 많은 시간과 돈이 필요하지만 고부가 가치 산업으로 각광 받고 있다.

새로운 의약품을 개발하기 위해서 거치는 단계는 신물질을 천연물에서 찾아내든가 합성의 방법 등을 통하여 후보물질을 만들고, 우선 동물들을 대상으로 약리나 효력에 대한 시험을 거쳐 가능성이 높은 물질을 스크리닝 해낸 뒤 독성실험을 통한 안전성을 확인하고, 직접 인체를 대상으로 임상시험을 거쳐 그 유용성과 안전성이 확인되면 신약으로서의 허가를 받게 된다.

1) 전임상 시험

직접 사람을 대상으로 하는 임상시험 이전에 실시되는 실험으로 개발할 신물질의 약효 및 안전성을 동물실험을 통하여 확인함으로서 인체에 적용할 수 있는 가능성을 확인한다.

2) 임상 시험

(1) 제Ⅰ상 시험 ; 건강한 사람을 대상으로 약물의 안전성과 내약성을 검토한다.
(2) 제Ⅱ상 시험 ; 소수의 환자를 대상으로 용량, 용법, 안전성, 유효성을 검토한다.
(3) 제Ⅲ상 시험 ; 많은 환자를 대상으로 광범위하게 안전성, 유효성을 확인한다.
(4) 제Ⅳ상 시험 ; 임상 시험을 거쳐 허가를 받은 뒤 시판 후에 부작용 등을 검토한다.

약과 건강상식

5. 빠른 완쾌를 위해 올바른 복용법은 필수?

국내 보고된 자료에 의하면 환자의 약 25~30%가 정해진 용법, 기간에 맞추어 약을 제대로 복용하지 못하고 있는 것으로 나타나 있습니다. 그 원인으로는 복용을 잊었거나, 복용법이 복잡해서, 부작용이 염려되어서, 자·타각 증상개선으로 병이 다 나은 것으로 스스로 판단해서 등, 여러 다양한 이유들이 있습니다. 그러나 연구에 의하면 환자가 약을 의사나 약사의 지시대로 올바로 복용하지 않으면 치료효과가 떨어진다고 합니다.

올바로 약을 복용하지 않으면 아무리 좋은 약이라도 기대하는 치료효과를 거두지 못하거나 오히려, 질병을 악화시키는 요인이 되기도 합니다. 병원약국이나 개국약국에서 약을 받으실 때 궁금한 점이 있으시면, 당당히 복약지도를 요청하십시오. 질병의 빠른 완쾌를 위해선 올바른 복용법은 필수입니다.

제2장 약의 작용기전
Mechanism of Drug

약물은 **흡수**(absorption), **분포**(distribution), **대사**(metabolism) 및 배설(excretion) 과정을 거쳐 약리작용을 나타낸다(그림 2-1). 약물이 생체내에서의 이러한 과정을 거치기 위해서는 약물이 세포막을 통과하지 않으면 안된다.

생체의 **세포막**은 세 개의 층으로 구분되어 있다(그림 2-2). 내층과 외층은 단백질과 탄수화물이 결합된 물질로 **친수성**(hydrophilic, 수용성 water soluble)이며, 중간층은 지방질분자로 되어 있다. 중간층의 인지질 성분 중 글리세롤과 인산기는 친수성으로 내외층을 향하여 배열되어 있으며 지방산은 **소수성**(hydrophobic, 지용성 lipid soluble)이며 세포막의 중앙부를 향하여 서로 마주 보는 상태로 배열되어 있으며 세포막에는 작은 세공(pore, channel)이 있다. 따라서 지용성약물이 수용성약물보다 세포막을 쉽게 투과한다.

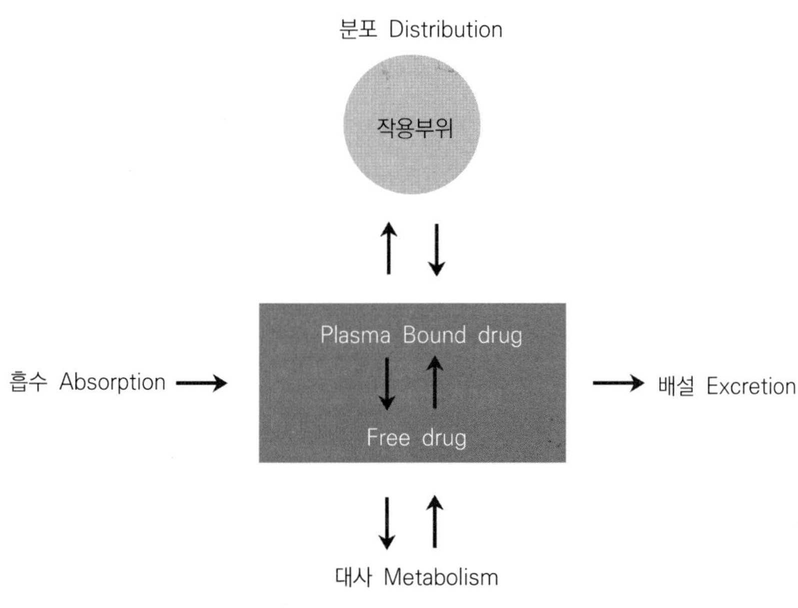

| 그림 2-1 | 약의 작용기전

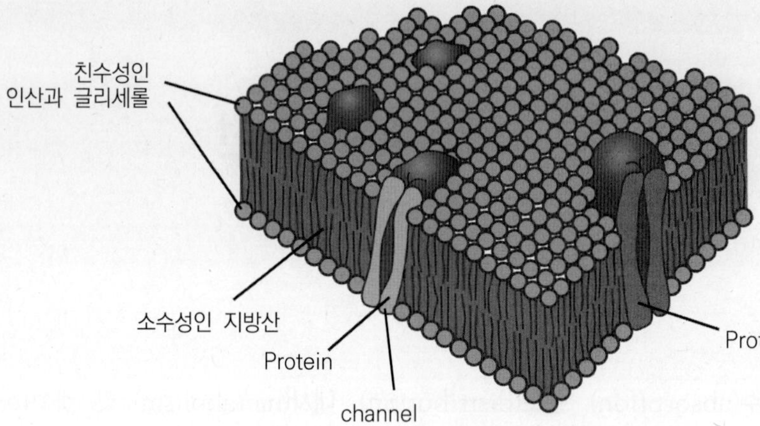

| 그림 2-2 | **세포막의 구조**

약물이 세포막을 통과하는데 있어서 중요한 요소는 ① **약분자의 크기** ② **지용성** ③ **이온화 상태** ④ **pH** 이다.

① 약물분자가 세포막의 세공보다 작을수록 통과가 용이하다.

② 지용성약물이 수용성약물보다 보다 쉽게 통과할 수 있다.

③ 이온화형 약물은 지용성이 낮기 때문에 비이온형 약물보다 세포막 통과가 어렵게 된다.

④ 산성약물은 pH가 낮을수록(산성), 알칼리성(염기성) 약물은 pH가 높을수록(알칼리) 비이온화형의 비율이 증가하기 때문에 흡수가 잘된다. 소화관내의 pH는 위에서 1.0~3.5, 십이지장이 5.0~6.0, 소장이 8.0 정도이므로 산성약물은 위에서, 알칼리성 약물은 장에서 흡수가 더 잘된다. 그러나 장은 흡수면적이 넓기 때문에 전체적으로 흡수되는 양은 더 많다.

1. 약물의 흡수(Drug absorption)

약물의 투여경로에는 경구적, 비경구적 투여경로가 있다(그림 2-3). 투여된 약물이 세포막을 투과하여 혈액내로 들어가는 것을 흡수라고 한다. 경구투여는 위장관에서, 피하주사와 근육주사는 주사부위의 모세혈관에서, 국소투여는 피부혈관이나 점막의 혈관에서, 흡입 마취제는 폐포를 통해서 혈액내로 흡수된다.

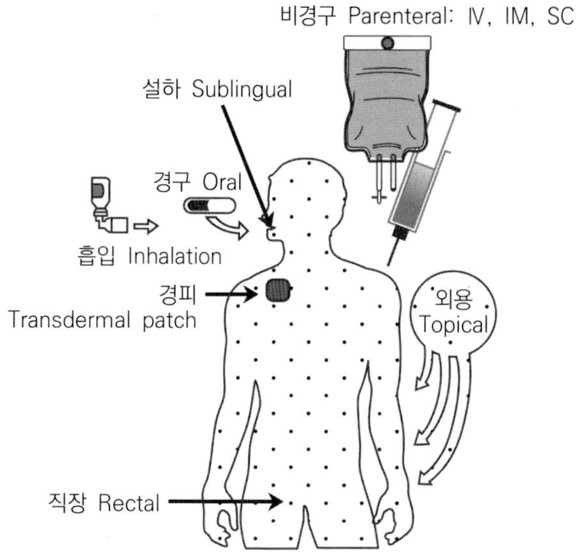

| 그림 2-3 | 약물투여 경로

1) 경구투여(Oral administration) 약물의 흡수

경구투여 약물의 흡수는 대부분 소장에서 이루어진다. 예외로서 술과 일부 약물은 위에서 흡수되는 것도 있다. 소장에서 흡수가 잘되는 것은 소장점막에 무수한 융모가 있어 흡수 표면적이 위점막보다 600배나 넓으며 소장의 연동운동과 융모운동에 의해 흡수를 촉진하기 때문이다. 소장에서 흡수된 약물은 문맥(portal vein)을 거쳐 간장으로 들어가 대사되어 정맥을 통하여 심장을 거쳐 전신으로 순환하여 작용부위에 도달하게 된다.

(1) 경구투여의 단점

경구투여가 일반적으로 편리한 투약방법이지만 다음과 같은 단점이 있다.

① 위장내용물(음식물)의 여부에 따라 흡수에 차이가 있어 효과가 일정치 않다.

② 위액이나 장액에 의해 약물이 파괴되어 효과가 없어지거나 약해진다.

③ 위장을 자극하는 경우가 있다.

④ 간장에서 대사되어 불활성화되는 약물은 효과가 없다.

(2) 경구투여시 영향을 미치는 요소

경구투여약물의 흡수과정에 영향을 미치는 요소는 ① **약물의 투여형태** ② **위장관내의 pH** ③ **위장 내용물의 존재여부** 등이다.

① 약물의 투여형태는 용액(solution) 〉 현탁액(suspension) 〉 분말(powder) 〉 캡슐(capsule) 〉 정제(tablet) 순으로 흡수속도가 빠르다. 위장관에서 약물의 흡수는 일반적으로 단순확산에 의해 흡수되며 지용성이 큰 약물과 분자량이 적은 약물 그리고 비이온형 약물이 잘 흡수된다.

② 경구투여 약물의 흡수는 위장관내의 pH에 따라 좌우된다. Aspirin 같은 산성약물은 산성인 위에서 비이온형으로 있어 위에서 잘 흡수되며 ephedrine 같은 알칼리성약물은 위내에서 이온화되므로 흡수되지 않는다. 위내용물을 알칼리화하면 산성약물의 흡수는 감소하고 알칼리성약물의 흡수는 증가한다. 소장내 흡수도 위내흡수와 원리는 같다. 소장의 pH는 위보다 높기 때문에 알칼리성약물의 흡수가 용이하다.

③ 위장 내용물의 존재여부는 약물의 흡수속도에 많은 영향을 준다. 섭취된 음식물이 위에서 십이지장으로 배출되는 **위배출시간**(gastric emptying time)은 약 3시간이 걸린다. 그러므로 식후에 경구투여한 약물의 흡수는 공복시에 비하여 아주 느리게 된다. 그러나 일반적으로 약물을 식후 30분에 복용하는 이유는 약물에 의한 위장장해를 예방하기 위해서이다.

2) 비경구투여(Parenteral administration) 약물의 흡수

비경구투여 약물이란 경구투여 이외의 투여방법으로 위장관 이외에서 흡수되는 약물을 말한다.

장점은 다음과 같다.

① 위장내용물의 존재여부에 관계없이 흡수속도가 빠르다.
② 약물이 위장관에서 파괴되는 것을 피할 수 있다.
③ 위장 자극작용을 피할 수 있다.
④ 간장에서 대사되어 불활성화되는 **초회통과효과**(first pass effect)를 피할 수 있다.

단점은 다음과 같다.

① 국소 자극작용이 있다.
② 소독 및 멸균이 필요하다.
③ 경구투여에 비해 투여가 복잡하고 가격이 비싸다.
④ 전신작용 등의 부작용 발현이 빠르다.

(1) 피하주사(Subcutaneous injection, SC)

피하주사는 주사부위의 모세혈관에서 흡수된다. 경구투여와 달라 위장관내에서 소화액의 영향을 받지 않으며 또 간장을 통과하지 않으므로 약물의 변화가 적다. 그러므로 약물에 따라 차이가 있으나 경구투여의 1/2~3/4의 양으로 같은 치료효과를 얻을 수 있다.

(2) 근육주사(Intramuscular injection, IM)

피하조직에 자극을 주는 약물은 흔히 근육주사를 통해 투여한다.

장점은 다음과 같다.

① 근육내에는 혈관이 많아서 흡수가 빠르다.
② 근육내에는 지각신경이 비교적 적어 통증이 적고, 자극성이 있는 약물도 투여가 가능하다.
③ 현탁액 등은 근육에서 흡수가 늦으므로 작용시간을 연장시킬 수 있다.

주사부위는 주로 배둔근부위(dorsogluteal site)로 둔부의 주름이 있는 부위까지 수직선으로 긋고 상단에서 수평으로 그으면 4등분이 되는데 4등분된 둔부의 상외측에 주사한다(그림 2-4, 2-5).

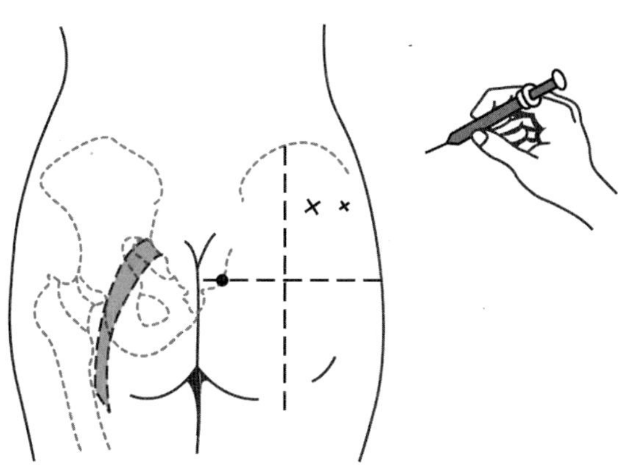

| 그림 2-4 | 근육주사부위

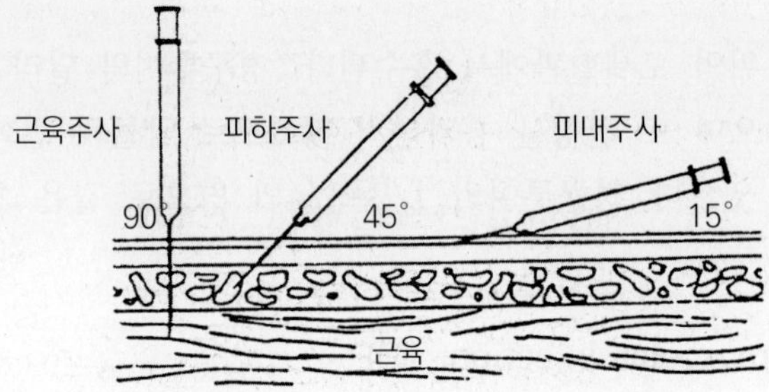

| 그림 2-5 | 투여경로에 따른 각도

(3) 정맥주사(Intravenous injection, IV)

정맥주사는 구강섭취가 불가능하거나 그외 수액이 필요한 경우에 정맥내로 약물이나 전해질, 영양소 등을 주입하는 방법으로 금식환자, 무의식환자, 수술환자, 탈수환자 등에게 필수적인 치료방법이다. 정맥주사는 작용이 신속하고 혈중농도를 일정하게 유지시킬 수 있으며 약물의 변화도 적다. 대개 용량은 경구투여의 1/3~1/10의 양으로 동등한 치료효과를 나타낼 수 있다.

장점은 다음과 같다.

① 효과가 빨리 나타난다.
② 약물의 변화가 적다.
③ 근육주사나 피하주사보다 국소자극이 적다.

단점은 다음과 같다.

① 직접 혈액내로 흡수되므로 부작용에 따른 위험성이 있다.
② 혈액응고나 용혈현상을 일으킬 위험성이 있는 약물은 사용할 수 없다.
③ 일단 주사한 후에는 다시 배출이 불가능하다.
④ 주사속도가 너무 빠르면 순환기계와 호흡기계에 위험한 부작용을 나타내므로 최소한 1분 이상 걸려서 서서히 주입해야 한다. 최근에는 등속주입펌프를 이용하여 서서히 안전하게 투여한다(그림 2-6).
⑤ 일회용 주사기를 사용하지 않거나 불완전한 멸균, 소독으로 각종 감염병을 옮길 수 있다.
⑥ 주사시 공기가 들어가지 않도록 조심한다.

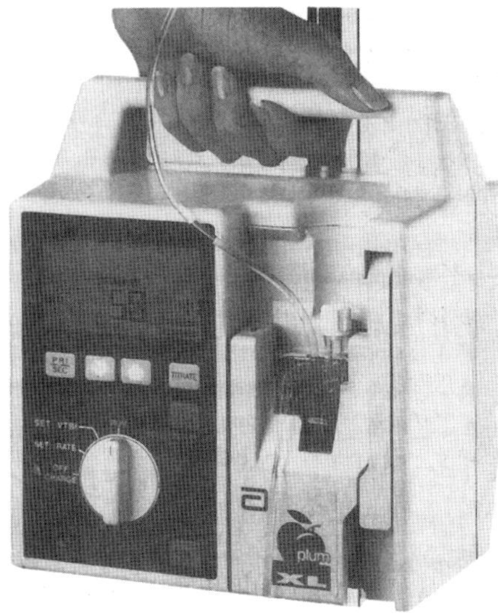

| 그림 2-6 | 등속주입 펌프

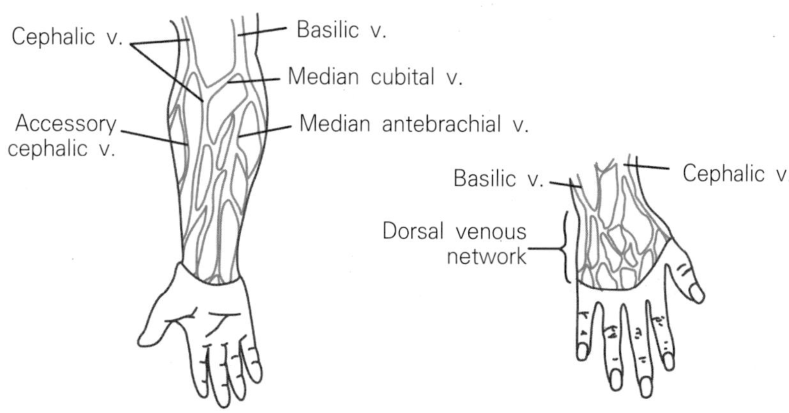

| 그림 2-7 | 정맥주사부위

정맥주사 부위는 척측피정맥(basilic vein), 요측피정맥(cephalic vein)에 흔히 사용하며 그밖에 복재정맥(saphenous vein), 장측지정맥(metacarpal vein) 등을 사용한다. 소아에서는 두정맥(scalp vein)이 주로 사용된다(그림 2-7).

(4) 척수강내 주사(Intrathecal injection)

국소마취시 사용한다. 주로 제3~4요추의 지주막하강에 주사하며 하반신을 수술할 때 사용한다.

(5) 기타 주사

경동맥이나 관상동맥에 조영제를 주입할 때 **동맥주사**(intraarterial injection)를 하거나 투베르크린 반응검사와 allergy 반응검사 등 진단의 목적으로 **피내주사**(intradermal injection)가 사용된다.

(6) 흡입(Inhalation)

흡입마취약은 기체 또는 휘발성 액체로 호흡기에서 흡입되어 폐포를 투과하여 혈중에 흡수된다. 폐포는 그 표면적이 넓고 혈관이 풍부하기 때문에 흡수가 빠르다.

(7) 설하정

혀밑의 점막에서 흡수되어 간장을 통과하지 않으므로 간에서 대사를 받아 작용부위에 도달하기 전에 불활성화되는(초회통과효과) 약물에 적용하는 방식으로 협심증발작에 많이 사용하는 nitroglycerin정이 이용된다.

(8) 좌약

구토가 심하거나 경련, 기침, 의식장애 환자 및 소아환자의 경우 투여된다. 좌약에는 직장좌약, 질좌약, 요도좌약이 있으며 직장과 질에서 흡수된 약물은 대부분 초회통과효괴를 피할 수 있다.

(9) 외용(External application)

외용제제는 일반적으로 피부에 바르는 약물로 일반적으로 흡수가 곤란하나 일부 약물은 흡수가 가능하며 물론 지용성약물이 수용성약물보다 흡수가 용이하다. 그래서 외용제제는 흡수에 의한 전신작용보다는 대체로 국소작용으로 사용하는 경우가 많으며 **연고, 경고, 크림, 점안제, 점이제** 등이 있다.

(10) 경피(Transdermal patch)

경피 팻취를 통하여 약을 피부에 적용함으로써 전신효과를 얻기 위해 사용한다. 협심증 치료약인 nitroglycerin, 마약성진통제인 morphine 등의 효과를 지속적으로 유지하기 위해 사용한다.

약과 건강상식

6. 귀에 넣는 약제의 올바른 사용법은?

점이제는 급만성 중이염, 외이염 등과 같은 감염증의 치료 목적으로 귀에 사용하는 제제를 말합니다. 사용법은 다음과 같습니다.

(1) 면봉으로 귀 주위를 깨끗이 닦습니다.
(2) 손으로 2~3분간 약병을 잡고 따듯하게 합니다.
(3) 머리를 옆으로 기울여서 귀가 위로 오도록 합니다.
(4) 귀속으로 지시된 양(보통 2~3방울)을 떨어뜨립니다.
(5) 약액이 흘러나오지 않도록 잠시동안(2~5분) 같은 자세를 유지합니다.

7. 눈에 넣는 약제의 사용법은?

점안제는 연고와 용액의 두 가지 형태가 있습니다. 눈의 감염증 치료를 위한 항생제류, 부신피질호르몬제, 백내장, 녹내장 치료제, 수술전후 또는 검사전에 투여되는 동공조절제 등이 있습니다. 눈에 넣는 방법은 다음과 같습니다.

1) 점안액

(1) 위를 향해 눈을 뜨고 아래쪽 눈꺼풀을 살며시 잡아당깁니다.
(2) 옆쪽에서 안약병을 가까이 대고 아래쪽 눈꺼풀 속에 지시된 양을 떨어뜨립니다.
(3) 눈을 감은 후 여러 번 깜빡거리고 누소관을 통해 비루관을 따라 비강으로 약이 들어가지 않도록 손가락으로 안쪽 눈가를 1분간 누릅니다.
(4) 눈을 가볍게 감고 티슈로 여분의 액을 닦아냅니다.

2) 안연고

(1) 머리를 뒤편 위쪽으로 재낍니다.
(2) 한쪽 손의 엄지와 집게손가락으로 튜브를 잡고 눈꺼풀에 닿지 않도록 가능한 한 눈꺼풀을 접근시킵니다.
(3) 다른 한쪽 손의 집게손가락으로 아래쪽 눈꺼풀을 밑으로 잡아 당겨 움푹하게 만듭니다.
(4) 아래쪽 눈꺼풀에 안연고를 바르고 가볍게 깜박입니다.
(5) 티슈로 눈꺼풀과 눈썹에 묻은 불필요한 연고를 닦아냅니다.

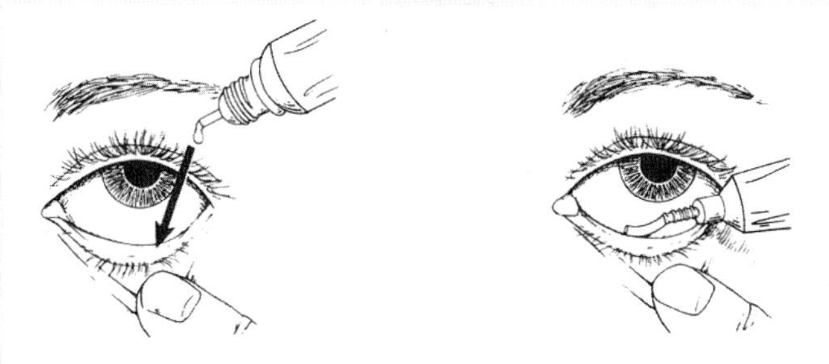

2. 약물의 분포(Drug distribution)

혈액내로 흡수된 약물이 작용부위로 도달하기 위해서는 먼저 모세혈관의 세포막을 통과해야 한다. 이 세포막의 통과 역시 앞에서 설명한 바와 같이 지방용해도, 약물분자의 크기 및 이온화형에 따라 차이가 있으며 주로 확산과 여과에 의해 이동한다.

약물의 분포에 영향을 주는 요인 중 가장 중요한 것은 약물의 **혈장단백결합**이다. 혈액내로 들어온 약물은 혈장단백질과 결합한다. 이 약물을 단백결합약물이라고 하며 단백질과 결합이 안된 약물을 비결합약물 혹은 **유리약물**(free drug)이라고 하는데 일차적으로 이 유리약물이 분포하여 약리작용을 나타내며 대사와 배설이 된다. 단백결합약물은 유리약물과 평행을 이루고 있으므로 약물의 저장고 역할을 하고 있으며 유리약물이 대사되어 배설되면 단백결합에서 약물이 유리된다.

약물은 주로 혈장단백질 albumin과 결합하며 그 외에 globulin과도 결합한다. 이 단백질의 약물결합 능력에는 한도가 있어 단백질이 약물로 포화가 된 후 약물을 더 투여하면 유리형 약물농도가 증가하여 독성을 나타낼 수 있다. 저단백혈증환자에서는 약물의 유리형이 증가하여 독성이 쉽게 나타난다.

단백결합율이 높은 약물(A약물, 단백결합율 98%)은 다른 단백결합이 높은 약물(B약물)과 병용투여했을 때 **치환**(displacement)효과에 의해 어느 한쪽 약물(A약물)의 유리형이 증가(2%에서 4%)하여 독성을 나타낼 수가 있으므로 단백결합율이 높은 약물의 병용투여시에는 매우 조심해야 한다(그림 2-8).

Sulfa제 투여에 의해 황달이 있는 신생아에서 치명적인 핵황달을 일으킨다. 이는 sulfa제가 단백결합 bilirubin으로부터 유리형 bilirubin으로 치환시켜 신생아의 뇌로 침투해 들어가기 때문이며 의료사고라 할 수 있다.

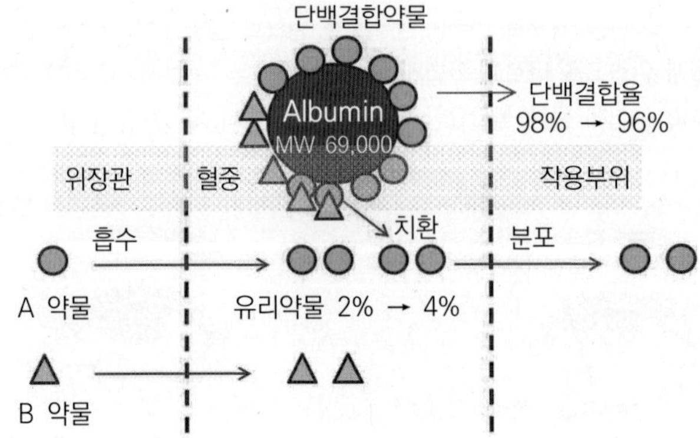

| 그림 2-8 | 혈장단백결합 치환의 예

약과 건강상식

8. 의료사고(분쟁) 시 대처요령?

(1) 폭력이나 폭언, 기물파괴 등과 같은 물리적인 언행은 삼가할 것.
(2) 사고의 원인 및 예후에 관한 설명을 해당 의료인에게 요구하고, 녹취와 더불어 가능하면 자필서명과 각서를 받을 것.
(3) 환자에 대한 의무기록 등을 확보할 것.
(4) 전문병원이나 상급병원으로 환자를 옮기고 환자에 대한 모든 기록의 원본이나 사본을 해당병원에 요청할 것.
(5) 부검은 증거 확보에 필수적이므로 경찰서에 반드시 부검을 신청할 것.
(6) 의료사고의 특수성을 고려하여 민사소송을 제기하는 것이 더 현명하다.
(7) 사고시 환자의 치료에 등한하기 쉬우므로 유의한다.
(8) 의료사고 관련단체 및 기관을 찾아 상담한 후 대처요령을 숙지한다.

| 표 2-1 | 단백결합율이 90% 이상인 약물

분 류	약 물	단백결합율(%)
혈액응고방지약	Warfarin Bishydroxycoumarin	90 99
항생물질	Cloxacillin Oxacillin Doxycyline Sulfadimethoxine	95 94 93 90
항염제	Phenylbutazone Indomethacin	99 97
심혈관계작용약	Propranolol Digitoxin	94 90
중추신경계작용약	Diazepam Imipramine Chlordiazepoxide Chlorpromazine	99 96 96 96
당뇨병 치료약	Tolbutamide Chlorpropamide	99 96
이뇨약	Furosemide Chlorthiazide	97 95
기타	Methotrexate Nalidixic acid	94 93

3. 약물의 대사(Drug metabolism)

약물대사란 약물이 생체내 효소에 의해 변화되는 과정으로 **산화**(oxidation), **환원**(reduction), **가수분해**(hydrolysis) 및 **포합반응**(conjugation)으로 나눌 수 있다. 약물대사는 대부분 간의 microsome에서 효소(enzyme) 작용에 의해 일반적으로 활성(active)인 약물이 불활성화(inactivation) 되어지며, 지용성이 높은 약물은 수용성 약물로 변화되어 신장에서 재흡수가 되지 않고 배설이 된다. 물론 이러한 대사는 인종이나 개체에 따라서 차이가 있다.

4. 약물의 배설(Drug excretion)

약물의 배설경로는 대부분 신장을 통해 배설되며 그밖에 폐, 소화기, 피부, 유즙, 태반 등을 통해서도 배설된다.

1) 신장 배설

약물은 신장에서 3가지 경로로 배설된다.

(1) 사구체 여과(glomerular filteration)에 의해 약물이 여과되며

(2) 세뇨관 재흡수(tubular reabsorption)된 후

(3) 세뇨관 분비(tubular secretion)가 된다.

따라서 약물의 요중배설은 사구체여과된 양과 세뇨관 분비량에서 세뇨관 재흡수된 양을 뺀 값이다.

2) 폐 배설

Ether, chloroform 등의 흡입마취약은 기체 또는 휘발성액체로 호흡기에서 흡입되어 폐포에서 흡수되고 또 호흡기를 통해 배설된다. 배설량은 심박출량(cardiac output)과 호기량에 영향을 많이 받으므로 ether, chloroform 및 CO 중독 시에는 인공호흡이 필요하다.

3) 소화기 배설

수은화합물 및 bromine은 타액분비를 통해 배설되며 morphine은 위내로 배설된다. 철, 납, 비소, 수은 등의 중금속은 소장으로, 색소 및 기타 중금속 등은 간장에서 담즙으로 배설되어 대변과 함께 배설된다.

4) 피부 배설

Sodium, iodine, bromine 및 비소 등은 땀으로 배설된다.

5) 유즙 및 태반 배설

Morphine, 수은, 비소 등은 유즙과 태반을 통해 배설되므로, 수유부나 임신부들은 약물투여에 각별히 조심해야 한다.

약과 건강상식

9. 오장육부란?

한방의학에서 인체의 내장을 5개의 장(심장, 폐, 간, 신장, 비장)과 6개의 부(위, 대장, 소장, 방광, 담낭, 삼초)로써 이루어 졌다고 생각합니다. 삼초는 복강내에 있는 상초, 중초, 하초를 합쳐서 말합니다. 여기서는 신경계(중추신경계와 말초신경계)와 췌장에 대한 고려는 없고, 그 대신에 내장과 사지 말초를 연결하는 경락이 있으며, 이 경락의 각소에 경혈이 있는 것으로 가상되어 이것이 한방의 치료학상 중요한 신체구조로 간주되었습니다.

제3장 약물의 작용양식
Mode of Drug Action

약물이 생체 내 투여되어 흡수, 분포, 대사 및 배설되어 약리작용을 나타내는데 기본적인 양식이 몇 가지 있다. 약물의 약리작용은 약물에 의해 새롭게 만들어지는 것이 아니라 정상적인 생리기능을 흥분시키거나 억제해서 약리작용이 나타나며 그 작용기관에 직접 약물이 작용하거나 또는 간접적으로 작용하기도 한다. 그밖의 약물의 작용양식의 이해가 필요하다.

1. 흥분과 억제(Stimulation and depression)

약물이 생체의 정상적인 생리기능을 자극하여 항진시켰을 때를 **흥분**이라고 하며 반대로 그 기능이 저하되었을 때 이것을 **억제**라고 한다.

예를 들면 caffeine을 투여했을 때 정신이 맑아지고 피로감과 졸음을 없애주는데 이는 caffeine이 이런 기능을 새롭게 창조한 것이 아니고 정상적인 중추신경계(CNS)의 대뇌피질을 흥분시켰기 때문이다. 또한 동공산대나 분비물을 억제하는 atropine은 부교감신경을 억제한다.

2. 직접작용과 간접작용(Direct and indirect action)

직접작용이란 약물이 생체의 조직이나 기관에 직접 접촉하여 작용을 나타내는 것으로 epinephrine은 심장에 직접 작용하여 심장기능을 항진시킨다.

간접작용은 약물이 직접 작용하지 않고 생체내의 내인성물질을 유리시키거나 변화시켜 이차적으로 작용하는 경우를 말한다.

3. 전신작용과 국소작용(Systemic and local action)

약물이 흡수되어 혈액을 통하여 다른 작용부위에서 나타내는 작용을 **전신작용**이라 하며, 피부나 점막에 사용한 약물이 흡수되지 않고 그 적용부위에 국한되어 작용하는 것을 **국소작용**이라 한다.

4. 주작용과 부작용(Principal and side action)

약물은 한 가지 작용만 아니라 여러 가지 작용을 나타낼 수 있는데 그 중 치료목적에 합당한 작용을 **주작용**이라 하며 치료목적 이외의 작용을 **부작용**이라 한다. 특히 부작용 중 인체에 해로운 작용을 **유해작용**(adverse action)이라 한다.

5. 효력과 효능(Potency and efficacy)

1) 효력(Potency)

약물 A와 B가 똑같은 효과를 나타낼 때 **용량을 기준으로 한 비교치**로서 이때 용량이 적은 약물이 효력이 더 크다.

예를 들면, 고혈압치료제로 많이 사용하는 이뇨제로 hydrochlorothiazide (drug A)를 환자에게 100mg을 투여하면 요중 Na^+ 배설이 크게 증가한다. 이와 똑같은 효과를 나타내기 위해서 chlorothiazide(drug B)는 약 1g이 필요하다. 이때 hydrochlorothiazide가 chlorothiazide 보다 효력이 10배 크다고 할 수 있다(그림 3-1A).

2) 효능(Efficacy)

동일한 약리작용을 나타내는 약물 A와 B가 있을 때 A가 나타내는 **최대효과**가 B의 최대효과보다 클 때 약물 A가 B보다 효능이 크다고 한다(그림 3-1B). 물론 최대효과를 나타내기 위해서는 그 효과를 나타낼 수 있는 용량을 투여해야 한다.

이와 같이 효력은 효과가 같을 때 용량을 비교하는 것이고 효능은 용량은 상관없이 최대효과를 비교한다. 효력이 큰 약물이 효능이 꼭 크다고는 할 수 없으나 일반적으로 효력이 크면 효능도 크다고 할 수 있다.

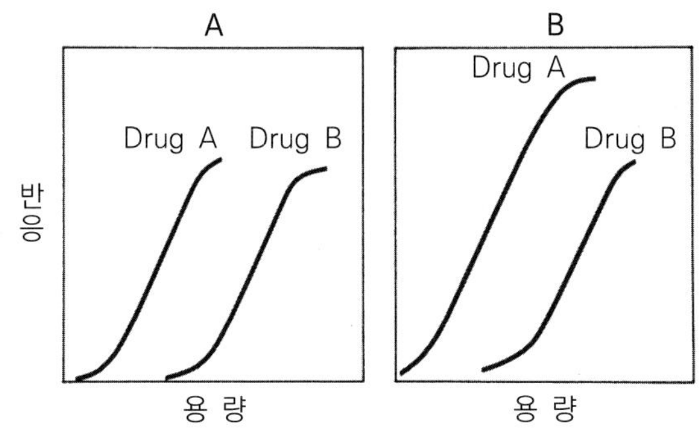

| 그림 3-1 | 효력과 효능의 차이를 설명하는 용량-반응곡선

약과 건강상식

10. 코에 넣는 약제의 사용법은?

알레르기 비염 등에 비충혈, 염증을 제거할 목적으로 코 속에 직접 투여하는 제제로 spray형과 액제 형태로 되어 있습니다. 사용방법은 다음과 같습니다.

(1) 가만히 코를 풀고, 손을 깨끗이 닦습니다.
(2) 용기를 잡고 충분히 흔들어 줍니다.
(3) 용기 뚜껑을 엽니다.
(4) 턱을 아래로 하고 점비약의 용기주입 부분을 가볍게 코 안쪽에 넣고 손가락으로 다른 한쪽 콧구멍을 눌러 막습니다.
(5) 숨을 멈추고 약액통을 강하게 눌러 지시된 양을 분무합니다.
(6) 다른 쪽도 똑같은 방법으로 투여합니다.

제4장 약리작용에 영향을 주는 요인
Factors Influencing the Drug Action

약리작용에 영향을 주는 요인이 많이 있다. 일반적으로 약물의 용량을 증가시키면 어느 정도 그 효과가 증가하겠으나 그 부작용과 독성에 조심해야 한다. 개체차에 따른 각 개인의 생체인자에 의해 약리작용에 변화가 올 수 있으며 약물로 인한 여러 가지 유해반응 또한 약리작용에 영향을 준다. 특히 두 가지 이상의 약물을 병용투여시에는 상호작용으로 약물의 효과가 증가하거나 감퇴할 수 있다

1. 용량(Dose)

1) 최소유효량(Minimum effective dose)

한량(limited dose)이라고도 하며 약효를 나타내는 최소의 양을 말한다. 이 용량 이하에서는 약효가 나타나지 않는다(ED_{50}).

2) 극 량(Maximum effective dose)

최대유효량이라고도 하며 위험없이 사용할 수 있는 최대량을 말한다. 극량 이상을 사용했을 때 중독작용을 일으킬 수도 있다. 극량 이상을 처방할 때는 극량표시(!)을 하는 것이 좋을 것이다.

3) 치료량(Therapeutic dose)

최소유효량과 최대유효량 사이로 약용량, 유효량, 상용량이라고도 하며 일반적으로 사용되는 용량이다.

4) 중독량(Toxic dose)

인체에 중독을 나타내는 최소량을 말한다.

5) 내 량(Tolerated dose)

중독을 일으키더라도 죽음을 면할 수 있는 최대량이다.

6) 치사량(Lethal dose)

사망하는 용량으로 흔히 동물실험으로 50%가 사망하는 용량이다(LD_{50}).

안전역(margin of safety)이란 약용량과 치사량과의 간격을 말하며 흔히 치료지수(therapeutic index)라고 하며 LD_{50}/ED_{50}으로 표시된다. 약물은 안전역이 넓을수록 안전하게 사용할 수 있으며 안전역이 좁은 약물은 용량 선택을 조심해야 한다.

약과 건강상식

11. 아이들의 약물사고는 어떻게 예방할까요?

약을 복용하고 있거나 먹고 남은 경우 대부분 화장대, 책상위, 식탁 등 손이 가기 쉬운 곳에 두게 됩니다. 그러나 이러한 행동은 아이들(특히 1~3세의 소아)의 약물사고를 유발하는 주요 원인이 됩니다. 아이들인 경우 알약을 사탕으로 착각하거나, 학령기 아이들인 경우 약에 대한 잘못된 지식을 가지기 쉬워 사고가 종종 유발하게 됩니다.

다음은 이러한 약물사고를 예방하기 위한 몇 가지 방법입니다.

(1) 약 보관함은 반드시 열쇠나 잠금장치를 하여 사고가 발생하지 않도록 합시다.

(2) 아스피린, 영양제, 전해질보급제 등 위험성이 적다고 생각되는 약도 과량을 복용하게 되면 위험합니다.

(3) 빈혈치료를 위한 철분제를 과량 복용한 경우 아이들이 심장병을 유발할 수도 있으므로 주의하여야 합니다.

(4) 아이에게는 약을 1회 먹을 양만을 꺼내주도록 합시다.

(5) 약물사고 시 응급처치의 가장 기본적인 원칙은 우선 먹은 것을 토하게 하고 빨리 병원으로 옮기는 것입니다.

(6) 이때 아이가 복용한 약이나 약 이름이 적힌 포장이 남아 있으면 가져가는 것이 신속한 응급처치에 많은 도움이 됩니다.

2. 생체인자(Biological factors)

1) 연령과 체중(Age and weight)

유아는 간기능이 미숙하여 약물을 대사시킬 능력이 부족하며 소아는 체중이 적기 때문에 용량을 조절하여 투여해야 한다. 노인은 약물의 대사와 배설기능이 떨어져 있기 때문에 용량을 잘 선택해야 한다.

소아용량을 계산하는 방법은 다음과 같다.

(1) Young법 = 성인량 × $\frac{\text{연령}}{\text{연령}+12}$

(2) Dilling법 = 성인량 × $\frac{\text{연령}}{20}$

(3) Bastedo법 = 성인량 × $\frac{\text{연령}+3}{30}$

(4) Clark법 = 성인량 × $\frac{\text{체중(pound)}}{150}$

한살 미만의 유아에 있어서는 Claude변법이 사용된다.

(1) 1~6개월 = 성인량 × $\frac{\text{개월수}+5}{100}$

(2) 7~8개월 = 성인량 × $\frac{\text{개월수}+4}{100}$

(3) 9~10개월 = 성인량 × $\frac{\text{개월수}+3}{100}$

소아용량 계산은 이 공식에만 의존해서는 안 되며 그 환자의 모든 임상정보를 고려하여 최종 결정해야 한다.

2) 성 별(Sex)

여자는 남자에 비해 일반적으로 체중이 적으므로 용량을 조절할 필요가 있다. 특히 임신부는 태아에 영향을 줄 수 있는 약물을 피해야 하며, 수유부도 약물투여에 조심해야 한다. 임신부에 금기인 대표적인 약물은 표 4-1과 같다.

| 표 4-1 | 임신부에 금기인 대표적 약물

약 물	부 작 용
남 성 호 르 몬	남성화, 식도기형, 심장장애
여 성 호 르 몬	자궁암, 기형아
자 궁 수 축 제	유산
테트라싸이클린	골발육억제, 치아변색, 기형아
항 암 제	기형아 등 다양한 장애
혈액응고방지제	골격형성이상, 시력장애, 저능아
경구용 당뇨병약	기형아

약과 건강상식

12. 임신부는 어떠한 약도 복용해서는 안되나요?

임신 3개월 이내는 태아의 여러 기관이 형성 분화해 가는 시기로 약물 등의 영향을 가장 받기 쉬워 기형아를 출산할 수 있으므로 약물복용을 금합니다. 임신중기와 후기는 태아의 장기나 기관이 한층 더 형태적 기능적 발육을 할 때이므로 이 시기의 약물의 영향을 주로 기능장애로 나타납니다. 임신말기나 분만직전에 투여된 약물은 태아에 잔류 또는 축적해 있다가 출산에 의한 모체에서 분리되면 자신의 대사, 배설능력으로 처리되어야 하므로 여러 가지 신생아 장애가 출현할 수 있습니다.

(1) 가능한 임신중 특히, 임신 3개월 이내에는 약물 투여를 자제합니다.

(2) 분명한 약물 투여의 적응증이 있을 때만 투약해야 하며, 가급적 최소의 유효용량을 최단기간 투여합니다.

(3) 임신중 약물 투여시 이득과 위험성을 판단하고 약물의 투여를 결정해야 합니다. 태아에게 약간의 위험성이 있으나 모체에 확실한 이득이 있다고 생각되는 경우에는 의사, 약사와 상의한 후 약물투여 유무를 결정해야 합니다.

3) 종 족(Race)

약물에 대한 효과는 민족 및 종족에 따라 다른 경우가 있다. 유전적 소질, 풍토, 음식, 체형의 차이가 있기 때문이다.

4) 질 병(Disease)

질병은 약물의 흡수, 분포, 대사 및 배설에 영향을 미칠 수 있다. 특히 간장 및 신장질환 환자는 대사 및 배설에 영향을 주어 약물의 효과에 큰 변화를 줄 수 있다.

3. 약물의 유해반응(Abnormal response of drug)

1) 알레르기, 과민증 (Allergy, Hypersensitivity)

알레르기는 B림프구가 담당하는 **즉시형**인 1, 2, 3형과 T림프구가 담당하는 **지연형**인 4형이 있으며, 항원항체반응에 의한 바람직하지 않은 병적인 면역반응이다.

(1) 1형 (Anaphylaxis형)

이전에 어떤 약물(항원, allergen)에 사용에 의해 생성된 IgE가 비만세포(mast cell)의 표면에 Fc부분이 부착되어 감작된 후, 다시 동일한 약물(항원)에 노출되면 항원항체반응에 의해서 비만세포에서 histamine, leukotriene 등의 매개물질이 방출되어, anaphylaxis 증상(혈관확장에 의한 발적과 부종, 기관지수축에 따른 천식과 호흡곤란, 급격한 혈압하강에 따른 shock 등)이 생기는 병적인 과민성 면역반응이다. 대표적인 예로 penicillin shock는 매우 위험하며, 이러한 약물은 피내에 skin test를 하여 미리 예방해야 한다.

예) 약물 allergy(penicillin, aspirin 등), 아토피 allergy(천식, allergy 비염, allergy 피부염 등)

(2) 2형 (세포용해 반응)

조직이나 적혈구 세포표면에서 항원-항체(IgG, IgM)반응에 보체(complement)가 순차적으로 활성화(C_9)하여 자기(self)세포를 용해(용혈)하여 상해를 일으킨다.

예) 약물에 의한 용혈성빈혈, 백혈구감소증, 혈소판감소증, 자가면역성용혈성빈혈, 부적합수혈 등

(3) 3형 (면역복합체 반응)

항원-항체(IgG, IgM) 면역복합체(immune complex)가 조직세포에 부착되어 있다가, 보체가 활성화(C_3, C_5)하여 anaphylatoxin에 의해 백혈구 집합이 일어나 백혈구 유래 단백분해효소에 의해 조직상해를 일으킨다.

예) 혈청병, 사구체신염, 류마티스열, 전신성홍반성낭창 등

(4) 4형 (지연형 allergy)

결핵항체가 있는 사람에게(감작) tuberculin(항원)을 투여하면 24~48시간이 지나 발적, 종창, 경결, 출혈과 괴사가 일어나는데, 감작림프구가 생산하는 lymphokine(MCF, MIF,

MAF 등)에 의해 식균작용이 활성화되어 조직상해가 일어난다.

예) 투베르쿨린 반응

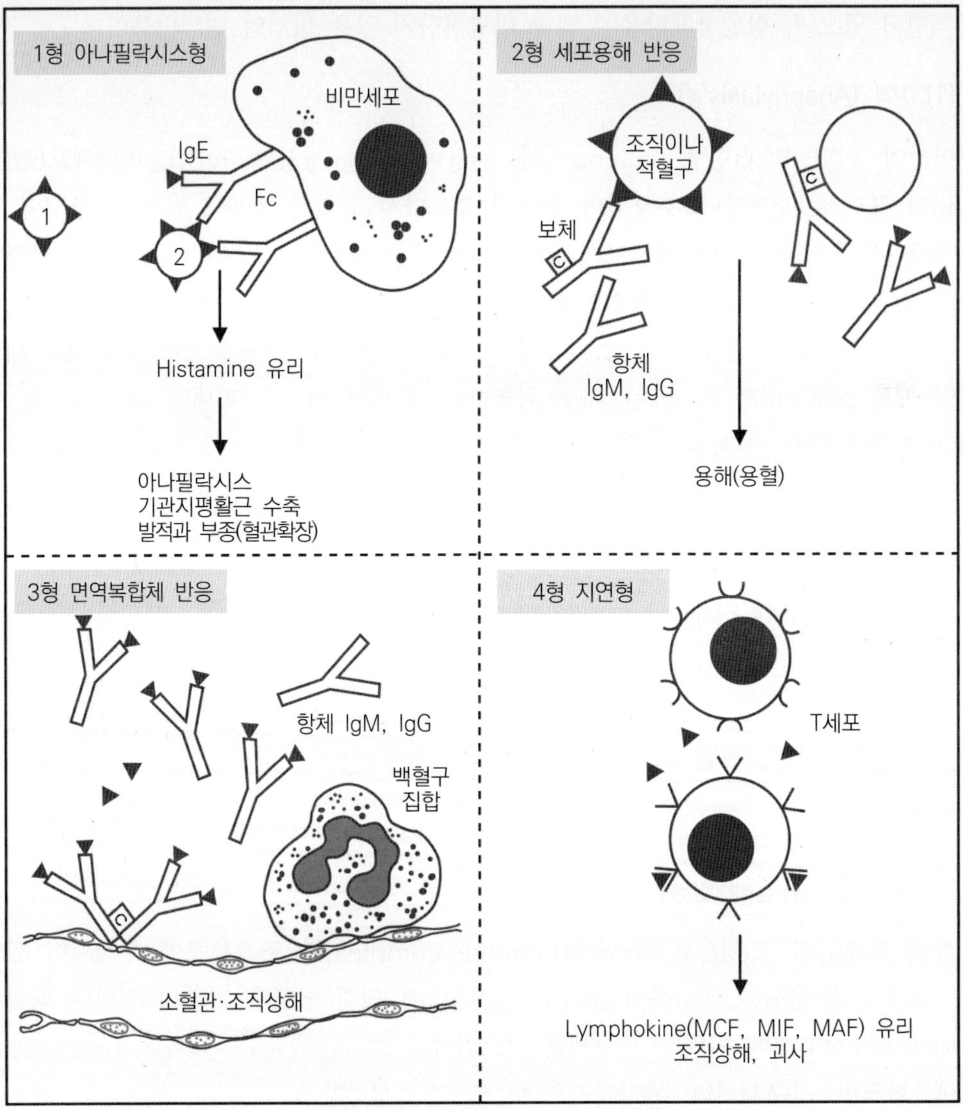

| 그림 5-1 | 알레르기의 4가지 형태

C: 보체, ▲: 항원, U와 V는 항원에 대한 수용체
MCF: Macrophage chemotactoc factor 대식세포주화성인자
MIF: macrophage migration inhibition factor 대식세포유주저지인자
MAF: macrophage activation factor 대식세포활성화인자

2) 특이체질 (Idiosyncarsy)

약물이 유전학적 또는 발생학적 원인으로 약물이상 반응을 일으키는 것을 말한다. 보통 사람에게서 일어나는 효과와 다른 효과를 나타내는 약물반응으로 사람에 따라서는 특이한 반응을 나타낸다. 때로는 아주 소량을 사용했을 때 기대했던 약물효과 이상으로 대단히 예민하게 나타나는 경우도 있다.

약물유전학의 발달로 특이체질은 유전적으로 효소결핍에 의함이 밝혀졌다. 효소결핍은 생체내 약물대사에 장애를 일으킨다. Succinylcholine에 의한 지속적인 무호흡이나 glucose-6-phosphate dehydrogenase의 결핍환자가 primaquine으로 쉽게 용혈성빈혈을 일으키는 것은 특이체질의 예이다.

3) 내 성 (Tolerance)

약물을 계속해서 사용하면 점차 효과가 떨어져 처음과 같은 치료효과를 얻기 위하여 용량을 증가해야 하는 현상으로 이러한 현상은 일반적으로 세균이 그 약물에 대해 **저항성**(resistance)을 나타내는 내성균의 증가 때문이다. Morphine 등의 마약성진통제, phenobarhital 등의 향정신성의약품 및 항생물질 등의 남용과 오용에 의해 내성이 생기기 쉽다.

교차내성(cross tolerance)은 약물의 작용기전이나 화학구조가 유사한 약물은 전혀 투약경험이 없는 약물에 대해서도 상호간에 내성이 생기는 것을 말한다. 예를 들면, morphine을 연용했을 때 내성이 생기는데 이 환자에 codeine을 투여하면 이 약물도 내성이 생겨 효과가 별로 없는데 이는 두 약물이 구조가 거의 비슷하여 교차내성이 생겼기 때문이다.

4) 의존성 (Dependence)

정신적의존성은 약물을 오랫동안 연용하다가 그 투여를 중지할 때 정신적으로 그 약물을 갈망하게 되는데 이것을 정신적의존성(psychic dependence) 또는 **습관성**(habituation)이라고 한다.

육체적의존성은 약물 가운데는 습관성이 생긴 후 약물투여를 중지하였을 때 정신적의존성뿐 아니라 육체적으로 참을 수 없는 여러 가지 고통스러운 **금단증상**(abstinence syndrome)이 나타나는데 이를 육체적의존성(physical dependence) 또는 **탐닉**(addiction)이라고 한다.

예를 들면, 오랫동안 피우던 담배를 갑자기 끊으면 특별한 육체적장애를 일으키지 않고 단지 정신적으로 심히 담배를 피우고 싶어한다. 그러나 morphine을 오랫동안 사용하다가 갑자기 중단하면 정신적으로 morphine을 갈망할 뿐 아니라 오심, 구토, 설사, 전신경련, 의식불명 및 불면증 등 전신장애를 일으키게 된다. 정신적의존성이 강한 약물은 환자의 의지에 따라 끊을 수 있으나 육체적의존성이 강한 약물은 스스로의 의지에 따라서는 결코 끊을 수 없으므로 사용에 매우 신중을 기해야 한다.

5) 축적작용 (Cumulation)

어떤 약물은 흡수에 비해 대사나 배설이 느려 몸안에 축적되어 심한 중독증상을 나타낸다. 수은과 납과 같은 중금속이나 digoxin 등은 축적작용이 있다. 이러한 약물을 투여할 때는 초회용량을 투여한 후 대사 및 배설속도를 고려하여 유지용량을 조절해야 한다.

4. 약물 상호작용 (Drug interaction)

약물의 상호작용이란 한 약물의 효과에 동시에 다른 종류의 약물을 투여함으로써 변화가 일어나는 현상을 의미한다.

① **협동작용**(synergism) : 처방된 약물의 작용이 병용약물에 의해서 상가작용(addition) 내지는 상승작용(potentiation)으로 치료효과가 바람직하게 증가하면서 독성의 저하, 부작용의 감소 등이 나타나는 유익한 상호작용이다.

② **길항작용**(antagonism) : 치료작용이 감소되어 질병의 상태가 악화되거나 상승작용에 의해서 지나치게 약물의 작용이 증가되어 대량투여시와 비슷한 바람직하지 못한 부작용 또는 중독작용이 나타나기도 하는 유해한 상호작용이다.

약과 건강상식

13. 음주시 조심해야 할 약물은?

술 권하는 사회라 불릴 만큼 현대 사회생활에는 음주의 양과 횟수가 많은 실정입니다. 그러나 다음 약을 복용하시는 분들은 이러한 음주에 대해 다시 한번 고려해 보아야겠습니다.

(1) 일부 항생제, 항진균제 ; 알코올 대사물질의 체내 축적으로 인해 일부 항생제의 약효를 저하시켜 감염균에 대한 치료효과를 방해하므로 질병의 악화를 초래할 수 있습니다.

(2) 아스피린 ; 음주시 aspirin의 위장점막자극 작용이 더욱 강하게 되므로 위장출혈을 초래 할 위험성이 증가됩니다.

(3) 진정, 수면제 ; 병용시 중추신경의 진정효과가 심하게 되므로 치명적인 경우가 일어날 수도 있습니다.

14. 커피와 약을 함께 복용해도 되나요?

커피나 코코아 같은 차 속에는 카페인이 들어 있으며, 대부분의 복합 진통제(게보린, 펜잘, 암씨롱 등)에도 카페인이 함유되어 있기도 합니다. 이런 종류의 약을 복용하는 중에 커피를 마시면 카페인을 한꺼번에 많이 복용한 것이 되어, 갑자기 가슴이 뛰고, 다리에 힘이 없어지는 증상이 일어나게 된다. 반대로 항히스타민제(콧물약이나 두드러기약) 등과 같이 졸음이 오는 약을 먹었을 때 커피를 마시면 그 현상을 어느 정도 억제할 수 있습니다.

약과 건강상식

15. 약물복용시 음식은 가릴 것이 없습니까?

몇몇 약물은 주의하여야 할 음식이 있는데 이는 투약중에 약사에 의해 지시받게 되므로 이에 따라 주의하시면 됩니다. 이제 특별한 관계에 있는 약과 음식의 예를 들어 보겠습니다.

(1) 홍차, 녹차와 같은 떫은 맛을 내는 차 ; 이러한 차 속에는 tannin(탄닌)이라는 성분이 있어서 철분과 결합하여 철분의 흡수를 방해하게 됩니다. 차를 마시려면 빈혈약을 복용하고 한시간 이상 지난 후가 좋다.

(2) Tyramine 함유식품(청어, 바나나, 맥주, 치즈, 포도주와인, 육류의 간) ; 결핵치료제인 isoniazid를 복용중에 치즈, 정어리를 먹으면 얼굴이 화끈거리거나 오한, 두통이 일어나는 경우가 있는데 이는 치즈, 생선류에 들어있는 특정 물질을 분해시키는 효소가 결핵치료제인 isoniazid에 의해 억제되기 때문에 분해되지 못한 특정물질로 인한 증상이다.

(3) 짠음식 ; 고혈압 치료제 중 염분을 체외로 배설시키는 작용으로 혈압을 낮추는 약인 경우 음식을 짜게 먹는다면 약의 효과는 없어진다.

(4) 푸른잎 야채(시금치류) ; 푸른잎 야채는 지혈작용을 가지는 비타민K를 많이 함유하고 있기 때문에 혈액의 응고를 막아주는 wafarin(와파린)의 효과를 감소시킨다.

(5) 산성음료(오렌지주스) ; 항생제는 대개 산성상태에서 불안정하여 파괴되므로 약효를 감소시킨다.

(6) 석탄으로 구운 고기 ; 석탄으로 고기를 구울 때 생기는 물질은 theophylline(테오필린)을 분해하는 간장의 대사효소를 활발하게 하여 약효를 감소시킨다.

(7) 양배추 ; 양배추의 성분 중에는 요오드의 흡수를 방해하여 갑상선기능저하증에 사용하는 thyroxine의 치료효과를 감소시킨다.

(8) 우유 ; 우유속의 칼슘과 항생제(tetracycline)가 결합하여 흡수를 저해한다.

제5장 처 방
Prescription

환자는 의사에게 처방을 받아 약국에서 조제 및 복약지도를 받아 약물을 복용하므로 환자 스스로 처방전의 이해가 있어야 하겠다.

의약품은 반드시 의사의 처방에 의해서만 구입할 수 있는 **전문의약품**과 처방 없이도 구입할 수 있는 **일반의약품**(OTC약물)으로 구별된다.

1. 처방의 정의

환자에게 목적하는 질병을 치료하기 위하여 실시하는 의약품의 성분, 용량, 조제법, 용법에 관한 지시를 처방이라 한다.

2. 처방전의 기재사항

의사 또는 치과의사는 환자에게 처방전을 교부하는 경우에는 처방전에 다음 사항을 기재한 후 날인하여 처방전 2부(약국용과 환자용)를 교부하여야 한다. 다만, 질병분류기호는 환자의 요구가 있는 때에는 기재하지 아니한다.

① 환자의 성명 및 주민등록번호
② 의료기관의 명칭 및 전화번호
③ 한국표준질병사인분류에 따른 질병분류기호
④ 의료인의 성명, 면허종별 및 번호
⑤ 처방 의약품의 명칭(일반명, 제품명 또는 대한약전에서 정한 명칭), 용량(1회 투약량, 1일 투여횟수, 총 투여일수) 및 용법
⑥ 처방전의 교부연월일 및 사용기간
⑦ 조제기관의 명칭, 조제약사의 성명

3. 의사가 직접 조제할 수 있는 경우

① 약국이 없는 지역
② 재해가 발생하여 사실상 약국이 없게 된 경우
③ 응급환자 및 자신 또는 타인을 해할 우려가 있는 정신질환자
④ 입원환자, 제1종 법정감염병환자 및 사회복지시설에 입소한 자
⑤ 주사제
⑥ 감염병예방접종약 및 진단용의약품
⑦ 보건소 및 보건지소(외래진료는 제외)
⑧ 상이등급 1급 내지 3급 해당 자, 고엽제후유증에 의한 고도장애인, 1급, 2급 장애인 및 이에 준하는 장애인, 파킨슨병 또는 나병환자
⑨ 장기이식을 받은 자 및 후천성면역결핍증환자
⑩ 군인, 전투경찰, 교정시설, 소년보호시설 및 외국인보호시설에 수용중인 자
⑪ 결핵치료제(보건소, 보건지소 및 대한결핵협회 부속의원에 한함)
⑫ 사회봉사활동을 위하여 조제하는 경우

4. 약사가 처방전에 의하지 아니하고 조제할 수 있는 경우

① 의료기관이 없는 지역
② 재해가 발생하여 사실상 의료기관이 없게 된 경우
③ 경구용 감염병예방접종약(감염병이 집단으로 발생하거나 발생할 우려가 있을 경우)
④ 사회봉사활동을 위하여 조제하는 경우

5. 처방용어 및 약어

처방전은 한글로 표시하여도 무방하나 일반적으로 영어 및 라틴어가 쓰이고 있다. 처방약어(표 5-1)는 라틴어의 약자가 흔히 쓰인다.

고혈압환자 일반처방전의 예를 들면 다음과 같다.

처 방 전 (환자용)

1 건강보험 2 의료급여 3 산재보험 4 자동차보험 5 기타( ) 요양기관기호 :

			의료기관		
교부년월일 및 번호		년 월 일 - 제 호	의료기관	명 칭	○○○○병원
			의료기관	전 화 번 호	
환자	성 명	○ ○ ○	의료기관	팩 스 번 호	
환자	주민등록번호		의료기관	E-mail 주소	

질병분류기호						처방 의료인의 성명	○○○ (날인)	면허종별	의 사
질병분류기호	I	1	0			처방 의료인의 성명	○○○ (날인)	면허번호	제 호
	E	7	8						

* 환자의 요구가 있을때에는 질병분류기호를 기재하지 아니합니다.

처방의약품의 명칭	1회 투약량	1일 투여횟수	총 투여일수	용 법
노바스크 5mg	1T	2	30	아침저녁 식후30분
아스피린 100mg	1T	1	30	아침 식후30분
조코 20mg	1T	1	30	저녁 식후30분
주사제 처방내역 (원내조제 □, 원외처방 □)				조제시 참고사항

사용기간	교부일로 (7)일간	사용기간내에 약국에 제출하여야 합니다.

의 약 품 제 조 내 역				
조제내역	조제기관의 명칭	○ ○ 약국		처방의 변경 · 수정 · 확인 · 대체시 그 내용 등
조제내역	조 제 약 사	성 명	○ ○ ○	처방의 변경 · 수정 · 확인 · 대체시 그 내용 등
조제내역	조제량(조제일수)			
조제내역	조 제 년 일 수			

I10 ; 본태성고혈압 E78 ; 지질단백질대사장애

| 표 5-1 | 처방 약어

(1) 복용시간을 나타내는 약어

약 어	뜻	약 어	뜻
ac	식전	am	아침
ante	~전에	cito	지급
hs	취침시	ic	식간(공복시)
pc	식후30분	pm	오후
stat	즉시		

(2) 복용횟수를 나타내는 약어

약 어	뜻	약 어	뜻
bid	1일 2회	biwk	1주 2회
q	~마다(간격)	qd	매일
qid	1일 4회	qod	격일로
qs	적당량	q6h	6시간 간격
prn	필요시	tid	1일 3회

(3) 약물 제형을 나타내는 약어

약 어	뜻	약 어	뜻
amp	앰플	aq	물
aq dest	증류수	btl(bot)	병
cap(C)	캅셀	cr	크림
dil	희석한	ext	엑기스
gtt	방울(적)	liq(fld)	액
opht oint	안연고	oint	연고
pow(pulv)	분말	opht soln	점안액
supp	좌제	sol	용액
syr	시럽제	susp	현탁제
tinct(tr)	틴크제	tab(T)	정제
vag tab(V/T)	질정	vag supp(V/S)	질좌제

(4) 투여방법과 위치를 나타내는 약어

약 어	뜻	약 어	뜻
aa	각각	ad	오른쪽 귀
as	왼쪽 귀	au	양쪽 귀
c	~함께	IM	근육주사
IV	정맥주사	od	오른쪽 눈
os	왼쪽 눈	ou	양쪽 눈
po	경구로	SC	피하주사

6. 중량 및 액량단위

우리나라에서는 g 및 ml 단위를 사용하나 서양에서 사용되는 단위와의 환산관계를 알아 두어야 할 필요가 있다(표 5-2).

| 표 5-2 | 중량 및 액량단위

중 량		액 량	
1 pound(Lb)	373 g	1 gallon(c)	3785 ml
1 ounce(oz)	30 g	1 pint(o)	473 ml
1 dram(dr)	4 g	1 fluid ounce(f.oz)	30 ml
1 grain(gr)	65 mg	1 fluid dram(f.dr)	4 ml
1 μg	10^{-3} mg	1 drop	0.06 ml
1 ng	10^{-6} mg	1 teasopoonful	4 ml

약과 건강상식

16. 기본적인 가정상비약은?

(1) 소독약, 반창고, 일회용 밴드, 붕대, 탈지면, 바셀린
(2) 통증이 일어났을 때의 진통제
(3) 설사가 날 경우의 지사제
(4) 속이 쓰릴 때의 제산제
(5) 소화가 안될 때의 소화제
(6) 근육통이 있을 때의 파스
(7) 피부가려움증에 쓰는 연고
(8) 감기가 심할 때의 감기약
(9) 의료보조기구인 체온계, 핀셋, 가위

17. 아기가 약을 잘 안 먹으려 합니다?

유아에게 약을 먹이는 것은 쉬운 일이 아닙니다. 분유에 약을 섞어서 먹이는 경우도 있습니다만, 이 경우 맛이 변화해서 분유를 싫어하게 되기도 하며 남겼을 때 정확한 양을 마시지 못하게 되니 이런 방법은 피하는 것이 좋습니다. 분말약이라면 물로 빚어서 잘 씻은 손가락에 묻혀 입 안쪽에 바르거나, 숟가락에 약을 붓고 소량의 물에 녹여서 입으로 흘려보냅니다. 그 다음에 물, 분유 등 좋아하는 것으로 입가심을 시킵니다. 설사를 하고 있지 않다면 분말약에 설탕을 섞어도 되며 꿀에 녹여도 좋습니다. 주사기 모양의 어린이들 약 먹이는 기구를 사용하면 편리합니다.

제6장 약물 남용
Drug Abuse

약물남용의 역사적 근거는 기원전 4000년 전에 이미 아편(opium)을 사용하고 있었다는 데에서 찾아볼 수 있다. 하지만 현대의 의미를 갖는 향정신성의약품의 질병의 예방, 치료, 진단 목적 이외의 사용 즉 약물남용은 1960년대 사회불안과 사회불만, 정치불안과 정치불만에서 비롯되었다. 1960년대에 마약류(아편, morphine)가 사회문제를 야기시켰으며, 1970년대는 대마와 진정·수면약(barbiturates), 1980년대는 각성약인 amphetamine(philopon 등)과 항불안약인 benzodiazepines, 진해약인 dextromethorphan 그리고 1990년대에 들어와서는 cocaine과 LSD, heroine 등이 사회문제를 일으키고 있다. 그밖에 진통약인 nalbuphine, 항histamine약, 그리고 2000년대에 들어와서는 philopon 유사물질인 ecstacy나 본드, 부탄가스 등의 흡입제가 청소년사이에 남용이 확산되고 있다.

이러한 약물은 대체로 중추신경계에 작용하여 흥분성 혹은 마비성 쾌감이나 도취감(euphoria)이 생기거나 환각(hallucination)이 생기게 되어 호기심이나 현실도피로 약물을 복용하게 되는 경우가 많다. 그러나 사회환경, 문화적 배경, 개인의 성격, 직업, 범죄목적 등도 약물남용의 동기와 밀접한 관계가 있다.

약물남용의 문제점으로 ① 내성 ② 정신적 의존성과 육체적 의존성이 생기며 대량 투여시 정신병을 일으킬 수 있다(표 6-1). ③ 또한 약을 사용하다 중단할 때 여러 가지 육체적 고통이 따르는 금단증상을 나타낸다.

약물남용을 예방하거나 억제하기 위해서 ① 약물남용의 사회적 조사 ② 법제정 및 벌칙강화 ③ 교육과 계몽 ④ 치료와 재활이 필수적으로 이루어져야 한다. 하지만 우리의 현실은 마약류 관리에 관한 법률을 통한 제제만 하고 있을 뿐 나머지는 제대로 실시되고 있지 못한 상태이다.

| 표 6-1 | 남용약물의 내성 및 의존성 비교

약 물	육체적 의존성	내성	정신병 발생
중추신경 흥분약			
Cocaine	−	+	+
Amphetamine	+	+	+
중추신경 억제약			
Alcohol	−	+	+
Barbiturates	+	+	−
Benzodiazepines	+	−	−
마약류			
Heroine	+	+	−
Morphine	+	+	−
환각제			
LSD	−	+	+
기타			
Marihuana(대마)	−	+	+
흡입제	−	−	+

1. 중추신경 흥분약

1) Cocaine

남미산 coca 식물의 잎에서 추출한 것으로 국소마취제로 사용한다. Cocaine은 흥분작용과 도취감(euphoria)과 금단증상을 나타낸다. 백색 분말이며 코로 흡입하거나 정맥에 주사로 heroine과 섞어서 많이 사용한다. 현재는 미국, 중남미 국가들에서 주요한 마약중독원으로 오남용되고 있으며 국내에서도 cocaine 중독이 적잖게 보고되고 있다.

부작용으로 식욕감퇴, 체중감소, 불면증, 경련, 섬망, 환각 등의 증상이 나타나며 정신장애가 심해지면 강간, 강도, 살인 등 범죄를 일으키게 된다.

2) Amphetamine

중추신경흥분작용이 강한 약물로 정신기능을 항진시키며 피로감과 졸리움을 없애므로 수면병, 소아의 운동기능항진 치료제로 이용된다.

또한 식욕억제작용이 있어 비만증에 사용되거나 체중조절에 남용되기도 한다. 이 약물은 정신적 의존성과 신경독작용으로 정신장애를 유발할 수 있으므로 남용되어서는 안된다.

부작용은 심계항진, 혈압상승, 불면증, 과도흥분, 두통, 진전 등이 있다.

3) Hiropon(Philopon)

국내에서 가장 많이 남용되고 있으며 크리스탈(crystal), 뽕, 물건, 스피드(speed), 악마의 가루 등으로 불리고 있다. 성분은 methamphetamine이다. 제2차 세계대전 이후 일본에서 제조, 사용하여 일본에서 큰 사회문제로 대두되었다. 그후 일본에서 밀조와 불법사용이 엄중한 법적인 제제를 받자 1970년대 초에 우리나라에 밀조가 시작되어 남용되고 있다.

Hiropon은 염산ephedrine의 환원에 의해 비교적 용이하게 밀조가 되며 고가로 거래된다는 유혹때문에 범죄조직에 의한 밀조와 밀매가 우리사회의 큰 문제로 대두되었다. Hiropon의 환각상태에 대한 호기심때문에 연예계 및 유흥가에서 중독자가 점점 증가하고 있다.

금단증상으로 실어증, 우울증, 전신마비, 의식불명 등이 있으며 마약류관리에 관한 법률에 의해 제제를 받는다.

2. 중추신경 억제약

1) Barbiturates

수면제 및 진정제로 사용되는 향정신성의약품으로 대표적인 약물로 phenobarbital (Luminal)과 secobarbital(Seconal)이 있다.

부작용은 두통, 오심, 구토, 피부발진, 과민반응, 노인환자에게는 불안, 흥분 현상이 나타난다. 무분별한 사용으로 의존성을 나타내며 갑작스런 투약중지는 경련을 수반하는 금단현상을 나타낼 수 있다.

급성중독 증상은 중추신경계 억제증상의 악화로 호흡이 억제되고 동공이 축소되며 환자는 쇽과 혼수상태에 이른다. 급성중독 치료는 위세척이나 구토로 약물을 제거하고 혈압과 호흡유지가 필요하다. Mannitol 같은 삼투성 이뇨제를 투여하여 신장배설을 촉진시키고 필요하면 혈액투석을 실시한다.

2) Benzodiazepines

항불안약으로 진정 및 수면제와 유사하나 내성과 육체적 의존성이 약하며 자살목적으로 과량 사용할 경우가 있다.

Diazepam(Valium)과 lorazepam(Ativan)이 대표적인 항불안약으로 중추신경계를 억제하여 항불안작용을 나타낸다. 또 척수를 억제하여 골격근 이완 및 항경련작용을 일으킨다. 불안, 긴장의 치료, 급성알코올 중독시 금단증상 치료, 골격근 경련의 완화 보조약 및 경련성 장애의 치료에 사용한다.

부작용은 졸림, 운동실조, 두통, 언어장애, 시야몽롱, 드물게 백혈구 감소증, 황달, 간장장애, 구갈, 변비, 구토 등이 올 수 있다. 다량 연용하면 정신적, 육체적 의존성이 생기며 갑작스런 투약 중지로 금단증상이 나타나는데 진전, 경련, 근육 경축 등이 투약 중지 후 1주까지 일어날 수 있다. 우울증 환자 및 자살할 경향이 있는 환자의 주의해야 한다.

중독치료는 과량복용시 혼수상태, 반사소실 등 중독증상을 나타내며 응급치료를 위해 위세척, 호흡유지, 적절한 혈압을 유지를 위해 혈관수축제를 정맥주사한다.

3. 마약류

1) 아편(Opium)

아편은 양귀비(Poppy)의 미숙과에 상처를 내어 채취한 즙을 건조시킨 천연마약이다. 아편의 성분은 마약성분인 morphine과 codeine으로 아편의 작용은 주로 morphine의 작용이라 볼 수 있다(그림 6-1).

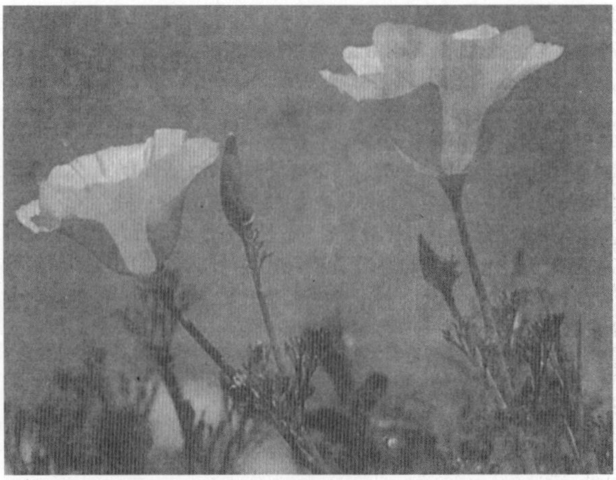

| 그림 6-1 | 양귀비(Papaver somiferum)

2) Morphine

가장 효과적인 진통약으로 높은 육체적 의존성이 있다. 진통작용은 대뇌피질의 통각중추는 억제하며 euphoria와 진정작용을 나타낸다. 불안, 공포, 초조감, 근심, 걱정이 없어지고 근육이완과 피로감이 없어져 진통작용이 더욱 향상된다. 대량투여시 호흡마비를 일으켜 사망하게 되므로 주의해야 한다.

부작용으로 오심, 구토, 진정, 발한, 정신이상이 가장 빈번하게 일어나며 구갈, 변비, 소양증, 진전, 감각소실, 일시적 환각, 저혈압, 심계항진, 안면홍조, 뇨저류 등이 나타난다. 심한 중독으로 무호흡, 순환계허탈, 심장정지로 죽음까지 초래한다. 정신적, 육체적 의존성이 생기고 또 내성이 생겨 용량의 증가가 필요하게 되며 환상과 망언, 불면증, 정신기능장애로 의지력이 떨어지고 도덕력과 수치심 없어지며 정신착란이 온다.

금단증상은 약물투여를 정지하면 눈물, 콧물, 발한 등이 나타나며 침을 흘리고 사지를 떨며 구토, 설사, 전신경련 등이 나타난다. 호흡과 맥박이 빨라지며 전신발작을 하게 된다.

마약은 의존성이 일단 생기면 자기 의지에 따라서 절대 끊을 수 없으므로 호기심으로 남용하거나 유혹에 절대 빠지지 말아야 한다.

약과 건강상식

18. 마약류 및 약물에 대한 미신과 사실?

(1) 마약류 및 약물은 더욱 자신감을 북돋워 준다.
마약류 및 약물에 의존한 자신감은 빨리 사라지며 자신감을 위해 마약류 및 약물에 의존하는 것은 결코 자신에게 이익이 되는 행동이 아닙니다.

(2) 환각흡입물질은 안전하며 오락적인 물질이다.
본드, 가스, 신나 등 환각물질은 매우 중독성이 높으며 육체적으로도 위험하며 이들을 남용하면 혼수상태와 결국 죽음에 이를 수 있습니다.

(3) 마약류를 사용하면 단지 나 자신에 해가 될 뿐 타인에게는 해가 되지 않는다.
마약류 및 약물사용은 작업장과 길거리에서 사고를 불러 일으켜 타인에게 해를 입히며, 배우자와 어린이 학대, 이혼, 폭력과 범죄를 일으키며 그 처벌은 혹독합니다.

(4) 한번쯤 해본 다음 중단할 수 있다.
대부분의 마약류 및 약물중독자(의존자)들은 단 한번이라는 생각으로 마약류 및 약물을 사용하기 시작했지만 대부분 단 한번만 사용한다고 하고는 계속 남용하게 됩니다.

(5) 대부분의 사람들은 밀거래자로부터 마약류 및 약물을 처음 구입한다.
대부분의 청소년들은 친구로부터 마약류 및 약물을 구하고 있습니다.

3) Heroine

Morphine 유도체로 morphine보다 작용이 2~3배 강하며 1주일 안에 습관화된다. 2~3주 동안 사용하면 내성이 생겨 투약을 중단할 수 없게 되며 투약을 중단하면 금단 증상을 나타낸다. Heroine 중독자는 불안, 초조, 신경과민, 환청, 환시 등 환각을 느끼고 변비 및 영양실조에 걸린다.

4. 환각제(Hallucinogens)

LSD(lysergic acid diethylamide)는 호밀에 생기는 곰팡이 일종인 맥각에서 추출한 물질이다. 1 ㎍만 투여해도 쾌감, 환상과 환각, 과대망상, 정신분열증 여러 가지 자율신경실조증상, 자궁수축, 체온상승 등이 나타난다.

Mescaline은 멕시코산 버섯에서 얻은 성분으로 환각작용을 일으키며 원주민들의 종교의식에 사용된 바 있다.

5. 기타 약물남용

대마(marihuana, hashish)는 대마초의 줄기, 잎, 꽃을 말려서 잘게 썰어 먹기도 하고 담배에 말아서 피우기도 한다. 대마의 작용은 기본이 상쾌해지고 하늘을 나는 듯한 느낌과 꿈을 꾸듯이 몽롱해진다.

현실도피 방법으로 대마에 의존하게 되며 행동, 판단, 기억력의 장해, 혼동, 지남력 상실, 불길한 예감에 사로잡힌다. 정신적, 육체적 의존성은 약하나 쉽게 구할 수 있어 남용되고 있으며 마약류 관리에 관한 법률에 의해 제제가 따른다.

그밖에 진해약인 **Dextromethorphan**, 진통약인 **Nalbuphine**, **항histamine약**, **본드나 부탄가스** 등의 남용이 증가하고 있는 실정이다. 교육과 계몽, 관심을 가지고 예방하여 청소년을 이런 약물로부터 보호해야 하겠다.

약과 건강상식

19. 운동선수의 약물남용(Doppomg test)?

서울 올림픽에서 벤존슨과 세기의 대결에서 지고 난 다음 칼루이스는 이렇게 말했다. “그는 예선 때와 완전히 딴 사람 같았다”. 그때 벤존슨은 남성호르몬인 아나보릭스테로이드를 복용하여 실격당했다. 1960년 로마올림픽 때 약물을 복용한 사이클선수가 사망한 이래 운동선수의 약물남용검사(도핑검사 ; Dopping test)를 실시하고 있다. 운동선수가 복용해서는 안 되는 약물이 다음과 같이 100여종이 있다.

(1) Class A ; 중추신경흥분제(cocaine, amphetamine 등)
(2) Class B ; 마약류(morphine 등)
(3) Class C ; 아나보릭 스테로이드(testosterone 등)
(4) Class D ; 교감신경차단제(adrenergic β-receptor 차단제)
(5) Class E ; 이뇨제, 수혈 등(furosemide 등)

시합이 끝난 후 6위까지 뇨를 채취한 후 도핑검사를 하여, 기준 이상의 약물이 검출되면 메달 박탈 외에 2년 동안 출전금지를 당한다.

제7장 술과 담배
Drinking and Smoking

1. 술(음주)

술은 적당히 마시면 정신적, 신체적 그리고 사회적으로 유익하며 건강을 해치는 일이 없으나, 너무 많이 자주 마시는 경우 건강을 해칠뿐 아니라 가정파탄, 이혼, 사회적 갈등, 생활능력 상실 등 사회적으로 문제가 된다.

1) 작 용

(1) **중추신경을 억제**하여 수면 및 마취작용을 나타내며 무절제한 여러가지 행동을 하게 된다.
(2) **피부혈관 확장작용**으로 온감을 느끼는데 혈관에 대한 직접작용이 아니고 중추신경 억제작용 때문이다.
(3) **위액분비를 촉진**시키는데 이 작용은 위벽에서 gastrin과 histamine을 유리시키기 때문이다.
(4) **이뇨효과**도 나타나는데 이것은 뇌하수체 후엽에서 항이뇨호르몬(ADH) 분비를 억제하기 때문이다. 요로결석에 가끔 맥주가 처방되기도 한다.

2) 흡수 및 대사

알코올은 위에서 신속하게 흡수되고 모든 조직에 분포된다. 알코올 혈중농도는 공복시 1시간 내에 최고에 도달하며 음식물이 있을 때는 지연된다. 혈중농도가 0.05%이면 법적으로 취했다고 하며 0.5% 이상이면 치사량이 될 수 있다. 알코올의 대사는 주로 간에서 여러 효소의 작용에 의해 다음과 같이 진행된다(그림 7-1).

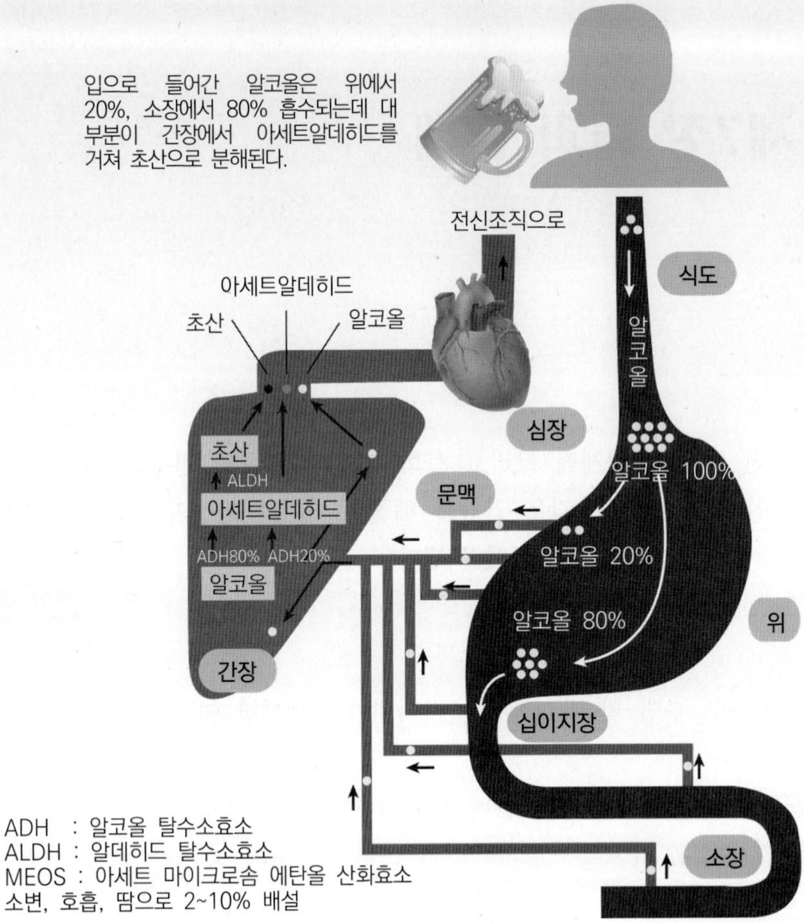

| 그림 7-1 | 알코올의 대사

알코올 중독자에서 흔히 볼 수 있는 지방간(fatty liver)은 지속적인 알코올 대사에 따른 효소의 부족으로 지방대사에 이상이 생겨 간에 지방이 축적되기 때문이다.

3) 알코올중독

만성 알코올중독 증상은 만성위염, 지방간, 간경변증, 기억상실, 정신병 상태를 나타낸다. 정신적, 육체적 의존성이 생겨 복용을 중지하면 환각, 진전, 발작, 정신병 등의 금단증상을 나타낸다. 치료는 먼저 금주한 후 정신적인 지도, 필요에 따라서는 disulfiram (금주약)을 투여한다.

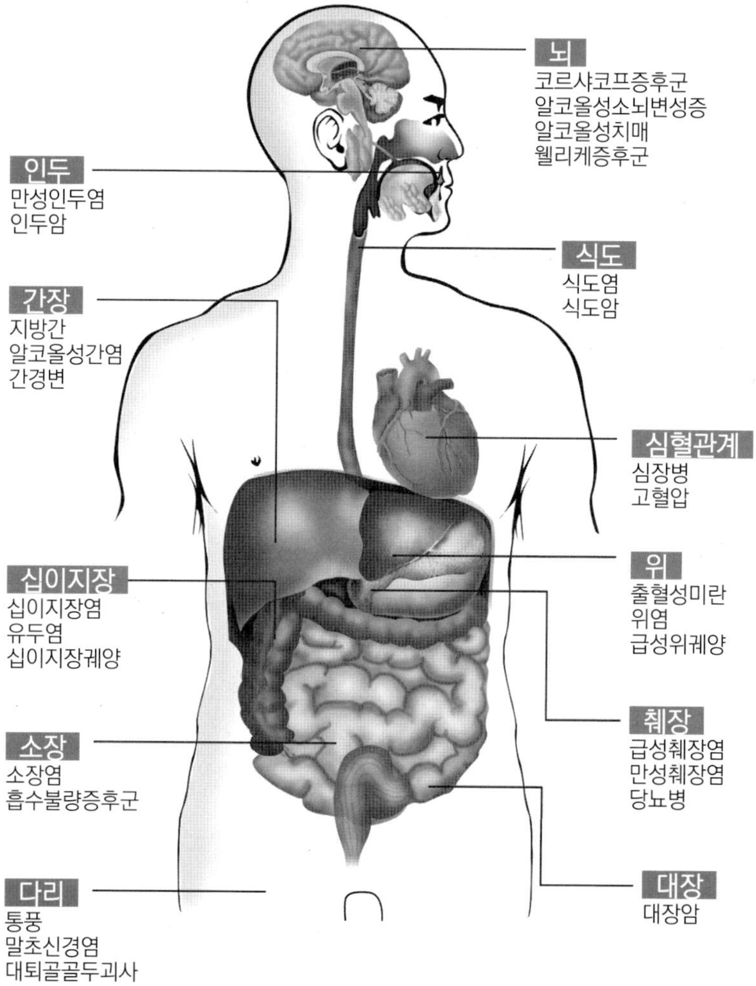

| 그림 7-2 | 과음과 폭음이 인체에 미치는 영향

알코올 중독자가 되는 과정을 살펴보면 대략 다음과 같다.

(1) 사교상 술을 마신다.

(2) 심한 정신적 긴장을 풀고 근심걱정을 잊기 위하여 술을 마신다.

(3) 자기가 먹고자 하는 양보다 더 많이 마시게 된다.

(4) 심리적으로 보다 만족스러운 상태가 되기를 바라고 마신다.

(5) 혼자 술을 마시기를 좋아한다.

(6) 술마시는 것을 숨기려고 한다.

(7) 아침에 눈을 뜨자마자 술을 마시게 된다.

(8) 늘 술에 취하고 자제하지 못한다.

(9) 남의 도움이 필요하다.

4) Disulfiram(Antabuse)

금주약인 disulfiram를 투여한 후 술을 마시면 오심, 구토, 두통이 심하게 생기는데 이것은 이 약이 알코올 대사효소인 acetaldehyde dehydrogenase를 억제하여 acetaldehyde(CH_3CHO)가 축적됨으로써 나타나는 증상이다. 이러한 증상 때문에 이 약을 복용하는 동안 음주를 기피하게 된다.

약과 건강상식

20. 알코올중독 자가진단 체크리스트?

최근 6개월 동안 당신의 생활에서 다음 중 4가지 이상이 해당되면 알코올중독의 가능성이 높으므로 전문의와 상담하여야 합니다.

(1) 자기연민에 잘 빠지며 술로 이를 해결하려 한다.

(2) 혼자 술 마시기를 좋아한다.

(3) 술마신 다음날 해장술을 마신다.

(4) 취기가 오르면 술을 계속 마시고 싶은 생각이 지배적이다.

(5) 술을 마시고 싶은 충동이 일어나면 거의 참을 수 없다.

(6) 취중의 일을 기억 못하는 경우가 최근 6개월에 2회 이상 있다.

(7) 대인관계나 사회생활에 술이 해로웠다고 자주 느낀다.

(8) 술로 인해 직업기능에 상당한 손상이 있다.

(9) 술로 인해 배우자나 애인이 나를 떠났거나 떠난다고 위협한다.

(10) 술이 깨면 손떨림, 진땀, 불안, 불면증을 경험한다.

(11) 술이 깨면서 공포감이나 헛것을 보거나 헛소리를 들은 적이 있다.

(12) 술로 인해 생긴 문제로 치료받은 적이 있다.

5) 알코올중독 예방

술을 전혀 마시지 않는다면 만성 알코올중독증을 예방할 수 있으나, 현대 사회생활에서는 술을 빼놓을 수 없으므로 완전 금주하는 것 이외의 예방방법을 모색하여야 한다.

(1) 언제, 어떤 술을, 어떻게 마셔야 할 것인지 계획을 세운다.
(2) 술을 마셔야 할 필요가 있다고 생각될 때 가능하면 마시지 않고 참는다.
(3) 알코올을 보약 또는 치료약으로 생각하지 않는다.
(4) 술은 천천히 마신다.
(5) 술은 병체 마시지 말고 잔에 따라 천천히 마신다.
(6) 독한 술은 얼음을 넣어 희석해 마신다.
(7) 절대 음주운전을 하지 않는다.
(8) 빈속에 술을 마시지 않는다.
(9) 정신적, 육체적 불쾌감을 해소하기 위하여 술을 마시지 않는다.
(10) 숙취를 깨기 위하여 아침 해장술을 마시지 않는다.

2. 담배(흡연)

담배는 백해무익하다고 할 정도로 많은 문제를 가지고 있다. 최근에 흡연률이 감소하고는 있으나 청소년과 여성의 흡연률은 오히려 증가하고 있는 실정이다.

담배를 피우는 이유에는 여러 가지가 있다.

① 청소년이 담배를 피우는 중요한 요인의 하나는 부모, 형제 또는 친구들이 담배를 피우는데 있다. ② 담배에 대한 과대선전과 담배를 청소년이 쉽게 살 수 있는 것도 무시할 수 없다. ③ 흡연자들이 말하는 흡연동기로는 사교, 긴장완화, 쾌락, 호기심, 자신감 등이 있다. ④ 일단 담배를 피우면 nicotine에 대한 습관성이 생기므로 금연을 하기 어렵기 때문인 것도 큰 이유의 하나이다.

1) 담배의 성분

담배연기 속에는 약 **4,000여종의 유해물질**이 들어있는 백해무익한 물질이다. 그중 중요 유해성분으로 nicotine, 타르(tar), 일산화탄소(CO), 이산화탄소(CO_2), 산화질소, 이산화질소, acrolein, cresol, 시안화수소산, 석탄산 등이다.

(1) Nicotine

담배의 주성분으로 소량은 자율신경에 흥분효과를 나타내나 대량은 억제(마비)를 일으킨다. 중추신경에 흥분작용이 있으며 소화기계에도 소량은 위장운동을 증가시키나 대량은 억제적으로 작용한다.

중독은 오심, 구토, 타액분비항진 등이 나타나고 점차 마비상태가 되며 결국 호흡마비를 일으킨다.

금단증상은 구토, 두통, 변비, 설사, 불안감, 초조감, 우울증, 불면증, 주의력 감퇴 등 증상이 나타난다.

(2) 타르(Tar)

검은색의 끈끈한 물질로 **50가지 이상의 발암물질을** 함유하여 호흡기점막의 섬모상피세포와 폐포세포에 손상을 입히고 비정상적인 암세포가 나타난다. 타르함량은 담배의 종류에 따라 다르며 담배 한개피에 2~3mg이 들어있다.

(3) 일산화탄소(CO)

일산화탄소는 혈색소(hemoglobin)와의 결합력이 산소보다 200배 강하여 폐포에서 산소의 가스교환을 방해하며 조직(뇌)에 필요한 산소공급이 감소된다.

2) 흡연과 사망률

흡연자의 담배로 인한 사망률은 일반적으로 생각해온 것보다 2배 이상 심각하다는 것이 밝혀졌다. 질병, 자살 등을 포함한 54종류의 사망원인 가운데 흡연과 직접적으로 관련된 질병이 25가지나 되며 그중 17종이 암이다.

(1) 암

암에 걸릴 확률은 흡연자가 비흡연자에 비해 무려 14배나 높다. **폐암**은 17배, **기관지암과 식도암**은 15배, **방광암**은 10배로 발병률이 높으며 **직장암**도 4배나 흡연자가 비흡연자보다 높다.

(2) 심장병

협심증, 심근경색증과 같은 관상동맥질환과 **부정맥, 심부전증** 같은 심장질환도 흡연자가 10배나 높다.

(3) 호흡기계 및 구강질환

만성기관지염과 폐기종(COPD ; 만성폐쇄성폐질환) 및 치주염의 가장 큰 원인이다.

(4) 소화기계 질환

흡연과 관련이 없을 것으로 보이는 **위궤양, 간경변증** 등도 각각 3배, 5배씩 흡연자의 발병률이 높다.

(5) 사망률

하루에 한 갑을 피울 경우, 1년 피우면 한 달, 10년 피우면 1년, 50년(평생) 피우면 5년 일찍 죽게 된다.

순한 담배를 피우는 사람과 독한 담배를 피우는 사람의 사망률에는 큰 차이가 없으며 45~65세 사이에 금연할 경우, 흡연으로 인한 질병발생 위험을 대부분 줄일 수 있다. 또한 약물중독의 경우도 흡연자가 비흡연자에 비해 4배가 많으며 자살자 수도 흡연자가 3배나 많아 흡연이 심리적으로 안정효과를 준다는 속설과는 정반대의 결과이다.

3) 흡연과 임신

임신 중 흡연을 하면 태아발육이 저해되어 출생아의 체중이 평균 150~240g이 적고 미숙아(출생시 체중 2.5kg 이하인 아이)를 출산하는 경우가 비흡연자보다 2~3배 많다. 그 밖에도 흡연으로 인한 유산, 사산률이 높아진다.

4) 예방대책

사람들은 담배를 피움으로써 근심걱정, 초조감 등 정서적인 불안감을 덜어줄 뿐 아니라 사교면에서 큰 도움이 되기 때문에 지금까지 흡연자 수는 세계적으로 증가하고 있었다. 그런데 이것은 흡연으로 인한 건강상의 피해를 전혀 고려하지 않았기 때문이며 비록 흡연에 의한 문제점을 알고 있더라도 자신이 희생자가 되리라고는 생각하지 않기 때문이다. 흡연은 서서히 진행되는 자살행위라는데 의심의 여지가 없으며 흡연으로 인한 건강장해는 특정한 사람에게만 생기는 것이 아니므로 다음과 같은 예방대책을 늘 명심하여야 한다.

(1) 의지를 가지고 지금 당장 담배를 끊고 흡연자들에게 흡연의 해로움을 알려주고 가족과 친구들에게 계몽하도록 한다.

(2) 신문, 잡지 또는 방송을 통하여 일반인에게 담배의 해로움을 알려 담배를 피우지 않도록 한다.
(3) 청소년에게 담배를 팔지 못하게 규제를 강화한다.
(4) 공공기관, 즉 일반 교통기관, 식당, 작업장 또는 사무실, 강의실, 복도에서의 흡연을 금지하고 벌칙을 강화한다.
(5) 외국에서와 같이 생명보험의 불입금을 비흡연자인 경우 감해 주고, 담배갑이나 광고에 담배의 해로움을 경고하도록 한다.
(6) 담배에 함유된 니코틴과 타르 성분이 적을수록 건강피해가 적으므로 이들 성분이 적은 담배를 생산하도록 하고, 이들 성분의 함유량을 표시하도록 규제함이 바람직하다.
(7) 담배를 끊지 못하는 경우에는
① 하루의 흡연회수를 줄인다.
② 연기를 깊이 들여 마시지 않는다.
③ 담배 꽁초를 피우지 않는다.
④ 담배는 처음 몇 모금만 빨고 버린다.
⑤ 니코틴과 타르 함량이 적은 담배를 골라서 피운다.

약과 건강상식

21. 간접(수동)흡연이란?

최근 들어 공공장소에서의 흡연이 금지되는 규정이 확산되고 있는데 이는 흡연이 담배를 피우는 본인만이 아니라 담배연기를 맡게 되는 주위사람에게까지도 심각한 영향을 미치기 때문입니다. 담배연기는 두 가지로 나누어 볼 수 있는데 흡연가가 들이마신 후 내뿜는 주류연과 담배끝에서 직접 나오는 부류연이 있습니다. 주류연은 담배연기가 일단 흡입과정에서 담배의 필터(filter)를 거치고, 폐에 들어가서 나쁜 성분이 일부 흡수되어진 이후의 성분인데 비해, 부류연은 생담배가 그대로 타는 연기이므로 담배가 갖는 모든 해로운 성분들이 그대로 들어있어 대단히 해롭습니다.

흡연가와 한 집에서 생활하는 비흡연자에게는 심장질환의 발생이나, 관상동맥질환으로 인한 사망률이 증가하게 됩니다. 또한 부모가 흡연 시 그 아이들은 호흡질환으로 병원을 찾는 경우가 매우 흔하며, 어른이 되어서도 호흡기질환 발병률이 높게 나타난다고 합니다. 그리고 임산부의 흡연이 태아에 미치는 영향이 심각하다는 것은 이미 증명되어진 사실이며, 현재는 직접적인 흡연만이 아니라 담배연기를 마시기만 하여도 담배연기속의 독성물질은 태반을 통해 태아에게 전달되어져 유산, 저체중아나 뇌종양아 출산의 위험이 증가한다는 발표가 있었습니다. 흡연이 자신만이 아니라 자신 주위의 소중한 사람에게도 해가 됨을 잊지 맙시다.

제8장 청소년의 약물남용 예방

1. 마약류 혹은 약물의 정의(WHO정의)

1) 한번 사용하기 시작하면, 자꾸 사용하고 싶은 충동을 느끼고 (**의존성**)
2) 사용할 때마다, 양을 점차 늘리지 않으면 효과가 없으며 (**내성**)
3) 사용을 중지하면, 온몸에 견디기 힘든 고통을 일으키며 (**금단증상**)
4) 자신 뿐 아니라 가족 및 사회에도 해를 끼치는 물질이다.

2. 약물남용의 동기

1) 친구의 권유로
   또래 압력, 집단 내에서 동지애적 감정의 증가가 가장 큰 동기임
2) 어른들의 모방
   술, 담배를 사용하는 어른들, 자신이 존경하는 선배, 연예인을 모방
3) 멋있게 보이려고
   성인이 되었음을 느끼기 위해
4) 부모님, 선생님에 대한 반발
   기존의 가치관이나 권위에 저항하는 수단으로
5) 호기심
   스릴과 모험을 맛보기 위해
6) 현실도피
   괴로움, 우울감, 불안감, 걱정을 잊기 위해
7) 황홀감, 신비감을 얻기 위해
   쾌감과 환각을 얻기 위해
8) 살을 빼고 생리통 때문에
   특히 여학생 약물남용의 가장 큰 동기임.

3. 약물남용의 특징

1) 약물남용은 일차적 질환이다
   결핵의 원인이 결핵균인처럼 약물중독의 원인은 약물이다.
2) 약물남용은 진행성 질환이다
   호기심, 쾌감, 성격장애, 내성과 의존성, 인격파괴로 진행된다.
3) 약물남용은 만성적 질환이다.
   치료가 힘들며, 대부분 재발될 수 있다.
4) 약물남용은 전염성 질환이다.
   유행성 경향이 강해 옮기 쉽다.
5) 약물남용은 치명적 질환이다.
   정신병을 일으키고 호흡마비로 사망할 수 있다.
6) 약물남용은 가족적 질환이다.
   가족 전체가 심한 좌절과 괴로움을 함께 당한다.

4. 약물남용 고위험군

1) 부모가 매일 술을 마시고, 결손 가정인 경우
2) 농촌지역보다 도시의 시장, 상가, 공장지역에 거주 할 경우
3) 학교생활이 무미건조하고 재미가 없고 성적이 나쁠 경우
4) 술, 담배를 사용 할 때, 특히 담배를 피울 경우
5) 약물에 대한 허용적인 태도를 보여 줄 경우
6) 일상생활에 불만이 많고, 비행의 정도가 심할 경우

5. 남용약물의 종류

1) 담배, 술
2) 흡입제 ; 본드. 부탄가스, 신나 등
3) 마약 ; 아편(opium), 몰핀(morphine), 코카인(cocaine), 헤로인(heroine)
4) 향정신성의약품 ; 히로뽕(philopon) 등 각성제, 신경안정제(benzodiazepines, propofol, barbiturates)
5) 대마초(marihuana, hashish)
6) 일반의약품 ; 진통제, 항히스타민제, 진해거담제 등

6. 약물남용자의 증후

1) 신체적 증상

충혈된 눈, 흐릿해 보이는 눈, 눈꼽이 낀 눈, 졸음, 건망증, 콧물이 흐른 코, 팔의 주사자국, 체중감소, 경련, 영양부족(실조)

2) 정신 및 행동 증상

환각, 피해망상, 헛소리, 과도한 흥분, 취한 행동, 초조, 불안, 공격적 행위, 사고력의 혼란

3) 일상생활에서의 증후

(1) 결석을 자주하고 숙제를 잘 안한다.
(2) 주변에서 약물이 발견되며 남의 눈치를 살핀다.
(3) 친구에게 돈을 자주 빌리며 부모에게 많은 돈을 요구한다.
(4) 집에 있는 물건 내다 팔고 돈을 훔친다.
(5) 음침한 곳을 자주 찾으며 방문을 자주 닫아 걸고 방에서 나오지 않는다.

7. 약물남용의 예방 및 대처행동

(1) 무척 어려운 일이 되시겠지만, 약물남용자의 행동과 태도에 관계없이 무조건적으로 수용하고, 따뜻하게 대하며, 진실되고 충분한 관심을 보이십시오.
(2) 부모자신의 견해를 강요하지 말고 그의 입장에서 생각하고 이해하도록 노력하실 필요가 있습니다. 예를 들어,"마약류 및 약물은 나쁘니까 무조건 끊어야 돼", "그런 나쁜 행동을 하다니", "너 때문에 얼마나 속상한지 모른다"라는 식으로 자신의 입장만을 강요하지 않는게 좋습니다.
(3) 마약류의 특징 및 폐해를 정확하게 말해주면서, 지금의 선택이 당장은 해롭지 않을지 모르지만 앞으로 미래에 미칠 악영향을 정확하게 인식하도록 도움을 주십시오.
(4) 약물남용자와 대화를 나눌 때는 간단하고 분명한 용어를 사용하도록 노력하십시오.
(5) 약물남용자와 대화할 때는 약물중지를 재촉하거나, 화를 내거나, 폭력을 쓰지 말고 일단 그 자리를 피하고나서, 어떻게 대할지를 생각해보십시오.

(6) 약물남용자들의 경우, 책임을 회피하려는 속성이 있는데, 나서서 대신 해결하지 말고 약물남용 문제가 자기 책임임을 인식하도록 돕는 것이 중요합니다.
(7) 약물남용자들의 경우 지각이 점점 심하게 왜곡되는 경우가 많기 때문에 많은 변명 혹은 의도적 침묵은 관계를 악화시킬 수 있으니 가능한 편안하게 얘기를 건네십시오.
(8) 많은 가족들이 약물남용자에게 매달려 자신의 욕구를 포기하게 되면서 과도하게 개입되는 경우가 대부분입니다. 이런 경우, 약물남용자의 의존성이 더욱 강화됨과 동시에 부담이 증가하며 가족에게도 역기능을 불러 일으킬 수 있습니다.
(9) 보호자는 자신의 욕구를 충족시키거나 정상적인 생활을 하는 것에 대해 무의식적, 혹은 의식적으로 죄책감을 느낄 수도 있습니다. 각자의 욕구와 생활에 충실하면서 지속적으로 약물남용자를 돕는 것이 궁극적으로는 약물남용자와의 관계를 성숙하게 형성하는 방법임을 아셔야 합니다.

8. 약물남용 예방교육시 유의사항

(1) 약물의 위험성에 대한 지나친 과장, 위협성 설명, 부정확한 정보를 제시하는 것은 주의한다.
(2) 약물 사용방법의 상세한 묘사나 환상적인 느낌을 상술하여 호기심을 유발하지 않도록 한다.
(3) 각 대상자의 연령과 발달단계, 관심, 욕구 등의 특성을 고려한다.
(4) 대부분의 청소년들이 약물을 사용하지 않고 있다는 전제하에 교육한다.
(5) 청소년들의 선택이 자신과 가족, 지역사회에 미치는 영향력과 책임성을 강조한다.
(6) 과학적이고 정확한 최신의 정보를 제공한다.
(7) 도덕적인 연설이나 훈계는 오히려 교육의 효과를 떨어뜨린다.

약과 건강상식

22. 한국마약퇴치운동본부 약물남용자 상담전화

한국마약퇴치운동본부에서는 약물남용상담 및 자원봉사자를 모집합니다.

서울 080-022-5115, 부산 080-522-5115, 인천 080-031-5115,
광주 080-767-5115, 전북 080-232-5112, 대전 080-202-5115
대구 053-764-1207, 경북 053-742-5165

상담전용 e-mail ; coun@drugfree.or.kr

한국마약퇴치운동본부 인터넷주소 www.drugfree.or.kr

자원봉사자 모집

마약없는 사회를 함께 만들기 위해 희망을 꿈꾸며 실천하는 자원봉사자를 모집합니다.

1. 목 표

약물남용 예방과 마약퇴치운동에 적극적인 동참자를 확산

2. 활동영역

1) 홍보, 계몽관련 각종 인쇄물 발송작업, 약물남용예방 캠페인
2) 도서관리 및 정리
3) 전화상담, 초기상담, 집단상담보조, 가정방문 및 사회조사
4) 학교, 청소년단체 등에서 실시되는 약물남용 예방교육 보조
5) 홈페이지 디자인, 번역, 정보검색, 매체모니터

3. 자원봉사자 자격기준

1) 마약퇴치 및 예방에 적극적인 동참의지가 있으며 성실한 분
2) 마약퇴치본부의 업무진행 봉사에 자발적으로 참가하실 분

4. 신청 방법

인터넷에서 신청할 수 있습니다. http://www.drugfree.or.kr

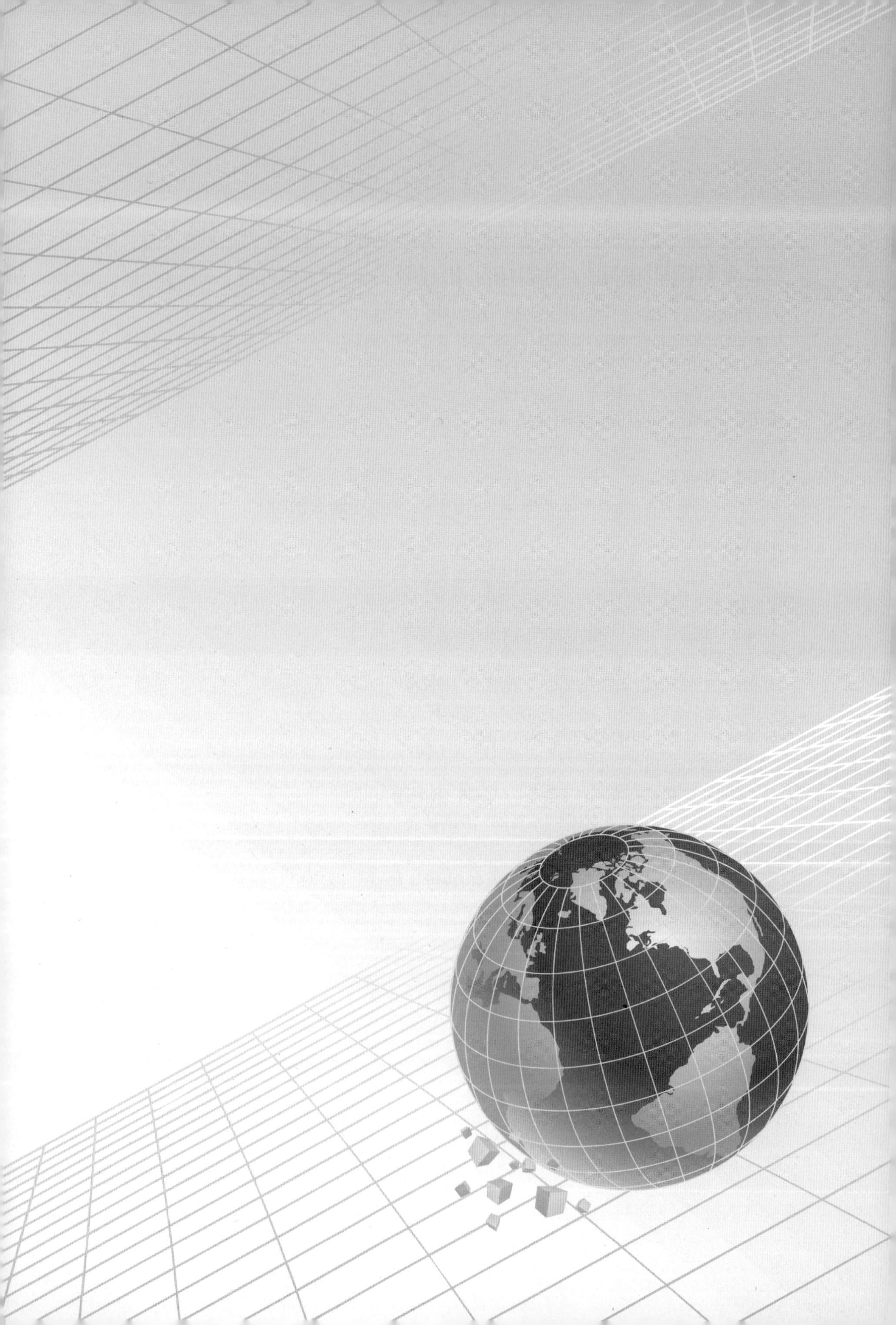

2부

건강 Health

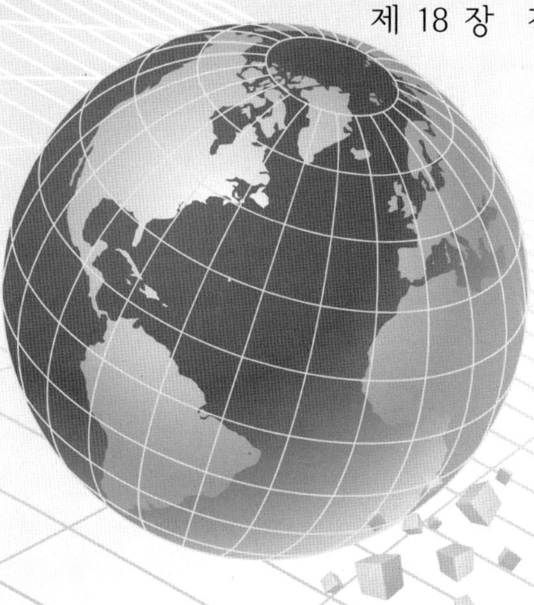

제9장 건강의 개념
Conception of Health

1. 건강의 정의

건강(health)의 어원이 완전한(전체) 의미의 whole에서 시작되어 hale로, 다시 health로 변형되었다. 전체라는 말은 신체와 같은 한부분만 아니라 육체적, 정신적, 사회적 면에서 모두 건강해야 한다는 뜻을 함축하고 있다.

건강은 질병이 없는 상태로 정의하여 사람이 아프지 않으면 건강하다고 생각해 왔으나, 19세기 이후 건강의 개념이 신체적 개념에서 심신의 개념으로 바뀌어져 건강을 육체적, 정신적 두가지 면에서 정의하게 되었고 1950년대에 들어와서 사회적인 면까지를 고려하여 정의하게 되었다.

1999년 세계보건기구(WHO) 총회에서 건강을 육체적, 심리적, 사회복지적 개념으로 **질병이 없거나 허약하지 않은 뿐만 아니라 육체적, 정신적, 사회적으로 완전히 평안한 상태**를 건강으로 규정했다.

이 보건헌장의 특징은 정신적(spritual)건강이란 개념이 추가되는 것으로 예를 들면 앞으로는 손발이 절단된 사람이라도 "살아있다는 게 행복하다", "앞으로 살아가고 싶다"는 의지가 있다면 건강한 사람으로 판정 받는다. 반면 멀쩡한 사지에다 엄청난 재산을 모은 사람이라도 "살기 싫다", "사는 게 재미없다"고 생각하면 환자의 범주에 들어간다.

좀더 넓은 의미에서의 건강은 개인이 모든 차원에서 평안한 상태를 유지하기 위해 그의 내적, 외적 환경변화에 적응하는 상태라고 할 수 있다. 이런 차원에서 건강이란 **개인의 사회적인 역할과 임무를 효과적으로 수행할 수 있는 최적의 상태**라고 할 수 있다. 다시 말하면 개인의 육체적인 면과 정신적인 면 뿐만 아니라 개인의 사회적 역할 수행능력의 면까지도 고려되어야 한다는 것이 오늘날의 건강에 대한 개념이다.

세계보건기구 헌장 전문은 다음과 같다.

세계보건기구 헌장

이 헌장에 서명한 모든 국가들은 UN 헌장에 따라 다음의 원칙들이 모든 인류의 행복, 조화된 인간관계 및 안전을 위하여 가장 기본적인 것임을 선언한다.

건강은 질병이 없거나 허약하지 않을 뿐만 아니라 육체적, 정신적, 사회적으로 완전한 평안한 상태이다. 인간이 누릴 수 있는 최대의 건강을 향유하는 것은 인종, 종교, 정치적 신념, 경제적 또는 사회적 조건과 관계없이 모든 인간의 기본권리 중의 하나이다. 인류의 건강은 평화와 안전을 누리는게 기본이 되지만 이는 각 개인과 국가가 건강을 위하여 잘 협조하는데 성패가 좌우된다. 어느 나라이던지 건강을 증진하고 보호하는 일은 모든 사람에게 가장 가치있는 일이다.

모든 국가들이 동일하게 건강의 증진과 질병의 관리, 특히 감염병의 관리가 균형있게 발전되지 못한다면 이는 모든 인류에게 공통되는 위험요소가 된다.

어린이가 건강하게 자라는 것은 기본적으로 중요한 것이며 이들이 건강하게 변화하는 환경속에서 살아가는 능력을 갖게 하는 것이 중요한 것이다.

모든 인류가 최상의 건강을 유지하는데 필요한 의학적, 심리학적 및 기타 관련 지식을 알려주는 것은 매우 중요한 일이다. 건강과 관련된 의견의 제시와 각 부분간의 적극적인 협조관계를 유지하는 것은 국민의 건강을 유지시키는데 중요한 요소의 하나이다.

국가는 국민의 건강을 책임져야 하며 이 책임은 적절한 건강관리사업과 사회개발을 통해서만 가능한 것이다.

이러한 원칙을 받아들여 모든 국민의 건강을 증진시키고 보호하기 위하여, 국가간에 상호 협조할 것을 목적으로, 이 서명에 참여한 국가들은 위의 헌장과 국제연합정신 57조의 특정의무를 갖는 기관으로써 세계보건기구의 설립에 찬성하는 바이다.

CONSTITUTION OF THE WORLD HEALTH ORGANIZATION

The states parties to this constitution declare, in conformity with the charter of the United Nations, that the following principles are basic to the happiness, harmonious relations and security of all peoples.

Health is a state of complete physical, mental and social well-being and not merely the absence of disease or infirmity. The enjoyment of the highest attainable standard of health is one of the fundamental rights of every human being without distinction of race, religion, political belief, economic or social condition. The health of all peoples is fundamental to the attainment of peace and security and is dependent upon the fullest cooperation of individuals and states. The achievement of any state in the promotion and protection of health is of value to all.

Unequal development in different countries in the promotion of health and control of disease, especially communicable diseases, is a common danger. **Health development of the child is of basic importance,** the ability to live harmoniously in a changing total environment is essential to such development.

The extension to all peoples of the benefits of medical, psychological and related knowledge is essential to the fullest attainment of health. Informed opinion and active cooperation on the part of the public are of the utmost importance in the health of the people. **Governments have a responsibility of the health of their peoples** which can be fulfilled only by the provision of adequate health and social measures.

Accepting these principles, and for the purpose of cooperation among themselves and with others to promote and protect the health of all peoples, the contraction parties agree to the present constitution and hereby establish the World Health Organization as a specialized agency within the terms of article 57 of the charter of the United Nations.

2. 건강에 영향을 주는 요인

각 개인의 건강에 육체적, 정신적, 사회적으로 영향을 주는 요인은 다양하며 다음과 같은 내용들이 중요하다.

(1) 질병(Disease)
(2) 환경과 질서
(3) 영양상태(Nutritional state)
(4) 스트레스(Stress)
(5) 노화(Aging)
(6) 오락과 운동(취미)
(7) 사회보장제도와 보건정책
(8) 선천적(유전적) 요인
(9) 생활습관(Life habit)

3. 건강생활지침

우리나라 보건복지부에서는 국민건강생활지침을 아래와 같이 제시하고 있다.

(1) 청결을 생활화 합시다.
(2) 음식은 싱겁고, 가볍게 골고루 먹도록 합시다.
(3) 예방접종과 건강진단은 때 맞추어 받도록 합시다.
(4) 과음하지 말고 담배는 피우지 맙시다.
(5) 규칙적인 운동으로 신체의 활력을 유지합시다.
(6) 일하며 보람을 찾고 즐거운 마음으로 살아갑시다.
(7) 공공질서를 지키며 안전사고를 예방합시다.
(8) 아껴쓰고 적게 버려 건강한 환경을 만듭시다.

약과 건강상식

23. 건강한 허리를 위한 올바른 자세?

(1) 등받이가 단단하고 곧은 의자를 쓰고 엉덩이를 밀어 넣어 허리 전체가 등받이에 받쳐지도록 하십시오.
(2) 무릎이 엉덩이보다 높게 앉으십시오. 필요하면 발 받침대를 쓸 수도 있습니다.
(3) 너무 푹신한 의자나 소파는 피하십시오.
(4) 운전을 할 때는 좌석을 바짝 당겨서 무릎 엉덩이보다 높게 하십시오.
(5) 같은 자세로 계속 서 있지 말고 체중을 가끔 이 발에서 저 발로 옮기도록 하십시오.
(6) 여자분은 뒤축이 낮은 신발을 신도록 하십시오.
(7) 똑바로 누워 있을 때에는 무릎 아래로 베개를 받치고 눕는 것이 좋습니다.
(8) 편편하고 비교적 딱딱한 요나 매트리스를 쓰십시오.
(9) 허리를 구부린 상태로 물건을 들지 말고, 허리에 힘을 주지 말고 다리에 힘을 주십시오.
(10) 가벼운 정원 일을 하더라도 준비 운동 즉 워밍업을 잊지 마십시오.
(11) 허리에 더운 찜질을 하거나 더운 목욕을 하는 것은 근육을 이완시키는 데 좋습니다.
(12) 체중이 늘지 않도록 하십시오.

제10장 질병과 건강

Disease and Health

1. 질병의 개념

질병발생의 3대 요소인 ① **병인** ② **숙주(면역)** ③ **환경**의 상호평행이 깨어지면 질병이 발생한다.

1) 병 인

질병에 걸리는 인간(숙주)의 연령, 병에 대한 저항력(면역), 영양상태, 개인위생, 유전 등과 병을 일으키는 병인, 즉 병원체(세균 등), 물리적, 화학적 요인, 사회환경적 요인 등 사이에 균형이 깨어짐으로 질병이 발생하게 된다(그림 10-1).

2) 숙 주

인간의 저항력(면역)이 높고 영양상태가 좋을 때에는 병원균이 침범하더라도 병에 걸리지 않는다. 그러나 같은 병원균이 침입하였다 하더라도 저항력이 떨어져 있을 때에는 병에 걸린다. 흔한 예로서 피곤할 때 입언저리에 생기는 단순포진이 있다. 우리 몸에는 단순포진(Herpes simplex) 바이러스가 존재하고 있는데 평상시에는 별로 문제가 없다가 일단 피곤하게 되면 몸에 저항력이 약해져서 바이러스에 의한 물집이 생기게 된다.

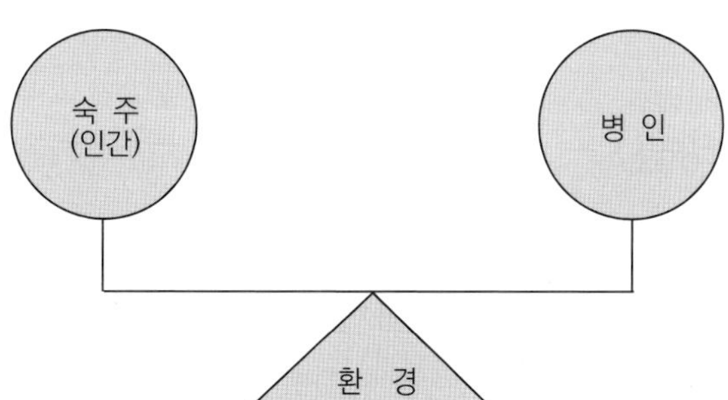

그림 10-1 | 질병의 개념

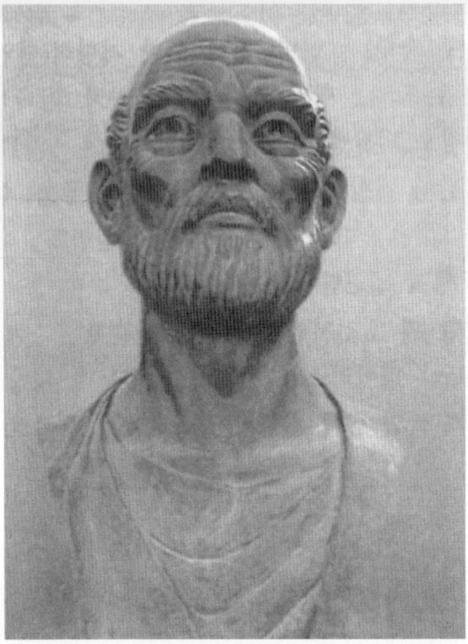

| 그림 10-2 | 의학의 아버지인 Hipocrates는 "진정한 의사는 내 몸안에 있다. 내 몸안의 의사가 치료할 수 없는 병은 어떤 명의도 치료할 수 없다." 라고 면역의 중요성을 강조하였다.

3) 환 경

환경은 인간과 병인의 관계에서 지렛대 역할을 한다. 환경이란 물리적, 생물학적, 사회적, 문화적, 경제적 환경을 통틀어 말한다. 바꾸어 말하면 건강과 질병이란 환경에 따라서 크게 영향을 받게 되는 것이다. 예를 들어 인간의 저항력이 낮지 않고 감기 바이러스의 양이 많지 않더라도 춥고 습기찬 환경에 오래 노출되면 감기에 걸리기가 쉽다.

2. 질병의 원인(병인)

질병의 원인은 내인과 외인으로 구별한다(표 10-1). 질병은 생체내에 존재하는 인자를 뜻하는 내인과 개체의 외부로부터 작용하는 인자를 뜻하는 외인이 서로 작용하여 발생한다.

| 표 10-1 | 질병의 원인

1) 내인(Intrinsic factors)
(1) 일반적 소인(General dispositon) ① 연령(Age) ② 인종(Race) ③ 성별(Sex) (2) 개인적 소인(Individual disposition) ① 선천성 소인(Congenital disposition) ② 후천성 소인(Acquired disposition)
2) 외인(Extrinsic factors)
(1) 영양(Nutrition) (2) 물리적 요인(Physical factors) ① 기계적 요인(Mechanical factors) ② 열적 요인(Thermal factors) ③ 기압적 요인(Barometric factors) ④ 전기(Electric factors) ⑤ 광선(Light) ⑥ 방사선(Radiation) (3) 화학적 요인(Chemical factors) (4) 병원체(Pathogenic organisms) ① 세균(Bacteria) ② 바이러스(Virus) ③ 클라미디아(Chlamydia) ④ 진균(Fungus) ⑤ 원충(Protozoa) ⑥ 윤충류(Helminth) (5) 사회환경적 요인(Socialenvironmental factors)

1) 내인(Intrinsic factors)

내인으로는 선천성과 후천성이 있는데, 특히 내인적인 원인을 소인(disposition)이라고 하며 다음과 같은 것들이 있다

(1) 일반적 소인(General disposition)

일반적인 소인이란 생리적인 것으로 모든 개체가 공통적으로 갖고 있는 것을 말한다.

① 연령(Age)

질병에 따라 호발 연령이 있다. 소아에서는 감염병질환이나 백혈병, 뇌종양 등이 호발하고, 고령자는 동맥경화증 등 성인병에 많이 걸린다.

② 인종(Race)

인종의 차이보다는 사실 생활습관의 차이에서 기인된다.

③ 성별(Sex)

일부 질환은 성별의 영향을 받는다. 각종 암은 여성보다는 남성에서 더 많은데 이것은 암을 유발하는 원인에 폭로되는 기회가 더 많기 때문이다.

(2) 개인적 소인(Individual disposition)

이것은 병리적인 것으로 개체에 따라 각기 다르다.

① 선천성 소인(Congenital disposition)

이것은 유전성소인을 포함하는 요인으로 선천성 대사장애, 고혈압, 당뇨병과 같이 유전적인 인자가 주체가 되어 호발하는 것을 말한다.

② 후천성 소인(Acquired disposition)

이것은 후천적으로 저항력이 저화된 것을 말하는데, 예를 들면 심한 화상으로 인한 피부에서는 피부암이 발생하기 쉽다.

2) 외인(Extrinsic factors)

(1) 영양(Nutrition)

각종 영양소의 부족은 영양실조증을 비롯한 각종 결핍증을 일으킨다.

지방의 섭취부족은 지용성비타민 결핍증에 걸리기 쉽다. 이와는 반대로 영양과잉은 비만 및 대사질환의 발병과 관계가 있다. 단백질을 과잉섭취 할 경우에는 통풍에 걸리기 쉽고, 탄수화물이나 지방질을 과잉섭취할 경우에는 당뇨병이나 비만에 걸리기 쉽다.

(2) 물리적 요인(Physical factors)

① 기계적 요인(Mechanical factors)

기계적 요인으로는 창상, 좌상, 골절, 출혈, 압박 등이 있다.

② 열적 요인(Thermal factors)

열적요인으로는 화상과 동상이 있는데 정도에 따라 다음과 같이 구분한다.

ⓐ 화상 : 1도 홍반성화상, 2도 수포성화상, 3도 괴사성화상
ⓑ 동상 : 1도 홍반성동상, 2도 수포성동상, 3도 괴사성동상

③ 기압적 요인(Barometic factors)

저기압은 소위 고산병을 유발하며 오심, 구토, 현기증, 두통 등의 증상을 나타낸다. 잠수부가 빠른 속도로 수면으로 상승하게 되면 잠수병을 일으킨다.

④ 전기(Electric factors)

고압 즉 1,700 내지 2,000 volt의 전류에 감전되면 수초 이내에 사망하게 된다. 또 220 내지 400 volt의 전류에도 30초 정도 감전되면 사망하게 되며, 100 volt의 전류도 심장을 관통하게 되면 사망하게 된다. 벼락도 같은 영향을 미친다.

⑤ 광선(Light)

자외선(UV)이나 적외선은 화상을 입히며 또한 레이저광선도 조직의 괴사를 초래한다.

⑥ 방사선(Radiation)

방사선은 X선, 코발트 60 등의 외부조사와, 동위원소 등에 의한 내부조사가 있다. 대개 치료목적이나 방사선 누출사고에 의해 외부조사가 일어나는데 외부조사시 피부의 상해는 1도시 탈모, 2도시 홍반성 피부염, 3도시 수포, 4도시 궤양을 동반한다.

약과 건강상식

24. 햇빛에 타서 화상을 입었는데 어떻게 해야 하나요?

여름철에 바닷가에서 하루 종일 지내다 보면 피부가 빨갛게 익고 물집이 생기고 아프기까지 합니다. 피부가 약한 어린이들이나 피부가 유난히 흰 사람, 오랫동안 실내에서만 활동해온 사람들은 햇빛에 더 약해서 일광화상을 입기 쉽습니다. 한낮에 뜨거운 햇빛 아래에서라면 불과 2~3시간의 노출로도 일광화상을 입을 수 있으며 일과화상을 입으면 우선 피부가 빨갛게 달아오르고 아프고 화끈거리며, 시간이 지나면 물집이 생기고 쓰리고 아프게 됩니다. 우선 찬물수건이나 얼음주머니로 찜질을 해서 피부를 식혀주는 것이 급선무이며 물집은 벗겨내거나 터뜨리지 말고, 주사기나 바늘을 사용해서 조심스럽게 물만 빼주면 됩니다. 그냥 빨갛게 익기만 한 비교적 경미한 일광화상에는 칼라민로션을 바르면서 3~4일 지나면 쉽게 가라앉습니다.

햇빛에 타거나 일광화상을 방지하기 위해서 자외선차단제를 사용하는 것 좋습니다. 자외선차단제 크림에는 SPF-15 하는 식으로 숫자가 써 있는 것을 볼 수 있는데 이것은 자외선을 얼마나 막아주는가를 숫자로 표시한 것으로 SPF 숫자가 높을수록 자외선 차단 효과가 높습니다. 평상시에 SPF-15 정도가 적당하고, 해수욕장에서라면 SPF-30 정도가 적당합니다.

약과 건강상식

25. 잠수병이란 무엇인가요?

원인 수압이 높은 심해에서는 체내에서의 기체의 부분압이 높아지게 된다. 이에 따라 과량의 질소 등 불활성 기체가 심해의 높은 압력에서 호흡을 통해 체내의 조직으로 녹아들어가게 되고, 잠수부가 빠른 속도로 수면으로 상승을 하게 되면, 압력이 낮아짐에 따라 질소 등 불활성 기체의 배출이 원활하게 일어나지 못하여 혈액 내에 기포를 형성하게 된다. 혈액 내에서 이런 질소 등 불활성 기체의 기포들이 형성되면 미세한 모세혈관들을 막게 되고, 이는 혈류를 방해하게 되어 결과적으로 인체에 유해한 증상들이 나타나는 것이다.

증상 만성 두통, 관절통, 난청 등을 호소하는 경우가 많고, 극심한 피로감 및 무기력감, 피부질환 등이 자주 다이빙을 하게 되는 다이버들에게 흔히 나타나는 증상이다. 특히 목이나 어깨 등의 관절 근처에서 나타나는 증상은 관절통과 같은 통증의 형태로 나타나며, 만약 중추신경계 이상시 후유증으로 언어장애 및 운동장애를 유발하는 등 치명적인 손상으로 발전하기도 한다.

대처 방안 무엇보다도 예방이 제일이다. 수압이 높은 깊은 수심에서 오랜 잠수 후에 급하게 수면으로 상승하는 것은 잠수병의 발생확률을 매우 높게 한다. 따라서 다이버는 안전수심 이내에서 무감압 한계 시간 내에 다이빙을 마치고 안전한 속도를 지키면서 상승하여야 한다.

(3) 화학적 요인(Chemical factors)

화학물질은 대부분 독극물이라 생각하면 크게 틀리지 않는다. 외부에서 가해지는 독극물 중에는 직접 피부나 점막을 상하게 하는 강산이나 강알카리 등이 있으며 경구나 기도를 통해 인체내로 들어가는 것도 있다.

(4) 병원체(Pathogenic organisms)

① 세균(Bacteria)

세균은 여러 요인에 의해 병원성(pathogenicity)이 결정된다. 편모(flagella)가 있으므로 운동성을 가지고, 섬모(pili)에 의해 숙주조직에 세균이 부착하게 된다. 어떤 세균들은 협막(capsule)을 생산해 식균작용으로부터 자신을 보호한다. Clostridium이나 Bacillus와 같은 세균들은 영양공급이 부족하면 아포(spore)를 형성할 수 있다. 이들 아포는 온도, 화학물질에 대한 저항성을 가지고 세균세포가 더 나은 환경이 될 때까지 생존 가능하게 한다. 세균은 모든 장기에 질병을 일으킬 수 있다(그림 10-3).

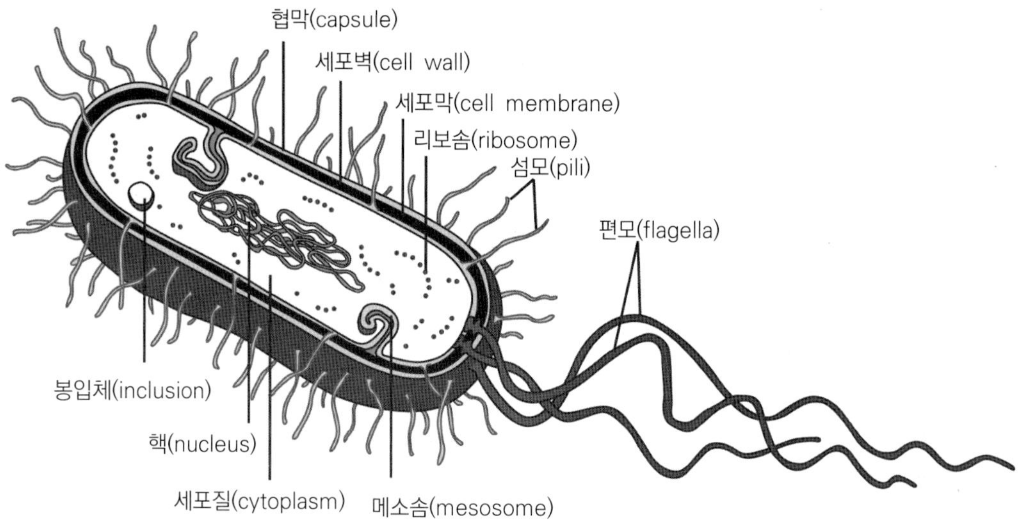

| 그림 10-3 | 세균의 구조

② 바이러스(Virus)

바이러스성 질병은 감기를 일으키는 rhinovirus 감염과 같은 가벼운 질병에서 광견병(rabies)과 같은 거의 치명적인 것까지 다양하다. 바이러스성 병원체는 흔히 정상 방어기전이 있는 숙주도 감염시킬 수 있다.

Herpes virus균은 면역억제제를 투여받거나 AIDS와 같이 후천성 면역결핍을 가진 환자에게 심한 감염을 일으킨다. 병원감염에 역할을 하는 바이러스성 병원체에는 B형 간염바이러스, 홍역바이러스, 소아마비, 풍진바이러스 그리고 유행성이하선염, 일본뇌염바이러스 등이 있다.

③ 클라미디아(Chlamydia)

클라미디아는 그 구조가 virus와 세균이 중간정도인 병원체이다. 그러나 세균과는 달리 반드시 세포내에 기생해야 하며 스스로 에너지원을 합성할 능력이 없다. 클라미디아는 결막염, 요도염, 직장항문염, 자궁내막염, 폐렴, 부고환염 등을 일으킬 수 있다.

④ 진균(Fungus)

진균류는 효모(yeast)와 곰팡이로 나뉜다. 진균류의 세포벽은 주로 다당류로 구성되어 있으며 포자를 형성하여 증식한다. 진균류에 의한 질병은 진균증이라고 하며 전신질환과 피부질환으로 분류된다.

⑤ 원충(Protozoa)

원충질환으로는 아메바성 이질, 트리코모나스질염, 뉴모시스티스카리니충, 톡소프라스마가 있다.

⑥ 윤충류(Helminths)

윤충류는 장내에 기생하는 기생충을 말한다. 회충, 요충, 십이지장충, 편충 등의 선충류와 긴촌충, 민촌충, 갈고리촌충인 조충류 그리고 간, 페디스토마인 흡충류가 있다.

이상의 병원체에 의한 주요 감염성 질환은 표 10-2와 같다.

(5) 사회환경적 요인

사회환경적 요인으로는 환경오염에 의한 공해와 산업재해에 의한 직업병, 식품에 의한 식중독, 의료행위의 부작용으로 일어나는 의인성질환, 폐기물에 의한 중독, 사회적 스트레스가 원인인 신경정신질환 등이 있다.

| 표 10-2 | 주요 감염성 질환 의 분류

감 염 성 질 환	특 징
1. 호흡기 감염병	
1) 세균성	
(1) 디프테리아	상기도 점막에 위막형성과 독소에 의한 전신증상
(2) 유행성 수막염	뇌 및 수막의 염증
(3) 백일해	발작성 기침
(4) 폐렴	폐엽 및 기관지의 염증
(5) 용혈성 연쇄구균 감염증	
① 성홍열	급성 피부발진
② 인후염	급성 편도염
③ 피부화농증	
④ 류마티스열	
(6) 결핵	결절형성, 건락화, 공동형성, 객담, 기침, 미열이 있는 만성질환
2) 바이러스성	
(1) 천연두	발열, 오한, 두통 등 전신증상과 함께 피부발진이 있고 반흔
(2) 수두	특징적인 피부발진, 전신증상은 비교적 가벼움
(3) 감기	급성 상기도염증
(4) 유행성 독감	전염성이 강하고 발열, 오한, 근육통, 기침 등 전신증상
(5) 홍역	피부발진과 점막증상이 심하고 전염성이 강함
(6) 유행성 이하선염	타액선을 침범하여 종창
(7) 소아마비	중추신경 특히 척수 회백질을 침범하여 운동마비를 초래
(8) 풍진	홍역보다 증상은 가벼우나 전염력이 강함

2. 소화기 감염병	
(1) 브루셀라증	불규칙한 발열, 오한, 발한, 근육통
(2) 신생아 설사병	신생아실에서 유행하는 전염성 설사증
(3) 아메바성 이질	아메바에 의한 대장염으로 혈액변과 점액변
(4) 세균성 이질	이질균의 감염으로 복통, 점액과 혈액 및 고름 섞인 변
(5) 세균성 식중독	세균 또는 그 독소에 의하여 오염된 음식물의 섭취로 생기는 급성장염 위장관의 경련, 구역, 구토, 설사, 발열
(6) 살모넬라증	바이러스에 의한 감염
(7) 바이러스성 간염	혈액, 소장의 임파조직, 비장종대, 발열, 피부의 장미진
(8) 장티푸스, 파라티푸스	장티푸스와 비슷하나 지속시간이 짧고 심한 설사
(9) 콜레라	
3. 피부 및 점막감염병	
1) 직접감염(성병)	
(1) 임질	남자의 요도, 여자의 자궁경부, 난관 및 요도에 침범하는 화농성질환
(2) 매독	경성하감 등의 일차적인 증상이 나타났다가 긴 잠복기를 거쳐 중증장애를 나타냄
(3) 연성하감	성기부분에 국한하여 생기는 무통성궤양
(4) 서혜임파육아종	바이러스에 의한 성병으로 임파절을 침범하고 궤양, 직장협착
2) 직접 또는 간접감염증	
(1) 유행성 각막, 결막염	바이러스에 의한 각막과 결막의 급성염증
(2) 트라코마	바이러스에 의한 각막 및 결막의 염증
(3) 결막염	여러 가지 원인에 의한 염증
3) 접촉감염	
(1) 농포진	피부에 농포를 만들고 딱지가 앉은 후 회복
(2) 습진	피부에 생기는 진균 감염
(3) 옴	개선충의 감염으로 생기는 피부질환
(4) 나병	피부, 코 및 구강점막을 침범하는 만성질환
4. 동물에 의한 감염	
(1) 탄저병	동물의 질병이지만 사람에도 옮겨지는 인수공통감염병
(2) 와일씨병	오한, 전율, 두통, 구토, 근육통
(3) 파상풍	경부, 근육 및 사지근육의 강직성경련
(4) 광견병	개의 바이러스성 질환으로 중추신경을 침범, 광견병에 걸린 개에 물린 사람에게 전염
5. 곤충매개 감염병	
(1) 말라리아	아노펠레스 모기에 의하여 전파되는 발열성질환
(2) 발진티푸스	이에 의하여 전파되는 급성 발열성 질환
(3) 일본 뇌염	콜렉스 모기에 의하여 매개되는 바이러스성 뇌질환

3. 법정감염병

감염병의 발생과 유행을 방지하여 국민보건을 향상 증진시킴을 목적으로, 1954년 감염병 예방법이 제정된 이래 시대의 변천에 따라 개정이 되고 있다.

구 분 (신고주기)	특 성	질 환
제1군 감염병 (즉시)	물, 식품을 매개로 발생하고 집단 발생의 우려가 커서 발생 즉시 방역대책을 수립	콜레라, 장티푸스, 파라티푸스, 세균성이질, A형간염, 장출혈성대장균감염증
제2군 감염병 (즉시)	국가 예방접종사업의 대상이 되는 감염병	디프테리아, 백일해, 파상풍(DPT), 홍역, 유행성이하선염, 풍진(MMR), 폴리오(소아마비), B형간염, 일본뇌염, 수두, B형헤모필루스인플루엔자
제3군 감염병 (즉시)	간헐적으로 유행할 가능성이 있어 계속 그 발생을 감시하고 방역대책의 수립	말라리아, 결핵, 한센병, 성홍열, 수막구균성수막염, 레지오넬라증, 비브리오패혈증, 발진티푸스, 발진열, 쯔쯔가무시증, 렙토스피라증, 브루셀라증, 탄저, 공수병, 신증후군출혈열(유행성출혈열), 인플루엔자, 후천성면역결핍증(AIDS), 매독, 크로이츠펠트-야콥병(CJD), 변종크로이츠펠트-야콥병(vCJD)
제4군 감염병 (즉시)	국내에서 새롭게 발생하였거나 발생 우려가 있는 감염병 또는 국내 유입이 우려되는 해외 유행감염병	페스트, 황열, 뎅기열, 두창, 바이러스성출혈열(마버그열, 에블라열, 라싸열), 보튤리눔독소증, 중증급성호흡기증후군(SARS), 조류인플루엔자 인체감염증, 신종인플루엔자, 야토병, 큐열(Q熱), 웨스트나일열, 신종감염병증후군, 라임병, 진드기매개뇌염, 유비저(類鼻疽), 치쿤구니야열, 중증열성혈소판감소증후군(SFTS)
제5군 감염병 (7일 이내)	기생충에 감염되어 발생 정기적인 조사를 통한 감시	회충증, 편충증, 요충증, 간흡충증, 폐흡충증, 장흡충증
지정 감염병 (7일 이내)	제1군부터 제5군감염병까지 감염병 외에 유행 여부를 조사하기 위하여 감시활동이 필요하여 보건복지부장관이 지정하는 감염병	C형간염, 수족구병, 클라미디아, 임질, 연성하감, 성기단순포진, 첨규콘딜롬, 반코마이신내성황색포도알균(VRSA) 감염증, 반코마이신내성장알균(VRE) 감염증, 메티실린내성황색포도알균(MRSA) 감염증, 다제내성녹농균(MRPA) 감염증, 다제내성아시네토박터바우마니균(MRAB) 감염증, 카바페넴내성장내세균속균종(CRE) 감염증, 장관감염증, 급성호흡기 감염증, 해외유입기생충감염증, 엔테로바이러스 감염증

약과 건강상식

26. 껌이 치아에 좋을까 나쁠까?

껌에 함유되어있는 설탕은 충치를 일으키는 작용을 합니다. 그러나 한편으로는 껌을 씹음으로서 치아에 붙어있는 프라그를 제거하는 효과를 기대할 수도 있습니다. 따라서 껌이 치아에 좋은지 나쁜지를 한 마디로 말하기는 어렵지만, 껌을 오래 씹어서 당분이 다 빠진 후에는 충치발생보다는 충치예방효과가 점점 커질 것으로 생각됩니다. 껌을 씹으려면 오랫동안 씹고, 가능하면 무설탕껌을 씹는 것이 좋겠습니다.

4. 숙주의 면역(저항성)

면역(immunity)이란 이물질이나 다른 유기체의 침입에 대한 인체의 특정한 방어반응을 뜻한다.

면역의 종류에는 **선천면역**과 **획득면역**(후천면역)의 두 가지 종류가 있다. 선천면역은 출생시부터 존재하는 **비특이성면역**(nonspecific immunity)을 말하며, 획득면역은 **특이성면역**(specific immunity)으로 출생 후에 형성된다. 면역은 해로운 침입자에 대항하여 방어하는 중요한 역할을 담당하는 것으로, 다양한 요소들이 상호의존적으로 작용한다.

1) 선천면역(Natural immunity)

선천면역이란 침입원의 종류에 관계없이 신체가 모든 외부 침입자에 대해 비특이적인 반응을 나타낸다. 선천면역의 기본적인 기전은 자기 자신과 자신이 아닌 것(비자기)을 구별하는 능력만 있으면 가능하다. 이러한 자연적인 기전에는 **신체적 방어벽, 화학적 방어벽, 식균작용과 염증반응**이 포함된다.

(1) 신체적 방어

신체적 방어벽(physical barrier)에는 건강한 피부와 점막이 병원균의 접근을 방어하고, 호흡기도의 섬모가 기침과 재채기 반사를 통하여 상부 호흡기도의 병원균이 체내 깊숙이 침입하기 전에 제거하는 것을 포함한다.

(2) 화학적 방어

화학적 방어벽(chemical barrier)에는 산성 위액, 눈물과 타액속의 효소 그리고 땀의 분비를 통하여 비특이성인 방법으로 박테리아와 진균의 침입을 차단하는 성분들이 있다.

(3) 식균작용과 염증반응

백혈구는 선천면역과 획득면역 모두에 관여한다.

① **과립백혈구**에는 호중구, 호산구, 호염기구가 있다. **호중구**는 급성염증시 증가하며 식균작용이 가장 왕성한 백혈구이며 **호산구**는 알레르기 반응이나 스트레스 반응으로 그 수가 증가한다. 그리고 **호염기구**는 혈액응고를 방지하는 기능을 가지고 있다. 과립백혈구가 이물질에 대항하여 싸울 때에는 histamine, bradykinin, prostaglandin과 같은 세포 중개물질의 방출이 도움을 준다.

② **무과립백혈구**에는 단핵구와 그리고 림프구가 있다. **단핵구**는 만성염증시 주역을 담당하며 백혈구 중 가장 큰세포로 대식세포(macrophage)라 한다. **림프구**는 B 세포와 T세포로 구성되며 체액(humoral), 세포(cell mediated) 면역에 중요한 역할을 한다.

염증반응은 선천면역의 주요한 요인으로서 조직손상이나 유기체의 침입으로 발생한다. 염증반응에서는 화학적 중개물질(chemical mediator)이 실혈을 최소화하고, 침입 유기체에 벽을 쌓고, 식세포를 활성화하며 섬유성 반흔형성의 촉진과 손상조직의 재생 등에 도움을 준다.

2) 획득면역(Acquired immunity)

획득면역은 출생 시에는 없던 면역반응이 살아가는 동안 획득되는 것을 말한다.

(1) 능동 획득면역

능동 획득면역은 어떤 질환을 앓은 후나 또는 예방접종을 통해서 형성된다. 질병에 노출된 후 또는 예방접종 후 항체가 형성되어 질병에 재노출되었을 때 충분하게 방어할 수 있는 면역반응이 발달된다. 이러한 획득면역은 방어적 면역반응이 인체에 의해서 형성되기 때문에 능동 획득면역이라고 하며, 일반적으로 수년 또는 평생동안 지속된다.

(2) 수동 획득면역

임신한 경우 모체의 항체(IgG)가 태반을 통해 태아에 들어가 면역이 성립되거나 초유를 먹는 신생아는 면역(IgA)이 성립되는데 이것은 수동 획득면역이라고 한다. 또한 회복기 환자의 혈장에서 추출한 감마글로불린(gammaglobulin)과 항혈청(antiserum)을 질병의 위험이 크거나 능동면역을 획득할 시간이 부족할 때 수동면역을 제공하기 위해 응급약으로 사용된다.

(3) 면역반응

인체에는 바이러스나 박테리아의 침입에 대한 일반적인 면역반응으로 세가지 방어 수단이 있는데(그림 10-4) 식세포에 의한 면역반응, 체액면역 그리고 세포면역 반응 등이다.

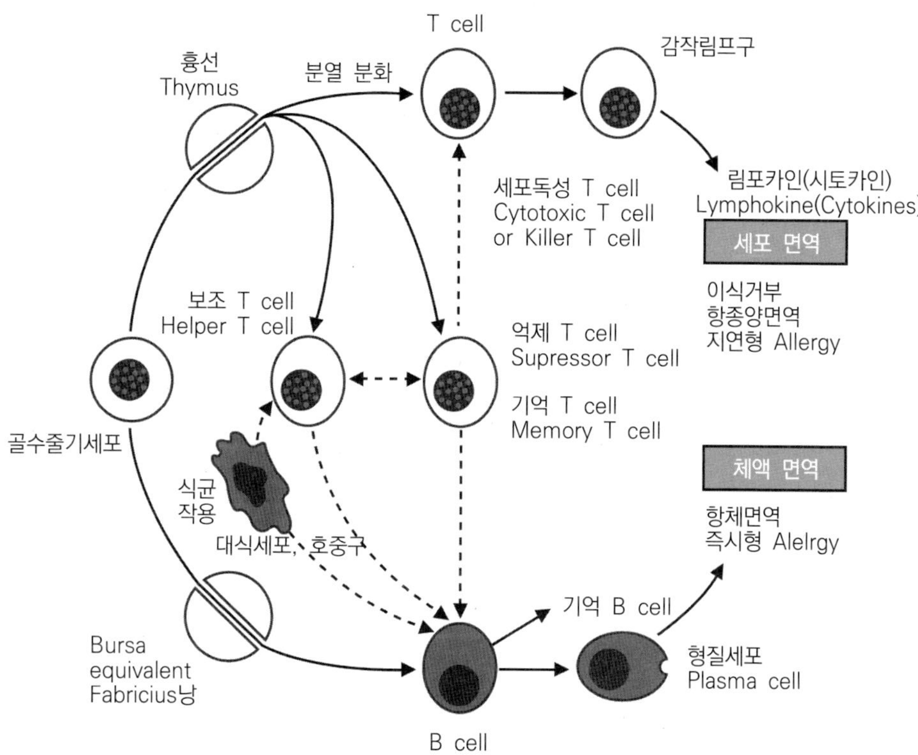

| 그림 10-4 | 면역반응

① 식세포 면역반응(Phagocytic immune response)

백혈구(호중구와 대식세포)의 이물질 식균작용이 해당된다. 백혈구는 이물질의 침입 부위로 이동하여 이물질을 식균작용한다.

② 체액면역 반응(Humoral immune response)

B림프구는 **형질세포**(plasma cell)가 되어 항체를 생산한다. 항체란 특이성을 갖는 immunoglobulin으로서 혈류 속으로 운반되어 항원을 무력하게 만든다.

③ 세포면역 반응(Cellular Immune response)

T림프구 표면의 항원수용기(antigen receptor)에 항원이 결합될 때 시작되며 그 다음 T림프구가 항원에 관한 정보를 림프절로 전달하며, 그곳에서 다른 T림프구들은 자극한다. 어떤 T림프구는 림프절내에 계속 남아서 항원을 기억하는 감작림프구가 된다.

감작림프구는 이물질(항원)과 접촉하게 되면 lymphokine(cytokine)이라고 하는 화학중개물질을 방출한다. 이 lymphokine은 저분자 단백질로 염증과 면역반응에 영향을 미쳐서 이물질이나 독소를 파괴하고 제거하기 쉽게 한다. Lymphokine은 재순환하여 다른 림프구와 대식세포를 활성화시켜 침입한 항원제거에 도움을 준다. 다른 종류의 T림프구도 역시 항원 파괴와 제거 역할을 담당한다. 그 종류에는 세포독성(cytotoxic) T세포 또는 killer T세포, helper T세포, suppressor T세포, 기억 T세포가 있다.

2) 시토카인 (Cytokine)

면역세포가 분비하는 면역응답의 발현이나 조절 등 세포간 상호작용에 관여하는 생물활성인자의 총칭하며, 대식세포가 생산하는 것을 모노카인(monokine), 림프구가 생산하는 것을 림포카인(lymphokine)이라 한다.

(1) Interleukin (인터루킨 ; IL1-18)

① T-cell의 증식과 활성화

② B-cell의 형질세포로의 분화 촉진을 통해 체액면역을 증진

③ 비특이적 방어를 증진시켜 염증반응, 흉터 조직, 비만세포의 형성을 촉진시킴.

④ 면역 반응을 억제적으로 조절해 면역 반응 시간을 줄임.

(2) Interferon (인터페론 ; IFN)

인터페론은 바이러스에 감염된 세포에서 주로 생성되며, 분비하는 세포 자신과 주변의 세포들에게 작용해 바이러스 감염에 대한 저항력을 높인다. IFN-α, β, λ로 분류된다.

① 바이러스로부터의 세포보호

② T-cell의 작용을 조절

③ 암세포의 분열 억제 등

(3) Tumor necrosis factor (종양괴사인자 ; TNF)

종양괴사인자는 종양의 성장을 억제하며, 종양 세포를 죽이기도 한다. 활성화된 대식세포와 세포독성 T-cell에서 각각 다른 종류의 종양 괴사 인자를 분비한다.

① 열을 발생시키고,
② 과립 백혈구의 생성을 촉진하며,
③ 호산구의 활동을 증가시키며,
④ T-cell의 인터루킨에 대한 민감성을 증가시킨다.

(4) Colony Stimulating Factor (콜로니 자극인자 ; CSF)

조혈세포의 분화와 증식을 촉진시킨다.
① G-CSF (Granulocyte-CSF) 호중구의 증식과 성숙시키는 조혈자극인자
② GM-CSF (Granulocyte, macrophage-CSF) 과립구와 단핵구 증식과 성숙시키는 조혈자극인자
③ M-CSF (Macrophage-CSF) 단핵구의 증식과 성숙시키는 조혈자극인자

(5) 대식세포 주화성인자 (Macrophage chemotactic factor ; MCF)

(6) 대식세포 유주저지인자 (Macrophage migration inhibition factor ; MIF)

(7) 대식세포 활성화인자 (Macrophage activating factor ; MAF)

약과 건강상식

27. 독사에게 물렸을 경우 처치법은?

독사는 피하조직에 독을 주입하고 이 독은 림프관을 통하여 흡수됩니다. 독은 혈류를 통하여 흡수되는 일은 거의 없기 때문에 구혈대는 림프관만을 막을 정도로 느슨하게 매어야 합니다. 즉 구혈대를 맨 후 그 밑으로 손가락 하나를 빡빡하게 삽입할 수 있을 정도로 매어야 합니다. 다시 말해서 동맥, 정맥까지 차단할 정도로 강하게 매고 또 장시간 방치함으로써 조직의 괴사를 유발하고 사지의 절단까지 하게 되는 경우가 있습니다. 시간이 경과함에 따라 물린 부위의 부종이 확산하므로 구혈대 부위까지 부종이 미치면 그보다 더 심장 쪽으로 구혈대를 옮겨 매야 합니다.

5. 질병의 예방

질병의 발생을 줄여 건강을 지키기 위해서는 질병을 일으키는 위험요소를 찾아서 이를 제거하도록 노력하여야 한다.

예방(prevention)이라고 하면 좁은 의미로 질병이 발생하기 전에 이를 막아내는 것을 뜻하지만, 넓은 의미에서 이미 발생한 질병의 진행을 중단시키거나 그 경과를 완화시키는 것까지도 포함하고 있다. 질병의 예방에는 다음 3단계가 있다(표 10-3).

| 표 10-3 | 3단계 질병예방

단 계	질병예방 행위
일차적 예방	체력증진, 예방접종, 안전띠 및 헬멧사용 등 안전관리, 금연, 금주, 균형잡힌 식이섭취와 표준체중유지, 생활조건 개선, 보건지식 습득
이차적 예방	자궁암, 유방암 등의 암검진, 결핵검사, 직업병검진, 기생충검사, 안압측정, 성인병 검진
삼차적 예방	의학적, 정신적, 사회적, 직업적 재활

1) 일차적 예방(Primary prevention)

일차적 예방은 특정한 **질병발생을 예방** 혹은 지연시키기 위한 것이다. 일차적 예방을 위해 체력을 증진시키고, 예방접종(표 10-4), 안전띠, 헬멧사용 등의 안전관리, 금연, 금주, 균형잡힌 식이섭취와 표준체중 유지, 가정, 직장, 학교에서의 생활조건 개선, 건강생활에 필요한 보건지식을 습득하고 이를 실천하도록 보건교육도 중요하다.

2) 이차적 예방(Secondary prevention)

이차적 예방은 질병의 초기나 질병상태에 있는 사람은 물론, 질병에 걸릴 가능성이 있는 경우에 **건강진단**을 실시하여 질병을 초기에 발견하여 합병증을 일으키거나 후유증을 남기지 않고 건강을 회복시키는 것을 말한다. 이차적 예방을 위해 자궁암, 유방암 등의 암검진, 결핵검사, 직업병검진, 기생충검사, 녹내장 발견을 위한 안압측정 등이 그 예이다.

| 표 10-4 | 예방접종표

나 이	예방접종 종류	예방접종 시기
0~6개월	B형간염	3회 접종 (0, 1, 6개월)
0~4주	결핵 (BCG)	생후 4주 이내 접종
2개월~12세	디프테리아, ₩파상풍, 백일해 (DTaP)	3회 접종 (2, 4, 6개월), 추가접종 (15~18개월, 만4~6세, 만11~12세)
2개월~6세	폴리오(IPV)	3회 접종 (2, 4, 6개월), 추가접종 (만4~6세)
12개월~6세	홍역, 유행성이하선염, 풍진 (MMR)	2회 접종 (12~15개월, 만4~6세)
12~15개월	수두	1회 접종 (12~15개월)
12개월~12세	일본뇌염	3회 접종 (12~36개월), 추가접종 (만6세, 12세)
6개월~12세	인플루엔자	매년 접종
24개월~12세	장티푸스	고위험군에 한하여 접종

DTaP : diphtheria, tetanus, acellular pertussis vaccine, IPV : inactivated polio vaccine
MMR : measles, mumps, rubella vaccine

대상 감염병	백신종류	0개월	1개월	2개월	4개월	6개월	12개월	15개월	18개월	24개월	36개월	4세	6세	11세	12세
B형간염	HepB	1차	2차			3차									
결핵	BCG		1회												
디프테리아 파상풍 백일해	DTaP			1차	2차	3차		추가4차				추가5차			
	DT													추가6차	
폴리오	IPV			1차	2차	3차						추가4차			
홍역 유행성이하선염 풍진	MMR						1차					2차			
수두	Var						1회								
일본뇌염	JEV						1~3차						추가 4차		추가 5차
인플루엔자	Flu					매년 접종									
장티푸스	주사용									고위험군에 한하여 접종					

3) 삼차적 예방(Tertiary prevention)

삼차적 예방은 질병에 대한 치료를 하였음에도 불구하고 심신의 장해를 남긴 사람에게 물리의학적 치료를 실시하여, 장해된 신체기능을 회복시키거나 기능장해를 최소화시키고 남아있는 기능을 최대한도로 활용하여 정상적인 사회생활을 할 수 있도록 하는 **재활**(rehabilitation)을 말한다. 재활은 의학적인 것에 국한하는 것이 아니고, 정신적 사회적 및 직업적인 재활도 포함된다.

약과 건강상식

28. 예방접종시 주의점?

예방접종은 각종 전염이 가능한 질병을 예방하기 위한 방법이지만 일반적으로 다음의 경우 예방접종을 피하는 것이 좋습니다.

(1) 열이 날 때 ; 유아의 경우 37.3℃ 이상의 열이 있을 때에는 접종을 보류한다.
(2) 급성 질병, 감기 등으로 진찰, 치료중인 경우 ; 특히 홍역, 유행성이하선염, 수두에 감염되어 회복된 경우 1개월 이상 지나고 나서 접종한다.
(3) 만성질환(심장병, 신장병, 결핵, 천식 등)을 가진 어린이
(4) Allergy가 있는 어린이 ; 특정 약물이나 음식 등에 allergy가 있는 경우 반드시 접종전 의사와 상담하여야 한다.
(5) 이전의 예방접종시 이상을 일으킨 어린이
(6) 경련을 일으킨 적이 있는 어린이 ; 1년 이내에 경련을 일으킨 적이 있는 경우
(7) 특별한 약을 사용중인 경우 ; 체내 면역기능억제제나 항암제를 투여중인 환자인 경우
(8) 임산부 ; 임신중에는 홍역, 풍진, 유행성이하선염(MMR), 소아마비 등의 접종을 금지하며 기타 백신도 가능한 한 피하는 것이 좋다. 특히 풍진백신은 임신중 절대 금기사항이며 접종 후 3개월간은 피임을 해야 한다.

제11장 환경과 건강

Environment and Heath

1. 환경의 개념

환경이란 인간의 생활에 영향을 미치는 모든 것을 의미하여 인간과 환경은 불가분의 관계를 맺고 있다. 환경의 구성요소는 크게 자연환경과 인간환경으로 나눌 수 있다.

1) 자연환경

공기, 물, 토양, 광선, 소리 등이 있다. 자연환경은 경제발전, 산업화 및 공업화에 의해 날로 오염되어 **대기오염, 수질오염, 토양오염, 방사선오염, 소음공해** 등 큰 환경문제를 유발하고 있으며 농업생산 증대를 위하여 사용한 각종 농약 및 화학비료도 인체건강에 중대한 위협이 되고 있다.

2) 인간환경

정치, 경제, 사회, 인구, 종교, 교육 등이 있다. **각종 사고, 성폭행** 등의 사회적 환경도 건강에 미치는 영향이 적지 않다.

위와 같이 인간의 주위를 둘러싸고 있는 환경은 인간의 건강에 큰 영향을 미치므로, 환경이 건강에 미치는 영향을 파악하고, 적절한 환경을 조성하도록 노력해야 한다.

2. 대기오염(Air pollution)

자동차 배기가스와 공장 등 산업체에서 배출되는 유독가스 때문에 대기가 오염되어 많은 사람들이 호흡기질환에 걸리고 일상생활에 고통을 받고 있다.

1) 일산화탄소(CO)

일산화탄소는 질식을 일으키는 대표적인 가스로서 혈중 헤모글로빈과 결합하여 정상적인 **산소 운반능력을 감소**시킨다.

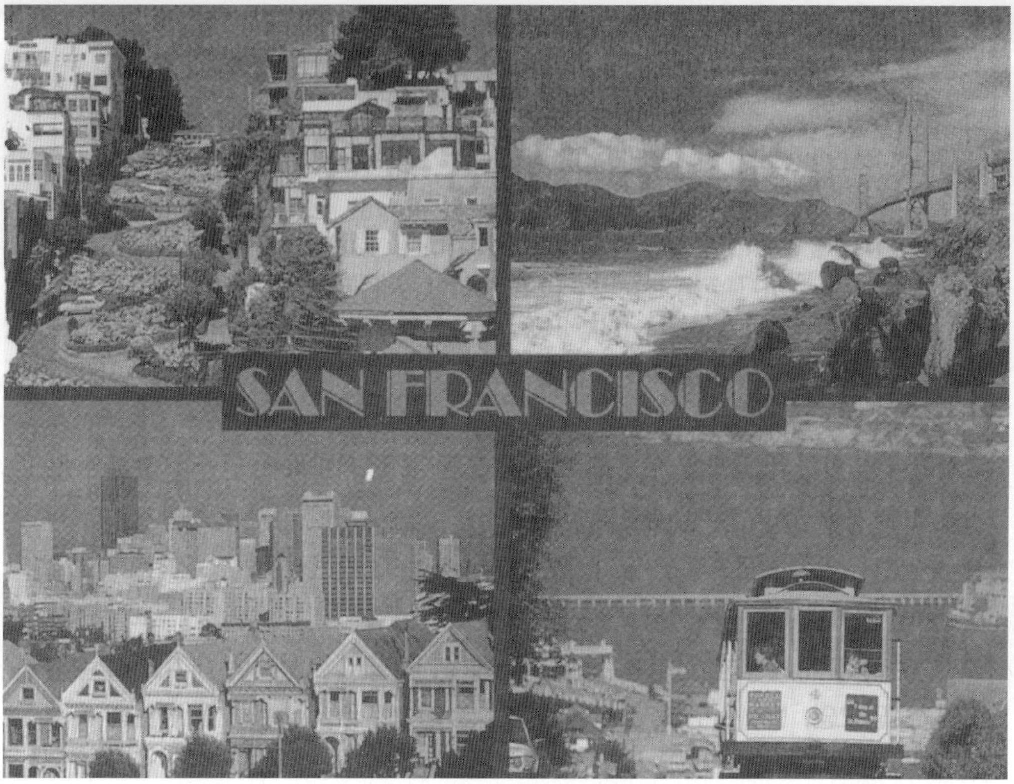

| 그림 11-1 | 도시의 대기오염은 도시속의 공원과 수목으로 줄일 수 있다.

공기 중에 일산화탄소 농도가 10ppm일 때 대부분의 사람은 아무런 증상을 나타내지 않으나 100ppm에 장시간 노출되면 현기증, 두통, 감각마비 증세를 나타내고 300~400 ppm에서는 시각장애, 오심, 복통을 느끼게 되고, 750ppm 상태에서는 생명을 잃게 된다.

2) 황화수소(H_2S)

황화수소도 질식가스 중의 하나로서 일산화탄소와는 달리 혈액에서 산소와 결합하지는 않으나, 대기 중에 농도가 지나치게 높으면 호흡중추를 마비시킬 우려가 있다.

3) 오 존(O_3)

오존은 저대기층에 포함되어 있을 때는 오염물질이 되지만 고대기층에 존재할 때는 자외선을 차단하는 유익한 역할을 한다. 염소나 질소산화물에 의해 성층권의 **오존층이 파괴**되면 자외선이 지상에 도달하는 양이 증가하게 되어 피부암이나 피부가 검게 착색되는 질환을 일으킬 수 있다.

우리가 일상생활에서 흔히 사용하는 헤어스프레이나 방취제, 냉장고나 냉방장치의 냉각제중의 프레온가스가 성층권으로 들어가서 오존을 분해하는 것으로 알려져 있으므로, 불필요한 스프레이 사용을 줄여서 지구의 환경을 보호하여야 한다.

4) 아황산가스(SO_2), 이산화질소(NO_2)

아황산가스, 이산화질소 등도 호흡기를 손상시키는 가스들이다. 가스 이외에 입자나 에어로졸(aerosol)도 역시 대기중에 유출되어 심각한 건강문제를 야기시킬 수 있다. 광산, 채석장 등 먼지가 많은 곳에서 작업하는 사람들은 규폐증(silicosis), 석면폐증(asbestosis) 등에 걸릴 우려가 높다.

5) 납(Pb)

납은 자동차의 노킹 방지제로 디젤유에 첨가되기 때문에 자동차 배기가스 중에 방출되어서 조혈기관, 소화기, 심한 경우에는 중추신경계나 심장, 신장에까지 손상을 일으킬 수 있다.

3. 수질오염(Water pollution)

물을 매개로 하여 일어나는 질병은 물속에 오염되어 있는 병원성 미생물에 의한 수인성 감염병과 물속에 포함된 유독물질에 의한 중독증으로 크게 나눌 수 있다

1) 수인성 감염병(Water born disease)

물을 통해 세균, 기생충, 바이러스 등이 인간에게 침입될 수 있다.

물속에 포함되어 있는 병원성 미생물을 일일이 검사한다는 것은 현실적으로 불가능하기 때문에 대장균의 함유량을 측정하여 수질검사의 기준으로 삼는다. 이는 대장균이 인간이나 가축의 대장에 기생하는 세균으로 다른 세균보다 저항성이 강해서 대장균이 검출되지 않으면 다른 미생물도 없음을 의미하기 때문이다.

수인성 감염병으로는 **콜레라, 장티푸스, 파라티푸스, 이질** 등이 있다.

2) 유독물질에 의한 질병

수중에 다이옥신, DDT, 메틸수은, PCB(polychlorinated biphenyl), 산과 알칼리 등이 오염되고 또 이들이 수중생물의 체내에 축적되며 인간이 이런 생물을 섭취했을 때 건강에 위협을 받게 된다. 또한 최근에는 세제, 공장폐수 등에 의해 하천이 오염되고 이 오염된 하천을 결국에는 다시 상수원으로 사용하므로 스스로의 생명을 보존하기 위하여 수질오염 방지의 중요성이 더욱 강조되고 있다.

3) 화학 영양소의 영향

하천, 강, 호수 등의 지표수는 20세기 후반에 들어서서 농약과 화학비료의 사용 급증으로 인해 질산염과 인산염 형태의 영양분이 급격히 증가하는 현상을 보이고 있다. 물속에 질산염이나 인산염이 증가하여 **부영양화** 되면 특히 녹조류와 적조미생물이 급속하게 성장하여 **녹조 및 적조현상**을 일으켜 이로 인해 수중 광선 투과량이 저하되고 대기와 물의 산소교환을 차단하여 수중의 산소결핍을 초래하게 된다.

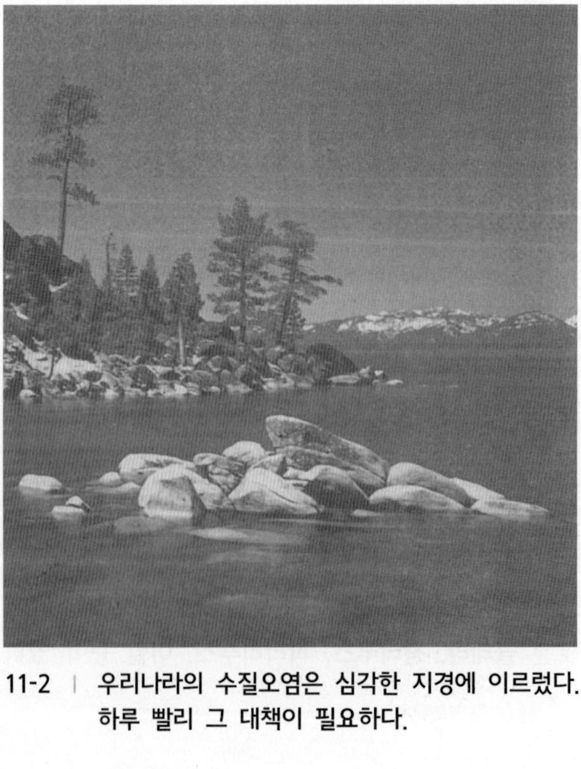

| 그림 11-2 | 우리나라의 수질오염은 심각한 지경에 이르렀다. 하루 빨리 그 대책이 필요하다.

약과 건강상식

29. 환경호르몬이란?

인간을 포함한 동물의 내분비계를 교란시키는 일련의 화학물질들(endocrine disruptors)로서, 생태계에서 잘 분해가 되지 않으며, 정자감소, 생식이상, 성장억제, 면역력 저하 등 특히 주요독성이 생물의 생식기능에 집중되는 경향이 있는 대부분 몸에 해로운 물질들을 일컬어 통상 환경호르몬이라 합니다. 내분비교란물질은 크게 약물, 식물, 환경오염물질 등 세 집단으로 대별되는데 요즈음 가장 문제가 되는 내분비교란물질의 범주는 환경오염물질로 100여종이 넘으며 가장 대표적인 것이 다이옥신, PCB, DDT, 유기염소, 농약, 중금속, 플라스틱 가소제 등입니다. 이런 화학물질은 대기, 수질, 토양 환경을 오염시키고 있습니다.

4. 토양오염(Soil pollution)

토양오염을 주로 일으키는 **중금속**은 크롬(Cr), 카드뮴(Cd), 납(Pb) 등이 있다. 크롬은 피혁가공, 페인트, 요업, 종이, 화약, 사진설비 등에 사용되며, 허용기준이 0.05 ppm이다. 0.1ppm을 넘으면 구토를 일으키고 다량인 경우에는 복통, 소변량 감소, 경련 등을 일으킨다. 특히 페인트나 가죽제품 중에 함유된 크롬이 피부에 과량 접촉하게 되면 피부염, 부종, 궤양증상을 나타낸다.

물이나 토양에 포함된 카드뮴은 식물체나 어패류에 흡수되어 농축된 형태로 인체에 흡수됨으로써 신기능장애, 골연화증 등을 유발시킨다.

납을 다루는 작업에 장기간 종사한 사람은 납중독의 우려가 있는데 납은 조혈계, 중추신경계, 말초신경계 및 신장의 기능을 약화시키고 불임, 유산도 유발시킨다고 알려져 있다.

5. 방사선 오염

방사선은 I_{131}, Xe(제논), Cs_{133}(세슘), Pu_{238}(플루토늄)에서 α, β, γ-선을 방출하여 세포의 DNA에 막대한 파괴력을 가지고 있으므로 과량 노출시 방사능 화상, 오심, 혈액변화, 장, 중추신경계장애 등을 나타내고, 만성적으로는 암, 성장장애, 유전질환 등을 나타낼 수 있다. 방사선 조사에 민감한 조직은 장, 임파선, 골수 등이다.

방사선에 노출되면 **적혈구수가 감소**하여 빈혈과 만성피로가 나타나고 **백혈구수가 감소**하여 면역작용이 저하되며, **혈소판수가 감소**하여 출혈경향이 나타난다. 또한 체내 면역기능이 파괴되어 항체형성이 되지 않으므로 질병의 감염률이 높아진다. 이러한 증상들은 방사선증후군(radiation syndrome)이라고 한다.

6. 소음 공해(Noise pollution)

과도한 소음은 건강을 해친다. 85dB 이하의 소음 수준에 노출되었을 때는 청력에 별 영향이 없으나 85~95dB에 하루에 수시간씩 노출되면 진행성 혹은 영구적 청력손상을 가져오게 되고 120dB 이상에서는 심한 통증을 초래한다.

소음이 신체에 미치는 영향은 심박동수와 호흡수의 증가, 근육활동의 증가, 혈관수축, 오심, 두통 그리고 내이의 청각기관의 장애로 인한 영구적 청력손실 등이다. 또한 소음의 사회심리적 영향으로 괴로움, 수면장애, 대화와 사고장애, 작업능률저하 등을 들 수 있다.

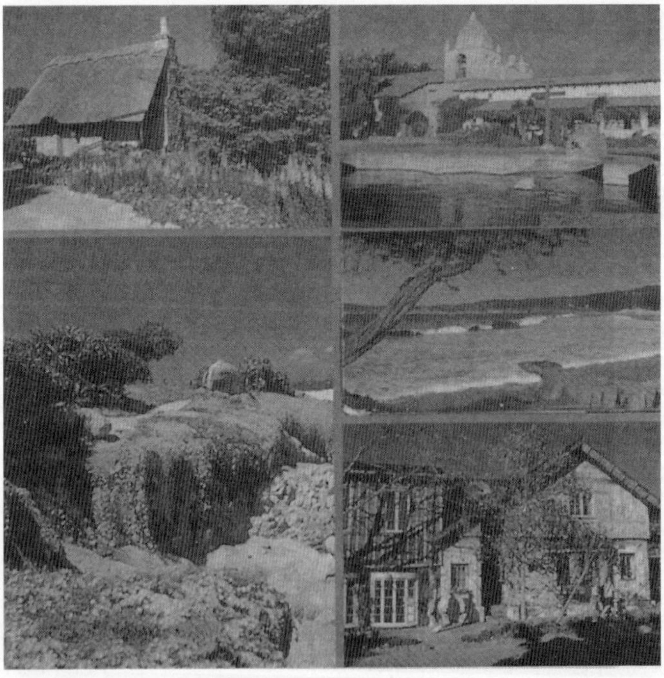

| 그림 11-3 | 아름다운 우리의 자연환경은 잘 보존하여 있는 그대로 후손에게 물려주어야 하겠다.

7. 사고(Accident)

개인이나 집단에 신체적 상해를 일으키는 사고 혹은 예기치 않았던 갑작스러운 사건은 환경에서 오는 중대한 위협 중의 하나이다. 비슷한 상황에서 보통 사람들보다 사고를 더 많이 일으키는 사람이 있는데 이들은 자기중심적이고 적개심, 불안정, 죄의식, 무책임 등의 행동특성을 나타낸다.

사고 발생에 영향을 미치는 요인으로는 연령, 성별, 사회환경 등을 들 수 있다.

(1) 연령을 살펴보면 청년기에는 익사, 기계사고, 운동 등으로 인한 사고가 많고, 중년기에는 교통사고, 음주사고가 많으며, 노년기에는 시력 및 청력 감퇴와 불안정한 보행 등으로 인해 낙상, 교통사고, 화상 등의 사고가 많다.

(2) 성별을 보면 여성보다 남성의 사고율이 높은데, 이는 남성이 위험도가 높은 활동을 많이 하기 때문이다.

(3) 사회환경 요인을 살펴보면 위험한 환경과 위험한 직업에 노출되어 있는 빈곤계층에서 사고발생률이 더 높은 것을 알 수 있다.

사고를 예방하는 것은 대단히 중요한 일이다.

(1) 어린이의 수영시 보호자와 함께 한다.

(2) 자전거와 인라인스케이트를 탈 때 꼭 헬멧을 쓰고, 산업장에서는 안전모를 쓰도록 한다.

(3) 교통사고를 예방하기 위해서 항상 안전띠를 착용하도록 한다.

(4) 음주운전은 절대 하지 않는다.

(5) 노인의 낙상사고를 예방하기 위해서는 실내 바닥을 미끄럽지 않게 한다.

(6) 발에 잘 맞는 신발을 신게 한다.

(7) 난간에 손잡이를 설치한다.

(8) 충분한 조명시설을 하고 천천히 조심스럽게 행동하도록 한다.

8. 성폭력(Sexual assault)

강간뿐만 아니라 원치 않는 신체적 접촉, 음란전화, 인터넷 등을 통해서 접하게 되는 불쾌한 언어와 추근거림, 음란한 눈빛으로 바라보는 것 등 상대의 의사에 반해 성적으로 가해지는 모든 신체적, 언어적, 정신적 폭력을 말한다. 또한 성폭력에 대한 막연한 불안감이나 공포, 그리고 그것으로 인한 행동제약도 간접적인 성폭력에 해당한다.

1) 성폭력 피해자 권리

모든 성폭력 피해자들은 나이, 직업, 성별, 학력, 경제력, 성정체성, 신체적 정신적 능력, 종교 등과 상관없이 자신의 피해를 인정받고 존중, 지지받을 권리를 가지며 피해의 상처를 극복해 나가는 데 필요한 모든 것들을 제공받고 배려받을 권리가 있다. 어떠한 피해자도 피해입기를 원했거나 피해를 당할만했거나 피해를 유발하지 않았으며 폭력으로 부터 살아나온 모든 성폭력 피해자에게는 인간으로서의 존엄성을 지닌 인격체로 존중받을 권리가 있다. 더이상 성폭력 피해를 입었다는 이유로 비난받거나 사회적으로 누려야할 권리를 침해받는 일이 없어야 한다.

2) 성폭력 대처방안

성폭력 피해를 입었다면 가장 먼저 안전한 곳으로 피한 후 친구나 가족의 도움을 구하고, 될 수 있으면 빨리 의료적인 처치를 받도록 한다. 고소를 할 예정이라면 사소한 증거라도 수집해 두는 것이 중요하다. 그리고 전문 상담기관에 가면 심리적, 의료적, 법적 도움을 받을 수 있다. 이러한 과정들은 두려움과 혼란한 마음을 정리하고 심리적 안정을 찾아가는 데 도움이 될 것이다. 또한, 피해를 최소화하여 후유증을 조기에 치유하는 방법이기도 하다.

(1) 안전한 장소로 피한다.

피해 직후엔 아무것도 생각할 수 없을 정도로 혼란스럽고 힘든 상황이겠지만, 일단은 피해 장소를 벗어나 마음을 진정시켜야 한다. 무엇보다 가해자와 성관계를 한 것이 아니라 폭력을 당한 것임을 인식해야 한다. 수치심이나 순결 상실감에 괴로워 할 것이 아니라 상해를 입은 몸과 마음을 추스르고 돌보는 것이 중요하다.

(2) 믿고 의지하는 친구나 가족에게 도움을 요청한다.

피해 이후 모든 것이 다 싫어지고 부정적으로만 생각될 수 있지만 피해자의 말을 전적으로 신뢰하고 힘든 상황을 가슴으로 이해하며 심리적 안정을 도와줄 수 있는 사람을 찾는 것도 중요하다. 가까운 친구나 믿을 수 있는 가족, 전문상담원 등은 문제를 객관적으로 볼 수 있도록 조언을 해줄 것이며, 병원 등을 갈 때도 동행하면서 큰 힘이 되어 줄 것이다.

(3) 병원(산부인과)에 꼭 간다.

어떤 상처를 입었는지 알아보기 위해 병원에 가는 것은 필수이다. 병원에 가는 시기는 피해 직후가 가장 바람직하고 빠를수록 좋다. 피해 직후에는 정신적인 충격 때문에 몸의 상처를 미처 느끼지 못하는 경우도 있지만 외상의 치료가 필요하고, 나아가 임신이나 성병을 미리 예방하는 조처를 취해야 한다. 또한 만약 고소하려고 생각한다면 증거들을 모아야 한다. 지금 당장 고소할 의사가 없다고 하더라도 나중에 고소를 결심하게 되는 경우도 있으므로 되도록 증거를 수집해 두는 것이 좋다. 특히 정액 채취 등은 48시간 이내에 신속하게 해야 한다. 성폭력 피해를 당했다고 미리 의료진에게 이야기를 해 협조를 요청하면 각종 검사에 대한 자세한 설명을 들어가면서 편안한 분위기에서 필요한 조처를 받을 수 있다. 상담기관에 먼저 연계된 의료기관이 어디인지를 안내받고 가는 것이 좋다.

(4) 고소 여부를 신중하게 검토한다.

성폭력 범죄는 특별한 경우를(윤간, 강도강간 등) 제외하고는 본인의 고소가 있어야 수사를 하는 친고죄이다. 고소 기간은 가해자를 안 날로부터 1년 이내이다. 고소를 하게 되면 가해자의 제2, 제3의 범죄를 미리 예방할 수 있을 뿐만 아니라 본인도 심리적으로 불필요한 죄책감이나 자기불신, 자포자기 등에서 벗어날 수 있다.

(5) 성폭력상담소 등 전문기관에 상담과 법적도움을 받는다.

약과 건강상식

30. 법에서의 성폭력 개념?

1) 강간 : 남성이 상대방의 반항을 불능케 하고 상대방을 현저히 곤란케 할 수 있는 폭행과 협박으로 부녀를 간음하는 것. 13세 미만의 부녀를 간음했을 때는 폭력을 수단으로 하지 않았어도 강간죄가 성립한다. 강간죄는 친고죄로서 범죄의 피해자 기타 법률이 정한 자의 고소·고발이 있어야 공소가 가능하다(형법 297, 305, 306조).
2) 특수강간 : 특정범죄가중처벌법상의 범죄로, 흉기를 휴대한 가해자나 2인 이상의 가해자가 강간죄나 강제추행죄, 준강간죄, 준강제추행죄를 범하거나 범하려 시도(미수)하는 경우를 가리킨다. 피해자를 치사 혹은 치상한 경우 무기 또는 각각 10년, 7년 이상의 징역을 선고할 수 있다(성폭력특별법 제6조).
3) 강제추행 : 폭행, 협박으로 사람을 추행하여 개인의 성적 자기결정의 자유를 침해한 것. 10년 이하의 징역 또는 1500만원 이하의 벌금에 처한다. 행위객체는 남녀노소·혼인 여부를 묻지 않으며 행위주체는 남·여 모두가 될 수 있다(형법 298조).
4) 성희롱 : 직장 등에서 상대방의 의사에 반하는 성과 관련된 언동으로 불쾌하고 굴욕적인 느낌을 주거나 고용상의 불이익 등 유무형의 피해를 주는 행위. 직접적인 신체 접촉뿐 아니라 음란한 농담이나 음담패설, 성적 관계를 강요하거나 회유하는 행위, 외설적인 사진이나 그림·낙서·출판물 등을 직접 보여주거나 통신 매체를 통해 보내는 행위 등도 포함된다.

3) 성폭력 예방법

(1) 모르는 사람의 자동차를 타지 말고 태우지도 않는다.
(2) 외설 전화는 즉시 끊고 보호자에게 보고한다.
(3) 밤에 혼자 다니지 않는다.
(4) 모르는 사람을 혼자 만나지 않는다.
(5) 사람의 왕래가 없는 곳을 피한다.
(6) 집에 모르는 사람은 들이지 않는다.
(7) 자동차를 탔을 때는 안에서 문을 잠그고 밝은 곳에 주차한다.
(8) 의심스럽게 보이는 낯선 사람이 엘리베이터에 혼자 있으면 타지 않는다.

성폭행의 위기에 처해있는 경우, 비명을 지르거나 저항하면 가해자를 더욱 흥분케 할 우려가 있으므로 침착한 태도로 설득하는 것이 좋다. 또한 호신술을 사용하여 위기를 모면하거나 그런 기술이 없으면 "불이야!" 하고 외쳐서 주위의 구조를 받도록 해야 한다.

9. 환경을 보호하는 60가지 생활 수칙

다음의 생활수칙을 우리 모두가 잘 지켜서 환경을 있는 그대로 후손에게 물려줄 수 있도록 노력해야 하겠다.

(1) 합성세제를 적게 쓴다.
(2) 수세식 변기와 목욕탕에서 물을 아껴 쓴다.
(3) 전기를 아껴 쓴다.
(4) 집안을 단열하여 열손실을 막고 난방기기를 수시로 점검하여 열효율을 높인다.
(5) 종이를 아껴 쓴다.
(6) 물건을 살 때 천으로 된 보자기나 장바구니를 사용하여 비닐봉지의 사용을 줄인다.
(7) 1회용 기저귀나 생리대 대신 천으로 된 기저귀나 생리대를 사용한다.
(8) 1회용 컵, 수저, 식기, 도시락, 1회용 면도기, 칫솔, 치약, 비누, 샴푸 등 1회용 제품의 사용을 줄인다.
(9) 헌 신문지를 비롯하여 각종 종이를 재회수한다.
(10) 부엌에 음식분쇄기를 설치하지 않으며 음식 찌꺼기는 따로 모은다.
(11) 빈 유리병을 재회수한다.

(12) 부엌에서 쓰레기를 적게 배출하며 포일과 랩 대신 그릇을 사용한다.
(13) 호화음식점, 룸살롱, 고급 생선횟집 등의 출입을 줄여 음식과 술의 과다소비를 막는다.
(14) 알루미늄을 비롯하여 비닐, 플라스틱 제품 등을 재회수한다.
(15) 염화불화탄소가 함유된 물건을 사용하지 않음으로써 오존층을 보호한다.
(16) 과도하게 포장된 제품이나 쉽게 분해하지 않는 비닐, 플라스틱, 스티로폼으로 포장된 물건을 사지 않는다.
(17) 사용한 건전지를 재회수한다.
(18) 부엌과 정원에서 물을 절약한다.
(19) 가정에서 무스나 스프레이 등의 사용을 줄인다.
(20) 학교, 연구소, 병원 및 군 주둔부대에서 나오는 위해성 폐기물을 법적으로 적절하게 처리한다.
(21) 자동차에서는 무연 휘발유를 사용하고 정비를 철저히 하여 연료의 효율을 높인다.
(22) 가족 수에 알맞은 적당한 평수의 가옥에서 검소하게 생활한다.
(23) 바다에 폐수나 기름을 버리지 않으며 해변가에서 청소하는 습관을 기른다.
(24) 농약과 화학비료를 쓰지 않는 유기농법을 실시하며 농약병과 폐비닐을 철저히 수거한다.
(25) 자동차와 폐윤활유와 배터리를 재회수한다.
(26) 아이는 모유를 먹여 키운다.
(27) 타이어를 오래 쓸 수 있도록 잘 관리하며 사용이 끝난 타이어는 재회수한다.
(28) 직장에서 종이와 전기를 아껴 쓰고 자원을 재회수한다.
(29) 쓸모 있고 실용적인 물건을 구입하여 오래 쓰는 습관을 기른다.
(30) 육식보다는 채식을 한다.
(31) 실내 오염원을 제거하여 실내공기를 깨끗하게 한다.
(32) 대중교통수단을 적극 이용하고 자가용 자동차의 사용을 줄인다.
(33) 스티로폼으로 만든 제품을 쓰지 않는다.
(34) 휴지, 담배꽁초, 껌 등을 함부로 버리지 말고 침을 함부로 뱉지 않는다.
(35) 페인트를 절약하여 사용하고 주의 깊게 관리한다.
(36) 가전제품 및 난방기기를 적절히 사용하고 철저하게 정비하여 에너지를 절약한다.
(37) 대기오염을 줄일 수 있는 연료를 사용하고 고무, 비닐, 폐유 등 대기오염을 일으키는 물질을 함부로 태우지 않는다.

(38) 가정에서 쓰레기의 분리수거에 적극 협조하며 정화조는 1년에 1회 이상 청소한다.
(39) 관혼상제시 일가친척 등 소규모 인원만 초대하여 검소하게 실시한다.
(40) 산에 가서 청소하는 습관을 기르며 자기 쓰레기는 도로 가져온다.
(41) 낚시터에서 밑밥을 던져넣지 않으며 음식찌꺼기를 버리지 않는다.
(42) 의복은 유행을 따라가지 않으며 자주 드라이크리닝하지 않는다.
(43) 골프보다 테니스, 탁구, 수영 등을 하고 어린이도 전자, 전기오락보다는 연날리기, 팽이치기, 모양맞추기 등 자연적인 놀이를 장려한다.
(44) 이웃에게 피해를 줄 수 있는 소음을 발생시키지 않도록 한다.
(45) 화학조미료를 쓰지 않으며 가공도가 적은 자연식품을 이용한다.
(46) 사업장을 운영할 경우 공해방지시설을 정상적으로 가동하고 산업폐기물 역시 법적으로 적절하게 처리한다.
(47) 축산폐수는 정화시설을 거쳐 방류시키고 농촌에서도 생활하수를 적절히 처리한다.
(48) 상수원 보호구역을 온전히 보호하며 일반 하천이나 호수에서도 세차를 하거나 쓰레기를 버리는 등 수질을 오염시키는 행위를 하지 않는다.
(49) 잔디밭에 농약과 비료를 알맞게 준다.
(50) 야생동물을 잘 보호하고 바위, 토양, 나무 등을 훼손시키지 않는다.
(51) 농가나 교외에 집이 있을 경우 퇴비장을 만들어 사용한다.
(52) 중고상품점이나 물물교환제도를 애용한다.
(53) 산림의 보호에 협력한다.
(54) 자연의 친구가 된다.
(55) 집, 거리, 빈터, 산과 들에 나무를 많이 심어 국토를 푸르게 가꾼다.
(56) 가정에서 자녀에게 환경교육을 실시한다.
(57) 건전한 시민으로서 고발정신을 가진다.
(58) 환경에 관한 용어, 법규들을 익히도록 하며 우리가 알고 있는 환경보호에 관한 지식을 이웃에게 알리고 전파한다.
(59) 환경보호 생활 수칙을 실천한다.
(60) 환경보호단체에 가입하여 이러한 단체의 활동을 지원해준다.

31. 뇌사와 판정기준?

1) 뇌사란?

의학적으로 완벽한 죽음을 의미한다. 사고와 판단을 맡고 있는 대뇌피질은 물론 맥박과 호흡등 기본적인 생명을 주관하는 뇌간까지 파괴돼 기능이 정지된 상태로, 심장이 뛰고 체온을 느낄수 있지만 다시 정상으로 회복할 가능성이 전무하다는 점에서 기존의 사망과 동일하다. 뇌간 기능이 남아 있어 인공호흡으로 장기간 생명을 연장할 수 있는 식물인간과는 근본적으로 다르다. 뇌사에 빠지면 인공호흡기로 일시적인 생명유지는 가능하나 대사기능이 저하돼 1주일 이내에 사망한다.

뇌사는 뇌사판정위원회에서 5가지 선행기준과 6가지 판정기준에 일치해야 비로소 내려진다.

2) 선행기준

(1) 치료가능성이 없는 원인 질환이 있어야 한다.
(2) 혼수상태로 자발적인 호흡을 하지 못해 인공호흡기를 장착해야 한다.
(3) 마취제나 수면제등 약물중독이나 간성혼수나 저혈당혼수 등 내분비장애의 증거가 없어야 한다.
(4) 32도 이하의 저체온상태가 아니어야 한다.
(5) 출혈 등으로 인한 쇼크가 아니어야 한다.

이상 5가지를 먼저 확인한 뒤 판정기준을 적용한다.

3) 판정기준

(1) 꼬집기 등 외부자극에 전혀 반응이 없는 깊은 혼수
(2) 소생 가능이 없는 자발적 호흡의 소실
(3) 양쪽 눈의 동공이 완전히 풀려 있다.
(4) 눈에 빛을 비추었을 때 동공이 축소되는 광반사 등 뇌간 기능이 살아있음을 뜻하는 7개의 반사기능이 모두 소실
(5) 경직현상이 없다.
(6) 인공호흡기를 잠시 떼었을 때도 전혀 숨을 쉬지 않아야 한다.

이상 6가지 검사를 6시간 경과 후 재확인한 뒤 뇌기능 상실을 의미하는 평탄뇌파를 30분 이상 확인한 뒤 뇌사판정을 한다.

제12장 질서와 건강

삶의 질을 높이기 위해서 개인은 시민의식, 기초질서, 환경보호 등을 준수하며 국가는 사회, 경제, 문화, 교육 등 여러 분야에 필요한 정책을 실시해서 진정한 삶의 의미를 찾아야겠다.

여기에서는 기초질서를 통해서 그 방법을 모색해 보고자 한다.

1. 질서를 지키자

사람은 사회적 동물로 두 사람이상 모이면 공동생활을 하면서 사회를 이룩한다. 두 사람 이상의 공동 생활을 본질로 하는 사회가 생활 방법이자 생활규범이 되는 질서를 지키지 않으면 어떤 결과를 가져오게 될까? 인간관계에서의 사랑, 생활 목표로서의 행복은 커녕 혼란과 투쟁, 암흑과 멸망을 면하기 어려울 것이다.

질서는 인간의 생존 수단이며 생활의 편익과 행복과 건강 증진 방법이기도 하다. 질서 없는 가정, 혼란한 국가, 그들의 운명은 필경 멸망할 수밖에 없다. 이처럼 사회생활의 존립과 기초를 이루는 질서의 본질은 무엇일까? 한마디로 말하면 나와 남과의 윤리이며 자아와 타인과의 조화를 이루는 과정이라 하겠다.

질서는 윤리, 도덕, 관습은 물론이고 법규의 형태로 존재하는 것이지만 보다 근본적으로는 인간의 양심에 그 바탕을 두고 있는 것이다. 양심의 명령에 따라 내가 할 것은 내가 하고 내가 해서는 안될 것은 하지 않는 것이 질서를 지키는 일이며 법을 지키는 길이다. 나와 남의 윤리, 나와 남의 조화, 공동 번영이 질서의 참다운 의미인 것이다.

2. 줄을 서는 사람이 되자

질서는 두 사람 이상이 줄을 서고, 제자리를 지키는 일이며, 올바른 법칙과 규칙을 지키고 따르는 것을 말한다. 질서 있는 생활, 질서 있는 가정, 질서 있는 거리, 질서 있는 사회, 얼마나 아름답고 즐거운 일인가?

사회질서에는 법이라는 강제규정 등에 얽매이는 타율적 질서가 있고, 자각과 자발성을 가지고 스스로 지키는 자율적 질서가 있다. 문화인은 자율적 질서를 지켜야 한다. **자율적 질서를 지키는 첫걸음은 줄을 서는 일**이라 생각한다.

줄을 서는 것은 문명인의 특성이요, 민주시민의 자격이요, 성숙한 국민의 도리요, 교양인의 긍지이다. 줄을 서는 일이 우리의 몸에 배여서 행동화되고 습관화되고 생활화되어야 한다. 각종 교통수단의 표를 살 때, 교통수단의 승하차를 할 때, 식당이나 화장실 등에서 기다릴 때, 상점이나 백화점에서 물건을 살 때, 나부터 먼저 줄을 서겠다는 자각과 의지를 갖도록 하자.

3. 교통도덕을 확립하자

길은 나 혼자 다니는 곳이 아니므로 보행에도 질서가 있어야 하고 보도는 좌측으로 통행해야 한다. 길을 건널 때에는 보도나 육교, 지하도를 이용해야 하고, 특히 건널목의 교통신호는 반드시 이를 지켜야 한다. 큰소리로 떠들며 걷거나 웃고 장난하며 걷는 것은 좋지 않다.

대중교통수단으로서 버스와 지하철이 있다. 많은 사람들이 이것을 이용하고 있으므로 여기서도 질서를 지켜야 한다. 승하차시 줄을 서서 차례로 타고, 차안에서는 노약자에게 자리를 양보하며, 큰 소리로 떠들거나 노래를 불러서는 안 된다. 택시나 자가용 승용차의 운전자는 스스로의 안전은 물론 이용자의 생명 보호를 위해 교통수칙을 엄수해야 하고, 특히 차선은 생명선처럼 여기고 지켜야 한다. 음주운전은 하지 말고 과속이나 추월하지 말 것이며 횡단보도 앞에서 일단 정지한다. 그리고 주차금지 구역에는 차를 세워두지 않는다.

행정당국은 도로 확충과 정비로 교통완화에 힘을 다할 것이며, 운수당국은 운전자의 계도와 교육에 최선을 다해야 하고 운전자나 보행자는 교통도덕을 생활화함으로써 세계 제일의 교통사고율, 불친절과 바가지요금으로 상징되는 불명예를 씻고 명랑한 교통문화를 창조하는데 다함께 노력해야 한다.

4. 공공시설의 이용에 예절을 지키자

공중도덕은 문화국민의 척도가 되며, 공중도덕의 준수 여부는 그가 지니고 있는 교양에 의해 좌우된다. 우리는 공동체가 번영해야 내가 행복해질 수 있다는 생각에서뿐만 아니라, 문화국민의 긍지를 지키기 위해서도 공공시설을 아끼고 공중도덕을 지키는 생활을 습관화해야 한다.

그러면 공공시설 중 공원, 유원지, 도서관, 공중 목욕탕, 공중 화장실을 이용할 때에 준수해야 할 예절을 살펴보기로 한다.

1) 공원, 유원지에서의 예절

공원과 유원지는 공해가 많은 복잡한 도시 생활을 해야 하는 시민에게는 반드시 필요한 곳이다. 정신적 위안과 신체적인 휴식을 취하고 자연을 즐길 수 있는 곳이기 때문이다. 많은 사람이 이곳을 활용하므로 서로를 위해 공중도덕이 꼭 필요하다.

2) 도서관에서의 예절

도서관에 오는 사람은 지식을 얻으러 오는 사람이며 정신을 집중하여 공부하러 오는 사람이다. 한 사람이라도 방해되는 일이 있어서는 안되며 정숙이 요청되는 곳이다. 따라서 도서관에서는 조용히 하여야 한다.

3) 공중목욕탕에서의 예절

몸의 때를 씻는 것은 마음의 때를 씻는 것이 되었으면 한다. 마음에 붙어있는 더러운 때를 말끔히 씻을 수 있다면 얼마나 좋을까? 샤워 사용 등에서 물을 남용하는 경우를 보는데 서로 물을 아껴 써야 한다.

4) 공중화장실에서의 예절

화장실을 깨끗이 사용할 줄 아는 사람은 우선 문화인이고 화장실이 깨끗한 집은 문화적인 가정이라 하겠다. 공중이 사용하는 시설은 불결하기 쉬우니 서로 깨끗이 하고 아껴야 한다.

5. 해외여행 시에 예절을 지키자

우리의 문화수준 혹은 교양수준을 외국인들에게 가장 잘 보여주는 것은 해외를 여행하는 한국 관광객들의 행동이다. 외교관이나 올림픽 선수들은 우리나라를 대변하는 사실을 의식하고 있으므로 모든 행동에 조심하고 최선을 다하려 하지만 관광객이란 해이한 기분으로 여행을 즐기는 사람들이기 때문에 평소의 자기 모습을 거의 그대로 드러낸다. 그러므로 한 나라 국민의 문화수준이나 교양수준을 알려면 그 나라의 외교관이나 올림픽 선수들을 관찰한 것이 아니라 그 나라 관광객들을 보면 되는 것이다.

그런데 요즘은 외국에 여행하는 한국 관광객들이 너무나 예의 없는 짓들을 많이 해서 나라의 얼굴에 먹칠을 하고 있다. 해외여행이 자유화되어 수만 명의 관광객들이 세계 도처에 돌아다니면서 부끄러운 짓들을 하고 있으니 외국인의 눈에 비치는 한국인의 모습이 어떻겠는가?

예의란 나라마다 다소 다른 것이 사실이다. 따라서 다른 나라 풍속과 예의범절을 몰라서 실수하는 것은 어디서나 다 용서되는 것이다. 다만 기본적인 예의와 교양에 어긋났을 때 사람은 무시를 당한다.

예의란 다른 사람의 행동에 방해 되지 않고 다른 사람의 기분을 상하게 하지 않으려는 의도를 가지고 행동하는 것으로 다른 사람을 배려하고 내가 조금 양보하는 것이다.

국내에서 무례하게 행동하는 사람이 외국에서 교양 있게 행동할 수 없으므로 그렇게 많은 관광객들이 외국에서 무례하고 교양 없이 행동하는 사람들이 많다는 것을 뜻한다.

부모와 학교가 학생들에게 예의교육을 시키지 않고 무례하게 행동하는 사람들을 사회가 용납하기 때문에 이런 무례하고 교양 없이 행동하는 것이다. 예의를 지키는 것, 교양 있게 행동하는 것은 그렇게 돈 드는 일도 아니고 큰 손해 보는 일도 아니다. 우리 모두 조금만 조심하면 사회의 분위기가 한결 부드러워 지고 외국인에게도 좋은 인상을 주어 경제적으로 뿐만 아니라 많은 면에서 덕을 볼 것이다. 우리 모두 좀더 예의 있게 행동해야 하겠다.

제13장 영양과 건강
Nutrition and Health

1. 영양의 개념

탄수화물, 단백질, 지방질, 무기질과 비타민을 인간은 생존과 건강을 위해서는 꾸준히 섭취해야 한다. 건강증진에 가장 크게 영향을 미치는 것이 식사습관이다. 바람직한 식사습관의 가장 중요한 원칙은 영양소가 고르게 포함된 적당량의 음식을 제때에 먹는 것이다. 음식의 과잉섭취는 세포에 과다한 부담을 주고 이에 따라 산화물질(활성산소)이 과다하게 생성되어 노화와 성인병의 발생을 촉진시킨다.

한국인을 위한 식생활실천지침(보건복지부 발표)은 아래와 같다.

(1) 여러 가지 식품을 골고루 먹도록 합시다.
(2) 정상체중을 유지할 수 있도록 알맞게 먹도록 합시다.
(3) 음식은 되도록 싱겁게 먹도록 합시다.
(4) 과음을 삼가합시다.
(5) 식사는 규칙적으로 즐겁게 합시다.
(6) 가공식품, 정제된 식품, 인스턴트식품 대신 자연식품을 먹도록 합시다.
(7) 설탕과 콜레스테롤(동물성지방) 섭취를 줄입시다.
(8) 카페인, 탄산음료, 조미료, 식품첨가물, 방부제의 섭취를 줄입시다.
(9) 식이섬유(dietary fiber) 섭취를 보강합시다.

2. 탄수화물(Carbohydrate)

당질이라고도 하며 지방질 및 단백질과 함께 생물체를 구성하며 우리의 음식물로서 가장 중요한 영양소이다. 우리의 주식으로 곡류인 쌀, 밀가루 등도 당질이 주성분이며 에너지의 공급원으로서, 에너지 저장으로 중요한 영양소이고 또한 세포구성 물질도 된다.

우리 몸안에는 혈액중에 포도당(glucose)으로 0.1% 정도 들어있고, 당원질(glycogen)로 간과 근육 등에 저장되어 있다.

탄수화물은 C, H, O의 3원소로 되어 있으며 그 중 H와 O는 H_2O의 비로 된 화합물로서 일반식은 $C_n(H_2O)_m$로 표시한다.

1) 탄수화물의 분류

가수분해에 의하여 더 이상 분해되지 않는 화합물을 **단당류**(monosaccharide)라 하고 단당류 2분자가 결합하여 이루어진 **이당류**(disaccharide) 그리고 단당류의 여러 분자가 결합해서 생긴 **다당류**(polysaccharide)로 분류된다.

(1) 단당류

① 포도당(Glucose)

Dextrose라고도 하며 비교적 분자량이 적은 당으로서 탄소 6개로 된 육탄당으로 $C_6H_{12}O_6$의 분자식을 가지고 있다. 유리된 포도당은 감미가 있는 과실 특히 포도에는 20~30%가 들어있고 혈중에는 혈액 100ml당 70~100mg의 포도당이 함유되어 있다. 야채류의 양파, 완두콩, 감자, 고구마, 옥수수에도 들어 있다. 당질을 저장할 때는 전분(식물체내)이나 당원질(동물체내)로 변환시킨다.

② 과당(Fructose)

과실이나 꿀에 들어 있으며 당중에서 단맛이 가장 강하고 포도당으로 전환되어 몸안에서 당원질로 변하기도 한다.

③ Galactose

Galactose는 자연계에 존재하지 않으며 유당을 가수분해하면 생긴다. Galactose는 단백질과 결합하여 glycoprotein으로 동물 체내에 들어 있어 생리적으로 중요한 역할을 하며 뇌조직중에 galactose가 지방질과 결합한 galactolipid가 들어 있다.

따라서 뇌의 발육이 왕성한 유아가 galactose를 다량으로 필요하는 것은 당연하다. 수유부는 혈액에 의하여 운반된 포도당이 유선에서 변화를 받아 galactose로 되고 포도당과 결합하여 유당이 되어 분비된다.

(2) 이당류

식품에 함유되어 있는 이당류는 단당류 2분자가 결합하여 있으며 가수분해하면 2분자의 단당류를 형성하는데 다음과 같은 것들이 있다.

$$\text{Sucrose} \xrightarrow{\text{sucrase}} \text{glucose} + \text{fructose}$$

$$\text{Maltose} \xrightarrow{\text{maltase}} \text{glucose} + \text{glucose}$$

$$\text{Lactose} \xrightarrow{\text{lactase}} \text{glucose} + \text{galactose}$$

① 자당(Sucrose)

자당은 사탕수수나 사탕무우에 많이 들어 있고 산이나 효소에 의해 가수분해되어 동량의 glucose와 fructose가 된다. 이것을 전화당(invert sugar)이라고 하며 일반적으로 설탕이라고도 한다. 자당은 여러 식품 중에 널리 분포되어 있다.

② 맥아당(Maltose)

전분의 가수분해로 생기는 이당류로서 음식물로부터 섭취한 전분이 소화관 내에서 소화효소 diastase에 의해 소화되는 과정에서 발생할 뿐만 아니라 종자류 특히 곡류의 발아과정에서도 형성된다. 또 쌀과 감자의 전분에 효소 amylase를 작용시켜 제조한 감주나 물엿은 맥아당을 함유한다.

③ 유당(Lactose)

식물에서는 찾아볼 수 없고 포유동물의 유즙중에 있으며 그 양은 동물의 종류와 상태에 따라 다르다. 유당은 자당에 비하여 단맛이 덜하며 물에 잘 녹지 않고 위속에서는 발효되지 않아 많이 먹어도 위점막을 자극하지 않는다.

(3) 다당류

단당류 또는 그 유도체가 다수 결합해서 만들어진 고분자의 화합물로서 물에 잘 녹지 않고 colloid 모양이다. 가수분해되어 여러분자의 단당류가 된다. 다당류에는 전분(starch), 호정(dextrin), 당원질(glycogen), 이눌린(inulin), 섬유소(cellulose) 등이 있다.

① 전분(Starch)

전분은 곡류, 채소류의 구성성분이며 중요한 열량식품이다. 전분은 냉수에는 변화가 없고 열을 가하면 풀이 된다.

② 호정(Dextrin)

전분이 산이나 효소에 의해서 가수분해되어 맥아당으로 될 때에 생기는 중간 생산물이다. Dextrin은 구조에 있어서 전분이나 당원질과 흡사하며 혈액이 많이 손실되었을 때에 혈액 대용으로 사용된다.

약과 건강상식

32. 구취가 많이 나는 경우는?

입안에서 냄새가 나는 가장 흔한 원인은 구강의 불결에서 오는 경우가 많습니다. 그러나 구강 내를 청결히 하는 데도 불구하고 지속적으로 구취가 나는 경우는 구강내 부패성 병변 즉 구강내의 염증, 충치, 농양 등이 있는 경우가 있고 이럴 때는 다른 증상 등을 동반하는 경우가 많으며 적절한 원인 치료를 받는 것이 좋습니다. 그밖에 구강외의 질환으로 만성 편도염, 만성 위장염, 폐렴 등이 원인이 될 수도 있습니다.

③ 당원질(Glycogen)

동물체에는 주로 간, 근육과 다른 조직에 저장되어 있다. 소화관내에서 전분이 포도당으로 분해 흡수된 후 간장과 근육에 glycogen으로 저장된다. 한편 조직이나 근육에서 포도당이 연소되면 혈액속의 포도당이 줄어들고 이때 간장내 저장된 glycogen이 포도당으로 전환되어 혈액속으로 들어가서 보충되어진다.

④ 섬유소(Cellulose)

탄수화물 중에 가장 널리 분포되어 있는 것이며 식물의 세포막의 주성분이다. 이것은 물에 용해되지 않고 사람의 소화액 중에는 이것을 소화시키는 효소가 없으므로 영양가치는 별로 없으나 부피를 늘려주는 역할을 하여 장의 운동을 높여 변비를 예방하는데 도움이 된다.

⑤ 이눌린(Inulin)

다알리아의 구근, 우엉과 같은 데에 많이 들어있으며 가수분해하면 과당을 형성한다.

3. 단백질(Protein)

단백질은 세포질의 주성분이며 수많은 **아미노산의 결합체**로 질소를 함유한 고분자 화합물이며 생명유지와 발육 그리고 생체의 구성성분으로 대단히 중요시되는 물질이다. 인체의 구성을 보면 65%가 물이고 고형성분의 54%를 차지하는 단백질은 세포의 생활현상을 영위하는데 필수 불가결한 물질이다.

단백질은 다수의 효소 및 호르몬의 주성분으로서 생체내 반응을 촉진하고 조절하며 생체세포의 생성과 재생에 반드시 존재해야 한다. 또한 단백질은 유전자, 혈색소 등의 주성분이며 분해되면 에너지를 방출한다.

1) 단백질의 분류

단백질은 그 구성성분에 따라 다음과 같이 분류한다.

(1) 단순 단백질(Simple protein)

가수분해하면 아미노산만이 생성되는 것을 말한다.

① Albumin

동식물세포와 체액에 들어있고 물에 녹고 가열하면 응고한다. 알의 흰자위에 ovalbumin, 혈청에 serum albumin, 근육에 myogen 등이 있다.

② Globulin

동식물의 세포와 체액에 들어있으며 물에 녹지 않고 가열하면 응고한다. 알의 흰자위에 ovaglobulin, 혈청에 serum globulin, 췌장에 insulin 등이 있다.

③ Histon

동물체에만 있고 적혈구와 백혈구의 세포핵의 주성분으로 보통 핵산과 결합하여 존재한다.

(2) 복합 단백질(Conjugated protein)

단순단백질과 비단백질과의 결합체로서 생리적으로 대단히 중요한 의의를 갖는다.

① 핵단백질(Nucleoprotein)

단순단백인 protamin 혹은 histone과 핵산이 결합된 것으로 세포핵의 가장 중요한 성분이며 그 생리작용도 대단히 중요하다. 물에 녹지 않으나 알칼리 용액에 녹으므로 이것에 의하여 흉선이나 간장과 같은 핵이 많은 조직에서 추출이 가능하다.

핵단백질은 핵산의 오탄당(pentose)의 성질에 따라 둘로 나눈다.

ⓐ Deoxyribonucleic acid(DNA)

세포의 핵내에 있으며 유전자의 본체로 이중나선구조(helix)를 하고 있다. 유전에 중요한 역할을 하며 당으로는 deoxyribose며 염기는 adenine(A), guanine(G), cytosine(C) 및 thymine(T)로 되어 있다.

ⓑ Ribonucleic acid(RNA)

당은 ribose이며 염기는 thymine(T) 대신 uracil(U)로 되어 있고 그 외는 DNA와 동일하며 단백질합성에 관여하며 m-RNA, t-RNA 및 r-RNA가 있다.

② **당단백질(Glycoprotein)**

단순단백질과 당 그리고 유도체가 결합하여 이루어졌으며 점액(mucin), 혈액, 연골, 계란흰자에 들어 있다. 특히 동식물의 세포와 조직의 보호, 보강작용을 한다.

③ **인단백질(Phosphoprotein)**

아미노산내의 OH기에 인산기가 결합된 것으로 유즙중의 casein내에 들어 있다.

(3) 유도 단백질(Derived protein)

단백질이 효소나 산에 의해서 가수분해되어 아미노산이 되기까지의 중간생성물을 말한다. 그 종류는 peptone, peptide, proteose 등이다

2) 필수 아미노산

체내에서 합성할 수 없고 반드시 음식물로 공급받아야 하는 것을 **필수 아미노산**(essential amino acid)이라 하고 체내에서 다른 아미노산이나 또는 아미노산이 아닌 다른 물질로부터 합성할 수 있는 것을 **불필수 아미노산**(nonessential amino acid)이라고 한다.

현재 알려진 20여종의 아미노산 중에서 10종은 포유동물의 생명유지에 필수적이고 8종은 사람의 성인에게 필수적이다. 10종의 필수아미노산 중에서 1가지만 부족해도 식욕감퇴, 피로, 신경과민 등의 증상이 나타난다. 필수아미노산의 공급원은 동물성 단백질이 우수하고 식물성 단백질은 필수아미노산의 함량이 부족하다(표 13-1).

| 표 13-1 | 아미노산 종류

필수 아미노산	불필수 아미노산
Isoleucine	Glycine
Leucine	Glutamic acid
Lysine	Aspartic acid
Methionine	Proline
Phenylalanine	Alanine
Threonine	Serine
Tryptophan	Tyrosine
Valine	Asparagine
Histidine(어린이만 필수)	Glutamine
Arginine(어린이만 필수)	Cysteine

약과 건강상식

33. 혀에 하얗게 무엇인가 끼어요?

건강한 사람에서는 보통 빨간 유두가 보이는 것 이외에 사상유두가 각화한 부분이 약간 흰색을 나타내는 것을 볼 수 있습니다. 그러나 구강이 불결한 상태이거나 위질환이 있을 때는 회백색의 두꺼운 태를, 장티푸스 등의 열이 많이 나는 질환에서는 암갈색의 태를 볼 수 있습니다. 또한 구강을 침범하는 각종 세균성, 바이러스성, 그리고 전신적 질환에 의하여도 발생할 수 있습니다. 이러한 태는 조직학적으로 박탈된 표피, 식물의 찌꺼기, 세균 등으로 되어 있다고 하며, 음식물 및 약물의 색소에 영향을 받을 수 있습니다.

4. 지방질(Lipid)

지방질은 화학적으로 **지방산과 그 유도체**를 주성분으로 하는 천연화합물이다.

생체의 성분이며 몸안에서 지방조직을 보충하고 주로 에너지 공급원으로서 같은 양의 단백질이나 탄수화물보다 2.2배 즉 1g의 지방질이 연소될 때 얻어지는 열량은 9.3Kcal나 된다. 인체내에서 지방질은 주로 피하지방으로 저장되며 그 외에 뇌나 신경계통의 세포중에 많이 있으며 세포내에 여러 기능에 관여하고 있다.

1) 지방질의 분류

지방질은 그 구성 성분에 의해 다음과 같이 분류한다.

(1) 단순 지방질(Simple lipid)

단순지방질은 가수분해하면 지방산(fatty acid)과 glycerol로 분해되며 지방산과 glycerol과의 에스텔(ester)을 glyceride라고도 한다.

① 중성지방(Neutral fat, triglyceride)

중성지방은 3분자의 fatty acid와 1분자의 glycerol을 함유한 지방으로 동물성 중성지방과 식물성 중성지방으로 구분된다. 동물성 중성지방은 소기름, 돼지기름, 유지방, 어류의 간유 등이 이에 속하며 식물성 중성지방은 야자유, 면실유, 올리브유 등이 이에 속한다.

② 밀납(Wax)

지방산과 고급 알코올과의 에스텔이다. 밀납은 공기중에서 변질되지 않고 세균이 침범되지 않으며 동식물의 표면에 있어 건조를 방지하고 체온유지에 관여한다.

(2) 복합 지방질(Compound lipid)

① 인지질(Phospholipid)

Glycerol 1분자, 지방산 2분자 그리고 인산이 결합하여 이루어져 있고 세포막의 주성분이며 특히 신경계통(뇌세포, 신경조직), 간장, 골수, 체액 등에 많이 들어 있다.

② 당지질(Glycolipid)

일반적으로 galactose가 들어 있고 인산과 glycerol은 함유되어 있지 않다. 주로 뇌신경에 많이 있으며 세포구성에 관여하고 있다.

③ 지단백(Lipoprotein)

주로 지방산과 단백질의 복합체로 혈중에 많이 존재한다. **Chylomicron**, **VLDL**(very low density lipoprotein), **LDL**(low density lipoprotein), **HDL**(high density lipoprotein)의 4가지 형태가 있다.

(3) 유도 지방질(Derived lipid)

유도지방질은 지질이 가수분해되어 얻어진 것들을 말하며 물에 용해되지 않으나 유기용매에 녹는 것은 모두 여기에 속한다.

① 지방산(Fatty acid)

지질을 구성하는 유기산을 지방산이라고 하며 일반적인 지방산은 탄소원자수가 짝수로 일반식은 $C_nH_{2n}O_2$인데 탄소 n에 대하여 수소의 n가 2배가 된 것은 **포화지방산**(saturated fatty acid)라고 하며 탄소의 증가에 따라 융점이 상승하고 공기중에서 고체상태이며 주로 동물성지방이다. **불포화지방산**은 같은 탄소수에 해당되는 포화지방산보다 융점이 낮고 액체상태이며 식물성지방이다. 불포화지방산 중 linoleic acid, linolenic acid 및 arachidonic acid의 3종을 **필수지방산**(essential fatty acid)이라고 하며 동물의 생존에 불가결한 것이다.

② Glycerol

수용성의 물질로 중성지방의 구성성분이며 탄수화물과 상호전환이 가능한 물질이다.

약과 건강상식

34. DHA란?

DHA는 오메가 3계의 불포화 지방산으로 뇌세포의 구성성분입니다. 그 기능은 두뇌 발달을 촉진하고 노인성 치매를 예방하며 신경계의 발달과 기억, 학습기능을 향상시킬 뿐만 아니라 눈의 반사능을 향상시키고 그밖에도 암을 예방하고 알레르기를 방지하는 등으로 알려져 있습니다. 이들 작용을 원활히 수행하기 위하여 체내에서는 주로 뇌의 신경계통, 눈의 망막세포, 심장 근육, 식균작용과 면역기능을 가진 백혈구의 호산구 그리고 생식능력을 증진시키는 정자 등에 다량 포함되어 있습니다. 이 지방산은 생선이나 조개와 같은 어패류의 기름에 많이 포함되어 있는데 특히 참치나 다랭이, 꽁치, 정어리, 전갱이 등의 등 푸른 생선에 다량 함유되어 있으며 부위별로는 생선의 머리부분과 눈에 많습니다.

③ Cholesterol

담즙의 주성분이며 steroid 호르몬과 vitamin D를 합성한다. 또한 동물의 뇌신경, 신장, 간장, 비장 등에서 발견되고 계란의 난황속에 많이 들어 있다.

④ Sterol

대부분 에스텔로서 세포속의 구성성분이 되며 일부는 유리된 상태로 체액속에도 있다. 화학구조상 담즙산, 성호르몬, 비타민 D 및 부신피질호르몬 등을 구성하는 성분으로 중요하다.

(4) 트랜스지방(Trans fat)

액체 상태의 식물성 기름을 마가린이나 쇼트닝 같은 유지나 마요네즈소스 같은 양념 등 고체, 반고체 상태로 가공할 때 산패를 억제할 목적으로 수소를 첨가하는 과정에서 생성되는 지방산을 일컫는다. 트랜스지방산을 많이 섭취할 경우, 포화지방산과 마찬가지로 체중이 늘어나고, 해로운 콜레스테롤인 저밀도지단백(LDL)이 많아져 심장병, 동맥경화증 등의 질환이 생긴다. 또 간암, 위암, 대장암, 유방암, 당뇨병과도 관련이 있는 것으로 밝혀지는 등 트랜스지방산의 유해성을 경고하는 연구 결과들이 잇따르고 있다.

식품 가운데는 마가린, 쇼트닝, 마요네즈소스, 파이, 피자, 도넛, 케이크, 쿠키, 크래커, 팝콘, 수프, 유제품, 어육제품 등에 많이 들어있는 것으로 알려져 있다. 이런 위험성 때문에 미국식품의약국(FDA)을 비롯해 세계 각국에서는 트랜스지방산 함량 표시제를 의무화하고 있다. 트랜스지방 하루 권장량은 하루 총칼로리의 1% 미만(2.2g) 권장된다.

5. 무기질(Mineral)

광물질이라고도 하며 인체를 구성하는 유기물의 구성 원소인 C, H, O, N를 제외한 다른 원소를 총칭하여 말한다.

무기질은 화학적으로 에너지를 갖지 않으나 효소를 활성화시키며 혈색소, 호르몬, 조효소 및 비타민 등의 물질을 구성하는 성분으로서 생체의 발육과 생리적 기능을 조정하는데 필요한 영양소이다.

주요 무기질의 생리작용과 함유식품은 표 13-2와 같다.

| 표 13-2 | 무기질의 생리작용과 함유식품

무기질	생 리 작 용	함 유 식 품
칼슘(Ca)	뼈와 이의 구성성분, 혈액응고에 관여, 심장, 신경 및 근육의 활성조절, 효소의 형성 및 유즙 생산에 관여	아스파라거스, 콩, 치즈, 크림, 노른자위, 우유
염소(Cl)	삼투압 조절, 효소의 활성에 관여 위에서 HCL(위액)의 형성	빵, 버터, 밀크, 치즈, 대합, 계란, 햄, 김치, 식염
코발트(Co)	정상적 식욕 및 성장에 관여, 빈혈의 방지, 근위축의 방지	간, 해산물, 흉선
구리(Cu)	혈색소의 형성, 조직호흡에 관여	밀, 코코아, 간, 버섯, 굴, 완두콩, 작은 새우
요오드(I)	갑상선호르몬의 성분, 기초대사량의 조절	생선, 굴, 작은 새우, 미역, 김, 다시마
철(Fe)	혈색소의 형성, 산소운반 및 조직호흡에 관여	살구, 콩, 노른자위, 쇠고기, 심장, 신장, 간, 밀
마그네슘(Mg)	근육의 활성조절, 효소의 활성에 관여, 신경안정, 뼈의 구성	콩, 밀, 양배추, 초콜렛, 귀리, 호두, 완두콩, 시금치
인(P)	이 및 뼈의 구성에 관여, 혈액 내에서 완충제의 역할, 모든 세포의 필수 구성성분	콩, 치즈, 코코아, 계란, 간, 우유, 완두콩, 밀, 건포도
칼륨(K)	정상발육 및 근육의 기능유지, 삼투압 유지, 완충제 역할, 심장박동수 조절, 신경전도	콩, 밀, 올리브, 감자, 시금치
나트륨(Na)	삼투압 조절, 완충제 역할, 수분의 과잉 소실 방지, 신경전도	쇠고기, 빵, 치즈, 굴, 시금치, 식염, 밀싹
유황(S)	단백질 합성, 아미노산 성분	콩, 밀, 치즈, 코코아, 계란, 생선, 살코기, 호두, 완두콩
아연 (Zn)	정상발육 및 조직호흡에 관여	콩, 간, 완두, 시금치

6. 비타민(Vitamin)

Vitamin이란 미량이지만 생물의 생명유지에 절대로 필요한 필수물질이며 만일 부족하면 여러 가지 결핍증(avitaminosis)이 일어난다. Vitamin은 일반적으로 생체내에서 합성하지 못하므로 외부로부터 음식물을 통해 섭취해야 한다

지용성과 **수용성 vitamin**으로 분류할 수 있으며 수용성 vitamin은 대부분 생체내 대사과정에 관여하는 각종 효소의 **조효소**(coenzyme)로 작용한다.

결핍증은 섭취의 부족, 장내흡수의 장애, 생체 요구량의 증가에 의해 나타나며 일부 vitamin은 치료목적에 사용하기도 하며 과량의 vitamin 섭취는 부작용을 일으키기도 한다.

1) 지용성 비타민(Fat soluble vitamin)

(1) Vitamin A

Carotene에는 α, β, γ의 3가지 형이 있고 동물의 간, 장점막에서 vitamin A로 변한다. 그러므로 vitamin A의 전구물질(provitamin A)이 carotene이다.

눈의 간상세포(rod cell)의 성분인 시홍(rhodopsin)의 재합성을 항진한다. 즉 vitamin A는 효소적으로 retinaldehyde로 변화한 후 단백질인 opsin과 반응하여 rhodopsin을 형성하고 이것은 광선에 의하여 다시 분해한다. 피하조직의 유지와 뼈, 치아의 성장에 필요하며 모든 점막의 변성각화, 손상을 방지한다.

결핍증은 각화증, 안구건조증, 야맹증으로 rhodopsin의 형성이 감소되어 특히 어두운 곳에서 시력이 약해진다.

과잉증은 식욕부진, 신경과민증, 소양증, 탈모증, 축동, 간장 및 비강의 증대, 뼈의 증식 등을 나타낸다.

간유, 버터, 달걀, 인삼, 우유, 야채 등에 많이 함유되어 있으며, 1일 필요량은 5,000I.U이다.

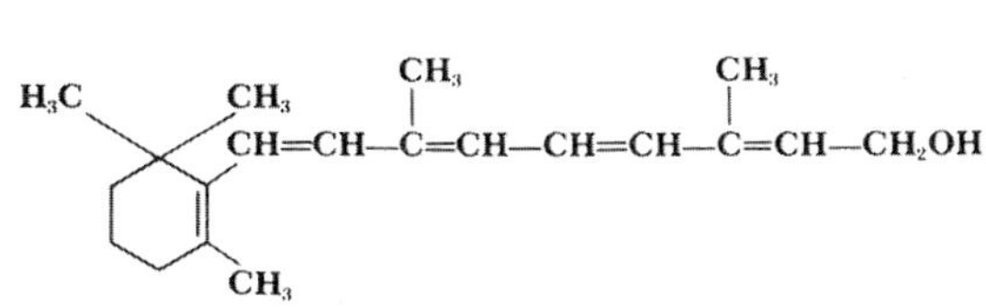

Vitamin A

(2) Vitamin D

D_2(ergocalciferol)과 D_3(cholecalciferol)가 있으며 칼슘 및 인산의 장관에서의 흡수를 항진시키고 혈중농도를 증가시킨다.

결핍증은 구루병, 골연화증, 임신부, 수유부의 골격과 치아에서 석회탈락과 혈액의 응고능력의 저하 등이 일어난다.

과잉증은 탈모, 체중감소, 설사, 경련을 일으키고 장위축, 대동맥, 심장, 폐 및 신장에 석회침착을 초래한다.

간유, 간, butter, 우유, 난황 등에는 D_3가 많고 효모, 버섯에는 D_2의 provitamin D가 들어 있다. 소아에서는 1일 400I.U, 성인의 경우 자외선(UV) 조사에 의해 피부에서 합성되므로 옥외활동을 하는 것으로 충분하다.

(3) Vitamin E(Tocopherol)

α, β, γ - tocopherol 중 α - tocopherol의 활성이 높다. Tocopherol이란 임신과 관계있는 단어이고 toco는 아이를 낳는다라는 뜻이다. Vitamin E는 linolenic acid 및 linoleic acid 등의 불포화지방산에 대한 산화방지작용이 강하다

결핍증은 남성은 배세포의 퇴화가 나타나고 여성은 유산이 된다. 동물에는 각종 결핍증이 더 잘 나타나는 데 주로 생식기능장애, 생식불능, 근위축증 등이고 심하면 각 조직의 O_2 소모량이 증가되는데 이는 체내에서 tocopherol이 산화방지제로서 작용하기 때문이고, 부족으로 체내산화가 항진하는 까닭이다.

곡물의 배아에 많고 소맥, 미배아유, 푸른잎야채, butter, 난황 등에 많이 함유되어 있다. 성인의 1일 권장량은 25~30mg이다.

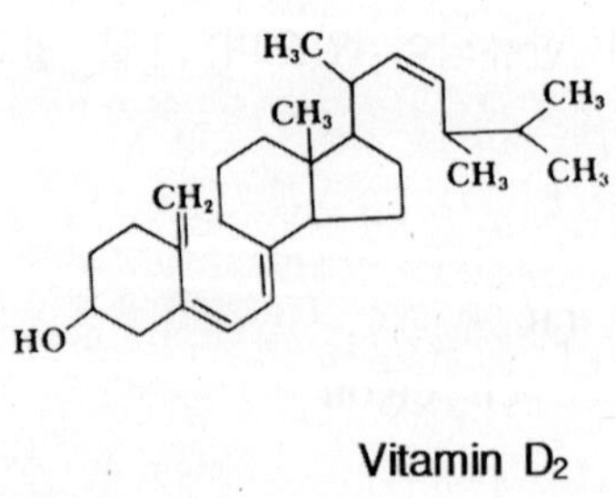

Vitamin D_2

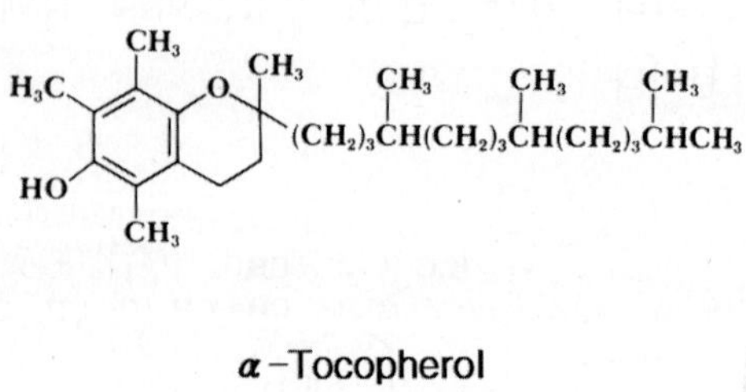

α-Tocopherol

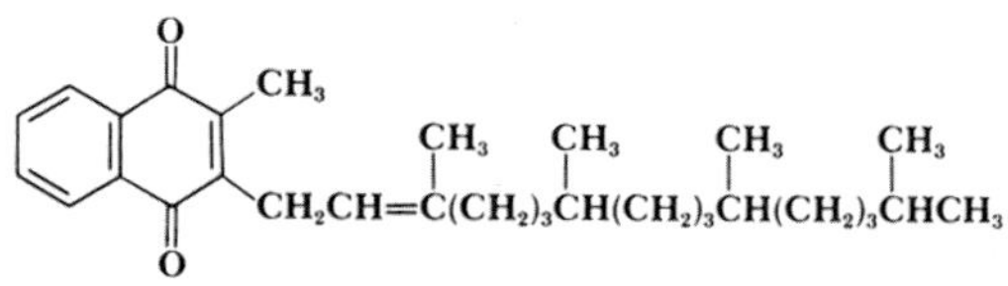

Vitamin K_1

(4) Vitamin K

엷은 황색의 고체로 구조적 차이에 따라서 K_1, K_2, K_3 등이 있는데 K_1, K_2는 천연품이고 K_3(menadione)는 합성품으로 K_3는 K_1보다 2배, K_2보다 3배의 유효성을 갖는다. vitamin K는 간에서 prothrombin 합성을 촉진하고 혈중 prothrombin치를 정상으로 유지하며 혈액응고 촉진작용이 있다.

결핍증은 혈중 prothrombin의 감소를 일으켜 혈액응고시간이 지연되고 약간의 자극에 의하여 쉽게 출혈이 일어난다.

조산아에 과량 투여하면 황달과 치명적인 핵황달을 일으킨다. K_1은 녹색야채 등에, K_2는 간 등에 존재하며 장내세균에 의해 합성도 가능하다.

2) 수용성 비타민(Water soluble vitamin)

(1) Vitamin B_1(Thiamine)

Vitamin B_1은 cocarboxylase의 구성성분으로 pyruvic acid가 acetate로 되는 탈탄산반응에 필요하므로 탄수화물 대사에 필요한 물질이다

결핍증은 각기(beriberi), 식욕부진, 오심, 장무력증, 말초신경장애와 정신장애 등을 나타내며 효모, 맥아, 돼지고기, 동물의 간, 심장 등에 많다. 성인 1일 필요량은 1.5 mg이다.

(2) Vitamin B_2(Riboflavin)

Riboflavin은 황색의 수용성 vitamin으로 생체내에서 조효소인 FAD(flavin adenine dinucleotide)와 FMN(flavin mononucleotide)의 구성성분이다.

Kreb's(TCA) cycle에서 수소운반, 지방산의 분해, 신경계에서 pyruvic acid의 산화 환원계에서 조효소로 작용한다.

결핍증은 구각염, 구순, 구내염, 각막염을 일으키며 효모, 신선한 야채, 계란, 간, 고기, 우유, 유산균 등에 많이 함유되어 있다. 성인 1일 필요량은 2mg이다.

(3) Vitamin B_6(Pyridoxine)

Vitamin B_6군은 pyridoxine, pyridoxal, pyridoxamine 등의 세가지 형태가 있다. 생체내에서 활성화되어 효소계에서 필수적인 조효소로 되어 생체내의 단백질 대사에 중요한 역할을 한다.

결핍증은 피부염, 경련성 발작, 말초신경염, 빈혈 등을 일으킨다.

(4) Nicotinic acid(Niacin)

생체 내에서 NAD(nicotinamide adenine dinucleotide, coenzyme Ⅰ)와 NADP (nicotinamide adenine dinucleotide phosphate, coenzyme Ⅱ)로 수소와 전자를 전달하면서 산화환원계의 조효소로 작용한다.

결핍증은 pellagra을 일으킨다. 증상은 일광에 노출되는 안면, 경부, 족부 등에 색소 침착을 동반하는 피부염과 설염, 구강염, 설사, 위장염 등을 나타낸다.

동물의 간, 신장, 근육, 효모, 낙화생, 소맥(배아) 등에 많이 들어있다. 1일 필요량은 13~20mg이다.

(5) Pantothenic acid

Coenzyme A의 구성성분으로서 acetylcholine 합성과 기타 Kreb's cycle의 첫단계, 지방산의 대사 및 아미노산 합성에 관여한다.

결핍증은 동식물 식품에 널리 분포되어 있고 위장내의 대장균이 이 비타민을 합성하여 숙주(host)에게 공급하기 때문에 결핍증은 드물다. 동물에서는 피부염, 부신괴저, 중추신경장애, 탈모증, 간변성이 올 수 있다.

특히 난황, 신장, 간, 효모, yeast, 봉밀에 많고 콩, 땅콩에도 함유되어 있다. 1일 필요량은 10~15mg이다.

(6) Vitamin C(Ascorbic acid)

L형이 활성형이며 dehydroascorbic acid와 산환환원계를 형성한다. 강한 환원형 물질로서 많은 효소활동에 적합한 산화, 환원 조건을 유지시킨다. 콜라겐의 합성과 감기의 예방과 회복에도 효과가 있다.

결핍증은 괴혈병, 모세혈관 결체조직 및 뼈를 약화시키는 증상을 나타낸다. 과량투여로 요로결석, 뇨의 산성화, 요로결석을 일으킬 수 있으며 오심, 구토, 설사 등의 위장 장애도 일으킬 수 있다. 신선한 야채와 과일중에 많이 함유되어 있다.

약과 건강상식

35. 요로결석은 어떻게 치료하나요?

요로결석은 신장, 요관 혹은 방광 등의 비뇨기계에 결석이 생긴 병적 상태로 일반적으로 10명중 1~2명에서 일생을 사는 동안 적어도 한번 이상 발병할 수 있는 매우 흔한 질환입니다. 대부분의 요로결석은 신장에서 만들어지나 움직인 정도에 따라 신장, 요관 또는 방광에서 발견됩니다. 그 증상이 다양하지만 옆구리에 통증이 오고 구토증세와 피가 섞인 소변을 보게 되는 등의 증상으로 병원을 찾게 됩니다.

결석의 치료는 결석의 크기가 작고 결석에 의한 2차적인 합병증이나 요로계통에 별다른 이상이 없는 경우에 물을 많이 먹거나, 이뇨제, 술 등을 이용하여 자연 배출시키며, 자연배출이 되지 않는 결석은 전에는 수술로 치료하였으나 현재는 5~10% 정도에서만 이 방법이 선택됩니다. 체외충격파 쇄석술로 신장, 요관, 방광 등 요로에 생긴 결석을 수술을 하지 않고 외부에서의 충격파만으로 깨서 흘러내리게 하는 방법으로, 마취나 통증이 없는 칼을 안 대는 수술 방법입니다.

(7) Vitamin P(Flavonoid)

Flavin 유도체를 vitamin P라고 하며 이들 화합물을 flavonoids라 부른다. 이 유도체들은 rutin, hesperidin, myricetin, hesperidin, methyl chalcone 등이다

Ascorbic acid와 더불어 모세혈관의 투과성을 저하시키는 작용이 있어서 확산인자인 hyaluronidase의 작용을 저해시키며 혈관의 저항력을 증가시키고 혈압을 하강시킨다.

결핍증은 모세혈관의 저항성이 감소되고 투과성이 증진되어 피부와 점막에 점모양의 출혈이 생긴다. 레몬, 오렌지 등에 많이 함유되어 있다.

(8) Vitamin B_{12}

Cyanocobalamin, hydrocobalamin, methylcobalamin 등이 있으며 악성빈혈의 외인성인자이다. 엽산과 더불어 세포 DNA 합성에 필요하며 엽산대사에도 필요하다.

(9) Folic acid

엽산은 체내에서 tetrahydrofolic acid로 환원되어 DNA 합성에 관여하며 부족시 거대적아구성 빈혈을 일으킨다. 신선한 녹색야채와 과일, 효모, 간, 고기에 많이 함유되어 있다.

7. 기초대사율(Basal metabolism rate ; BMR)

대사에 영향을 미치는 신체 내외의 조건을 될 수 있는한 제거한 기초조건에서의 대사를 기초대사라고 하며 생존에만 필요한 대사이다. 단위시간에 대한 기초대사량을 기초대사율이라고 한다.

1) BMR의 조건

BMR의 측정에는 다음 기초조건이 필요하다.

(1) 식사후 적어도 12~24시간 후에 한다.

(2) 20~25℃의 쾌적한 실내에서 한다.

(3) 안정상태로 누워 있는 자세로 한다. 측정당일은 운동을 하지 않고, 측정전 30분 이상 안정을 취하고 측정한다.

(4) 눈을 뜨고 측정한다.

BMR은 반드시 최소대사율이 아니고 수면중에 대사율은 작다. 편의상 위의 조건 밑에서 측정한 것을 기초대사율이라고 하며 단위는 [Kcal/m^2/hr]으로 m^2은 체표면적을 뜻한다.

2) BMR에 영향을 미치는 요인

(1) 성과 연령

체표면적 1m^2당 1시간의 BMR은 20세 남자는 약 41Kcal, 여자는 38Kcal로 연령이 증가함에 따라 감소한다. 소아는 50~53Kcal, 신생아는 오히려 적어서 25Kcal이다. 여자는 임신이나 월경에 의해서도 변화한다. 특히 임신후기나 수유중에는 증가한다(표 13-3).

(2) 식 사

완전히 안정상태에서도 음식물을 섭취하면 대사가 증가한다. 이 증가한 발열량은 근육운동중의 에너지로서는 이용되지 않는다. 따라서 음식물 감량으로 BMR도 저하한다.

| 표 13-3 | 기초대사량

나 이	남자(Kcal/㎡/hr)	여자(Kcal/㎡/hr)
10~12	51.5	50.0
12~14	50.5	46.5
14~16	46.0	43.0
16~18	43.0	40.0
18~20	41.0	38.0
20~40	39.5	36.5
40~50	38.5	36.0
50~60	37.5	35.0
60~70	36.5	34.0

(3) 온 도

체온이 1℃ 상승하면 대사율은 약 10% 증가한다.

온도가 저하하면 체온이 떨어져 BMR은 감소하지만 20℃ 이하가 되면 체온조절 기전이 작용해 대사율이 바뀌어 높아진다. 또 기압이 낮은 곳에서는 BMR이 떨어진다.

(4) 호르몬

Thyroxine이나 adrenaline의 분비가 높아질 때는 BMR이 증가한다. 정신적 흥분에 의한 adrenaline의 분비는 역시 BMR을 증가시키며 반대로 수면중에는 감소한다.

(5) 약 물

Caffeine 등 흥분제는 BMR을 증가시키고 morphine이나 barbiturates는 감소시킨다.

3) 에너지 대사율

기초대사율을 1로 하였을 때 신체활동에 따른 에너지 대사율은 표 13-4와 같다.

| 표 13-4 | 신체활동에 따른 에너지 대사율

신체활동	에너지 대사율
기초대사율	1.0
앉음(휴 식)	1.2
앉음(작업중)	1.4
서 있 음	1.6
보 행	2.4
구 보	4.7
질 주	7.0
마라톤경주	14.5
100m 경주	208.0

8. 비만(Obesity)

비만은 체내 지방조직량이 정상 이상으로 증가한 상태로 정상치의 10~20%를 과체중, 20% 이상을 비만이라 부른다. 비만의 원인은 영양의 과잉 섭취와 운동부족으로 섭취하는 칼로리량이 너무 많고 그에 비해 소비하는 칼로리량이 적은 탓이다. 비만도 측정에 흔히 쓰이는 계산법이 체질량지수(Body Mass Index; BMI)로 체내에 쌓인 지방의 정도를 측정할 수 있으며, 아시아인은 23-25는 과체중, 25이상이면 비만이다.

BMI(kg/m^2) = 체중(kg)/신장^2(m^2)×신장(m)
비만도(%) = (실제체중 - 표준체중)/표준체중×100
표준체중 = (신장cm - 100)×0.9

1) 비만의 원인

일반적으로 비만은 생리적, 심리적, 사회적 요인들이 복합적으로 상호관련되어 발생한다.

(1) 부모가 모두 비만인 어린이의 80%가 비만이다.
(2) 시상하부에 있는 식욕 및 포만중추가 먹는 행위를 조절하므로 시상하부에 병변이 있을 때 비만해진다.
(3) 갑상선기능저하증, 당뇨병, 쿠싱증후군 등의 질환시 체중이 증가한다.
(4) 기초대사 및 신체활동을 통해 칼로리 섭취가 소비를 초과할 때 체중이 증가한다.

(5) 스트레스를 과식으로 대처하는 경우 비만이 될 수 있다.
(6) 잘못된 식생활과 운동부족이 비만의 원인이 된다.

2) 비만의 치료

치료목표는 신체 지방성분의 감소, 체중감소 그리고 바람직한 표준체중 유지를 들 수 있다.

(1) 식이요법

식이요법은 가장 중요한 체중감소 방법이다. 비만이 아닌 사람들 사이에서 조차도 식이요법이 널리 받아들여지고 있다. 튀긴 음식, 단것, 식사간 간식을 삼가하여 하루 3회 규칙적이고 균형된 식사를 함으로써 체중을 감소시키거나 계획된 식사를 소량 자주하는 방법을 이용할 수 있다.

식이에 관한 계획을 지키는 것은 어렵다. 음식에 대한 유혹을 떨치기 힘들거나 사회적인 압박을 받을 수도 있다. 따라서 주위 사람들의 도움이 중요하다. 식이요법은 각 개인마다 다른데 체중유지에 필요한 요구량보다 낮은 칼로리를 섭취하되 탄수화물은 줄이고 단백질은 늘려야 한다.

약과 건강상식

36. One food(단일 식품) 다이어트란?

특정 한 가지 식품만 먹는 다이어트가 있는데, 예를 들면 포도 다이어트, 효소 다이어트, 우유 다이어트, 팝콘 다이어트 등이 있습니다. 이러한 다이어트는 체중을 줄이는 데는 일시적으로는 효과가 있는 편이나 매우 위험할 수 있습니다. 이런 단일 식품 다이어트의 원리는 한 가지 영양소만 공급함으로써 정상적인 대사과정을 방해하여 영양소의 균형이 깨어지도록 유도하거나, 필요한 영양소의 절대량을 감소시켜 체지방을 분해하도록 하는 것입니다.

이러한 다이어트의 방법은 신체에 심하게 무리가 생기며 지방의 분해 대신 체단백의 분해를 초래하기 쉽습니다. 우리의 몸은 주요 식품군인 곡류 및 전분류, 채소 및 과일류, 고기, 생선, 계란, 우유 및 유제품, 유지 및 당류를 모두 필요로 하므로 여러 식품을 골고루 먹어서 섭취해야 합니다. 그러므로 체중을 줄이기 위하여 다이어트를 하는 방법으로는 영양소가 골고루 함유되고, 열량만을 감소시킨 식사를 하는 것이 바람직하다.

약과 건강상식

37. 요요현상이란?

비만인 사람이 체중 감량 후에 다이어트 프로그램이 끝나면 다시 체중이 증가하는 현상입니다. 체중을 줄이기 위해 열량 섭취를 줄이면 자연히 기초대사량도 감소하고 몸이 거기에 적응을 하는 것입니다. 그러다가 다이어트 후에 다시 평소처럼 음식을 먹으면 똑같은 양의 음식을 먹어도 기초대사량이 이미 감소한 상태이기 때문에 몸은 여분의 에너지가 더 많다져 체중이 다시 증가하는 것입니다. 이것을 막기 위해서는 장기간에 걸쳐서 서서히 체중을 감량하고, 기초대사량을 늘이기 위해서 운동을 하는 것이 바람직합니다.

(2) 운 동

식이요법과 운동을 병행하면 근육조직보다는 지방조직의 감소를 촉진시킨다. 또한 운동은 혈장 인슐린과 지방치에 영향을 주고 근력을 증진시키며 관상동맥 순환을 증가시키고 정신적 안정을 도모한다.

운동의 종류와 양은 개인의 능력과 기호에 따라 계획한다. 가볍게 걷기가 권장되는데 다른 사람과 함께 할 수 있다면 받아들이기가 쉬울 것이다. 걷는 거리는 점차로 증가시키도록 한다. 비만인 사람을 위해 계획된 단체운동과 수영 역시 효과적이다.

(3) 행동수정

행동수정의 목적은 체중감소를 위한 식사습관의 변화를 도모하는데 있다

① 집안에 있는 간식들을 없앤다.
② 먹으면서 독서하거나 TV 시청을 피한다.
③ 음식을 씹는 동안 수저, 젓가락을 내려놓는다.
④ 한입에 적은 양의 음식을 섭취한다.
⑤ 먹는 시간을 길게 하도록 부드러운 음식보다는 씹는 음식을 먹는다.
⑥ 식사와 함께 물을 마신다.
⑦ 고기를 먹고 난 후에 밥을 먹지 말고, 밥과 고기를 같이 먹는다.

약과 건강상식

38. 살 빠진다고 좋아하지 마십시오?

비만인 사람에게서 살이 빠진다는 것은 환영할 만한 일이나 본인이 일부러 체중 감소를 시도하지 않으면서 3~6개월 이내에 평상시 체중의 약 10% 이상 빠진다면 중요한 질병을 가지고 있을 가능성을 고려해야 합니다. 체중의 증감은 건강과 깊은 관계를 가지며, 건강 상태의 척도로 이용됩니다. 체중 감소의 원인은 정신과적 질환이 20~30%, 악성 종양이 약 20%, 위장관 질환이 약 10%, 갑상선기능항진증이나 당뇨병 등의 내분비 질환이 10~15%를 차지하고 25~35%에서는 특별한 원인을 찾을 수 없습니다.

악성 종양의 경우는 특이한 증상없이 계속 체중 감소를 보이는 경우가 많은데, 이는 암세포의 증식으로 기초대사 즉, 체내 에너지 소비가 증가하고 암조직이 체중감소를 유도하는 물질을 분비합니다. 음식 섭취량이 줄지 않았거나 오히려 증가 했는데도 체중이 줄었다면 당뇨병, 갑상선기능항진증 등의 내분비 질환을 고려해야 하는데, 이들 질환은 체내 에너지 소모량이 많아 체중을 줄이는 요인으로 작용하기 때문입니다. 이 밖에도 우리가 흔히 복용하고 있는 이뇨제, 부정맥 치료제, 항고혈압제, 항우울제, 변비약 등의 약물 부작용으로도 체중 감소가 올 수 있으므로 원인을 찾아 치료하는 것이 바람직하겠습니다.

(4) 약물요법

① Lipase 억제약

ⓐ Orlistat(Xenical)

위장관내의 지방분해효소인 lipase을 장시간 가역적으로 억제하여 체내지방의 흡수를 30% 정도 억제한다. 일반적으로 지방을 섭취하지 않을 경우 복용할 필요가 없다. 저칼로리 식이와 함께 체중유지를 위한 비만치료에 식수 1시간 이내에 1회 120mg을 1일 3회 경구투여한다.

부작용으로 유상배변, 배변증가. 배변실금, 복부팽만. 복통, 오심, 구토, 상부호흡기감염 등이 나타날 수 있다.

② 식욕중추억제약

시상하부의 식욕중추를 억제하여 식욕을 억제하여 식이요법의 성공률을 높이고 효과적으로 체중감량을 유도할 수 있다.

ⓐ Phentermine(Furimin), Phendimetrazine(Furing), Diethylpropion(Dipion)

식욕억제제로 중추신경흥분제인 암페타민과 구조적으로 유사하며, 시상하부에서 카테콜아민의 방출을 자극하여 식욕을 억제한다.

부작용으로 향정신성의약품으로 의존성이 생기며, 장기사용시 1차 폐동맥고혈압, 심작판막증, 극도의 피로, 우울증, 불면증, 정신분열증 등 심각한 부작용을 초래할 수 있어 남용해서는 안되며, 4주 정도의 단기요법만 허가되고 있다.

용량으로 phentermine은 1일 1회 37,5mg을 식전 혹은 식후 1~2시간 후 복용하며, phendimetrazine은 1회 35mg을 1일 2~3회, diethylpropion은 1일 25mg을 1일 3회 경구투여한다.

ⓑ Mazxindol(Mazanor)

식욕억제제로 중추신경에서 norepinephrine과 dopamine의 대사를 조절함으로서 식욕을 억제한다. BMI 27kg/m^2 이상인 비만환자의 단기요법(4주)으로 1회 1mg을 1일 3회 식사 1시간 전 또는 1일 1회 1~2mg을 아침식사 1시간 전에 경구투여한다.

③ 기타약물

ⓐ Orthosiphon(Arbol)

천연생약성분으로 지방합성과 흡수를 억제하고, 이뇨효과로 부종을 현저히 감소하여 비만 또는 과체중시 체중감소를 위한 보조약물로 1회 powder를 2~3g을 1일 2~3회 150ml의 물에 우려내어 복용한다.

ⓑ Green tea

녹차추출물로 비만 또는 과체중시 체중감소를 위한 보조약물로 orthosiphon와 함께 사용하며, 1회 250~500mg을 1일 3회 큰 컵으로 물 한 컵과 함께 복용한다.

약과 건강상식

39. 거식증이란?

스스로 먹는 것을 거부하는 증상으로 체중이 감소하고, 거식증의 특징은 과체중에 대한 두려움이 강하여 음식을 먹지 못하여 거식증 환자는 대부분이 사춘기나 젊은 여성이 많습니다. 이들은 처음에는 디저트 같은 고열량 음식과 빵, 감자같은 전분음식을 먹지 않다가 우유, 육류, 과일 같은 음식도 먹지 않게 되며 대부분 생야채나 드레싱 없는 샐러드만를 먹습니다. 또 다른 행동으로는 지나친 운동, 구토, 하제를 복용하게 됩니다. 거식증은 스트레스나 가족 불화 등 심리적 압박으로 인해 생길 수가 있기 때문에 원인을 찾아내고 영양적 치료와 함께 심리적인 치료가 병행되어야 합니다. 체중이 감소하고 심한 경우 영양부족으로 사망에 이르기도 합니다.

약과 건강상식

40. 폭식증이란?

짧은 시간에 많은 음식을 한꺼번에 먹고 나서 열량을 없애기 위해 억지로 구토를 합니다. 폭식증으로 고생하는 사람들은 일반적으로 폭식과 구토를 반복하므로 정상 체중을 유지하거나 약간 과체중이다. 폭식은 스스로 굶는 거식증과는 다릅니다. 보통 한꺼번에 먹는 음식은 팝콘, 아이스크림, 도넛, 사탕, 과자, 케이크 등 빨리 먹을 수 있는 고열량 탄수화물 음식이며, 보통 다른 사람 앞에서는 먹지 않고 숨어서 먹습니다. 구토를 하지 않으면 체중이 늘게 될까 걱정을 하여 억지로 구토를 하도록 하나, 구토는 체중을 조절하지 못합니다. 오히려 식도 등의 소화기관 천공이나 파열, 체액과 전해질의 불균형, 치아 손상 등이 일어납니다. 치료를 하기 위해서는 영양적 치료와 함께 정신적 치료가 병행되어야 합니다.

제14장 스트레스와 건강
Stress and Health

1. 스트레스의 개념

인간은 내적, 외적 환경과의 상호작용 속에서 살아가고 있다. 따라서 여러 가지 환경변화를 받아들이고 그에 대처하여 적절한 적응방식을 택함으로써 내적환경의 항상성(homeostasis)을 유지하고 있다. 그러나 어떤 환경의 변화는 인간의 건강기능에 장애를 초래하는 스트레스를 유발하기도 한다. 현대생활에서 오는 중압감은 스트레스와 관련되어 일어난다.

스트레스 정의는 다음과 같이 몇 가지가 있다.

(1) 개인이 부담스럽거나 위험한 것으로 인지하는 환경과 개인사이의 관계
(2) 인체에 주어진 그 어떤 요구에 대한 신체의 비특이적 반응
(3) 한 상황에서 다른 상황으로 변화가 초래될 때 요구되는 신체적, 정신적 경험

2. 스트레스의 원인

(1) 변화에 의한 스트레스 ; 배우자의 죽음, 이혼, 별거로 인한 가족구성원의 변화, 실직, 결혼 등
(2) 상실에 의한 스트레스 ; 물, 음식물, 산소의 결여상태, 사회적 격리, 거주지의 상실 등
(3) 과잉에 의한 스트레스 ; 심한 추위나 높은 온도, 과도한 음식섭취 등
(4) 질병에 의한 스트레스

배우자의 죽음을 스트레스 척도 100으로 했을 때에 여러 가지 생활사건의 스트레스 척도는 표 14-1과 같다.

| 표 14-1 | 생활사건 스트레스 척도

등급	생활사건	스트레스 척도	등급	생활사건	스트레스 척도
1	배우자의 죽음	100	21	저당, 대여에 의한 권리상실	30
2	이 혼	73	22	직장에서 책임의 변화	29
3	별 거	65	23	자녀의 가출	29
4	감옥의 형기	63	24	인척과의 불화	29
5	가까운 친족의 죽음	63	25	개인의 성취감이 높은 것	28
6	자신의 질병이나 상해	53	26	아내의 취직 또는 퇴직	26
7	결 혼	50	27	입학 또는 졸업	26
8	실 직	47	28	생활상태의 변화	25
9	부부의 화해	45	29	개인습관의 교정	24
10	퇴 직	45	30	직장상사와의 불화	23
11	가족구성원의 건강의 변화	44	31	근무시간, 근무조건의 변화	20
12	임 신	40	32	거주의 변화	20
13	성생활의 어려움	39	33	학교의 변화	20
14	아기의 탄생	39	34	여가선용의 변화	19
15	사업의 재적용	39	35	교회활동의 변화	19
16	경제상태의 변화	38	36	사회활동의 변화	18
17	가까운 친구의 죽음	37	37	천만원 이하의 저당 또는 대여	17
18	다른 계통의 직장으로 전직	36	38	수면습관의 변화	16
19	배우자와의 논쟁회수의 변화	35	39	가족모임 회수의 변화	16
20	1,000만원 이상의 저당	31	40	식사습관의 변화	15

3. 스트레스의 일반적인 증상

1) 신체적 증상

수면장애, 두통, 손발의 떨림, 조용히 앉아있지 못함, 근육긴장, 말더듬, 빠른 말, 피로, 심박동수 증가, 소화불량, 발한증가, 오한, 홍조, 심계항진, 구강건조, 빈뇨, 월경주기변화 등이 나타난다.

2) 사회심리적 증상

적대감, 분노감, 무력감, 약물과용, 과음, 과도한 흥분, 혼동과 건망증, 신경과민, 불안감 등이 나타난다.

4. 스트레스에 대처하는 마음가짐

스트레스를 대처하는 마음가짐은 스트레스가 인생에서 불가피하지만 해결할 수 있고, 성장의 기회이며, 스트레스의 정체를 파악하고 지금까지의 방식대로 대처가 잘 안 될 경우에 새로운 대처방식을 배우라는 것이다.

1) 스트레스는 인생의 동반자이다.

스트레스는 피할 수도 있지만 피할 수 없는 경우가 더 많음을 인정해야 한다. 만약 우리에게 스트레스가 없다면 변화와 발전이 있을 수 없다. 그러한 삶은 무의미 하거나 죽음을 의미한다.

약과 건강상식

41. 사람들 앞에만 서면 두렵습니다. 대인공포증인가요?

대인공포증(사회공포증)은 사회적인 상황에서 두려움과 불안을 느껴 그 상황을 가능한 피하려 하는 병입니다. 잘 모르는 사람과 대화를 하거나 직장상사와 이야기 할 때 얼굴이 붉어지거나 가슴이 두근거리고 말을 제대로 하지 못합니다. 발표를 하여야 하거나 남들의 평가를 받는 경우에는 시선을 의식하게 되어 그 상황을 피하려 합니다. 어떤 특정한 상황만을 피하는 경우도 있고, 광범위하게 여러 상황을 두려워할 수도 있습니다. 일반적으로 내성적인 사람에서 많은데, 이를 수줍음이 많은 것으로 생각하여 병이라고 여기지 않는 경우도 있으나 당사자의 괴로움은 큽니다. 불안이나 두려움이 정상적인 범위 이상이어서 사회생활에서 불이익이 있게 되고, 사회적 기능에 장해가 있습니다.

42. 스트레스 장애란 무엇인가요?

천재지변이나 교통사고, 화재, 강간 등 생명을 위협하는 큰 사고를 당했을 경우 후유증으로 스트레스 장애가 올 수 있습니다. 중요증상으로는 충격적 사건을 자꾸 생각하거나 약물 등을 통해서 사고를 재경험하게 되는데 이때는 맥박이 빨라지고 땀이 나는 등 자율신경계 흥분증상이 동반됩니다. 따라서 이러한 행동감으로 인해 비슷한 상황을 회피하게 되고 일상생활에 큰 지장을 받게 됩니다. 급성기에는 극심한 공포나 불안감에 떨고 때로는 마치 정신이 나간듯 멍한 상태에 빠지기도 합니다.

치료를 받고 6개월 이내에 회복 되는 것이 보통이지만 만성으로 넘어가는 경우도 있습니다. 또한 사고 직후에는 별 문제가 없다가 수개월 후 증상이 발생하는 경우도 있기 때문에 치료는 약물치료와 정신치료, 인지행동치료 등 여러 가지 치료를 겸하는 것이 보통이며, 예후를 사건의 정도, 환자의 병적 적응력 및 성격 등에 따라 달라질 수 있습니다.

2) 스트레스는 해결할 수 있는 문제이다.

자기에게 주어진 스트레스를 분석, 판단하고 대처방안을 궁리하면 해결책을 찾고 결국은 해결할 수 있다.

삶의 질이 높아지고, 배려와 양보, 칭찬과 감사, 생활은 단순화를 하면 스트레스를 줄일 수 있으며, 취미와 운동으로 스트레스를 풀 수 있다.

3) 스트레스는 성장을 위한 도전의 기회이다.

적당한 스트레스는 우리에게 위협적인 동시에 자기성장의 찬스일 수 있다. 스트레스를 극복한 사람은 잠재력의 개발이라는 뿌듯한 만족감과 성취감을 느낄 수 있다. 우리는 스트레스를 잘 해결했을 때 일이나 직업을 통해서 심리적으로 얻는 것과 똑같은 만족감, 성취감과 자기존중감을 얻을 수 있다.

5. 근육이완요법

Jacobson에 의해 개발된 방법으로 정신을 집중한 상태에서 인체의 여러 근육의 긴장과 이완을 체계적으로 시도하여 스트레스를 감소시키는 방법으로 예를 들면 다음과 같다.

1) 이완요법 준비 및 암시

다리를 쭉 펴고 편안하게 누우세요
두 눈을 감으세요. 온몸에 힘을 다 빼세요.
내가 이 이완술을 사용하면 온 몸이 편안해지고 기분이 좋아질 것이다라고 생각하세요.
먼저 지시하는 말을 따라 행하시고, 숫자를 셀 동안 그것을 지속하도록 하세요.

2) 심호흡 이완요법

자 숨을 깊게 들이마시세요. 하나, 두울
깊게 내쉬세요. 하나, 두울, 세엣, 네엣
다시 숨을 깊게 들이 마시세요. 하나, 두울
깊게 내쉬세요. 하나, 두울
다시 숨을 깊게 들이 마시세요. 하나, 두울
깊게 내쉬세요. 하나, 두울

3) 손근육 이완요법

자 양 주먹을 꽉 쥐세요. 하나, 두울
주먹을 서서히 펴세요. 하나, 두울
다시 양손 주먹을 꽉 쥐세요. 하나, 두울
주먹을 서서히 펴세요. 하나, 두울
이제 양손이 이완되어서 아주 부드럽고 편안합니다.
양손이 축 늘어지고 아주 무겁습니다.
양손이 축 늘어지고 아주 무겁습니다.
양손이 따뜻하게 느껴집니다.
양손이 따뜻하게 느껴집니다.

4) 배근육 이완요법

숨을 깊게 들이마셔서 배를 불룩하게 내미세요. 하나, 두울
숨을 푸욱 내쉬어서 배를 편안하게 하세요. 하나, 두울
다시 숨을 깊게 들이마셔서 배를 불룩하게 내미세요. 하나, 두울
숨을 푸욱 내쉬어서 배를 편안하게 하세요, 하나, 두울
이제 배근육이 이완되어서 아주 부드럽고 편안합니다.
배근육이 축 늘어지고 아주 무겁습니다.
배근육이 축 늘어지고 아주 무겁습니다.
배근육이 따뜻하게 느껴집니다.

약과 건강상식

43. 강박증이란?

강박증은 강박적인 생각이 지속적으로 떠오르거나 강박적 행동을 반복적으로 하는 증상이 있습니다. 이는 자신의 의지와 무관하게 일어나기 때문에 하지 않으려고 저항해도 잘 되지 않습니다. 강박적인 생각이란 쓸데없는 생각이 꼬리에 꼬리를 물고 지속되는 경우로 어떤 일을 벌이지나 않을까 하는 공포, 오염이나 병에 걸리지나 않을까 하는 공포 등, 자신이 생각해도 쓸데없거나 지나친 생각이 지속됩니다. 또 어떤 숫자나 문구에 집착하는 경우도 있습니다.

강박적인 행동을 주로 확인(문이나 가스 밸브 잠금), 손씻기, 결벽증이나 완벽증 등 여러 가지가 있습니다. 이러한 증상이 계속되면 불안하고 우울증이 동반되는 경우가 많습니다. 특히 사춘기 이후 많이 발생하기 때문에 집중이 되지 않아 학업에 지장이 오는 경우도 많습니다. 인지치료, 행동요법 등 여러가지 치료가 있으나, 최근에는 약물치료가 획기적 효과가 있는 것으로 알려져 있습니다.

제15장 노화와 건강
Aging and Health

1. 노화현상과 수명

오늘날은 의학과 과학 및 기술문명의 발달로 인해 인간의 평균수명이 연장되어서 노인인구가 급격히 증가되고 있다. 우리나라의 평균수명은 남자가 78세, 여자가 84세에 도달하였으며, 65세 이상의 노인인구가 총인구에 약 10%를 넘어서 **고령화사회**로 진입하였으며, 노인인구비율이 14%이상인 **고령사회**, 20% 이상인 **초고령화사회**로 급속히 이행하게 될 것으로 전망된다. 이에 따라 노인건강문제가 과거보다 더 증가하고 있으며 노후를 건강하게 잘 보내도록 특별한 관심이 요구되고 있다.

노화현상이란 나이가 많아짐에 따라 생리적 기능이 변화하는 현상으로
(1) 조직이 점차적으로 퇴화한다.
(2) 세포분열, 세포의 성장능력, 조직의 재생, 회복능력이 약화된다.
(3) 대사기능의 저하에 의해 조직이 약화된다.
(4) 세포구조가 위축되어 색소와 지방의 침윤이 증가한다.
(5) 조직의 탄력성이 떨어져서 탄력 결합조직이 퇴화한다.
(6) 사지의 근육운동의 속도가 늦어진다.
(7) 신경조직이 위축, 퇴화하고 유전기능도 퇴화한다.

2. 노화와 질병

노년기에는 일반적으로 병에 걸리기 쉽고 한번 걸리면 쉽게 회복되지 않고 만성화 경향을 갖는다. 아울러 질병의 종류도 광범위하며 질병의 양상도 변하고 있다.

1) 노년기의 질병

(1) 노년기에 많은 질병으로는 퇴행성 변화 때문에 일어나는 병이 대부분이며 뇌동맥경화증, 만성폐기종, 척추나 관절의 퇴행성 변화, 신장위축, 전립선비대 등이 포함된다.

(2) 노년기에 많아지는 성인병으로서는 동맥경화증, 암, 심장병, 뇌졸중(뇌출혈, 뇌색전증), 고혈압, 당뇨병, 만성기관지염 등을 들 수 있다.

(3) 노년기나 장년기에 노화현상이 어느정도 진행되고 있으므로 젊은 사람과는 다른 임상증상을 나타내기도 하나 대부분의 노인들은 당연히 성인병에 시달리는 일이 많으며 사인이 되는 병으로 뇌졸증이 가장 많고 암, 심장병, 노쇠, 사고, 폐렴 및 기관지염 등의 순서로 나타나고 있다.

2) 질병의 일반적 특징

(1) 회복기가 길다.

병의 진행이 젊은 사람처럼 빠르지 않고 서서히 진행하는 병이 많다. 그리고 병의 회복기에 있어서도 젊은 사람과 같이 빠르지 않고 대단히 오래 걸린다.

이것을 병을 일으키는 원인에 대하여 몸의 면역력이 약하기 때문이며 병이 가볍게 끝난다는 것은 아니다. 따라서 같은 병에 걸려도 젊었을 때보다는 충분한 회복기를 요한다.

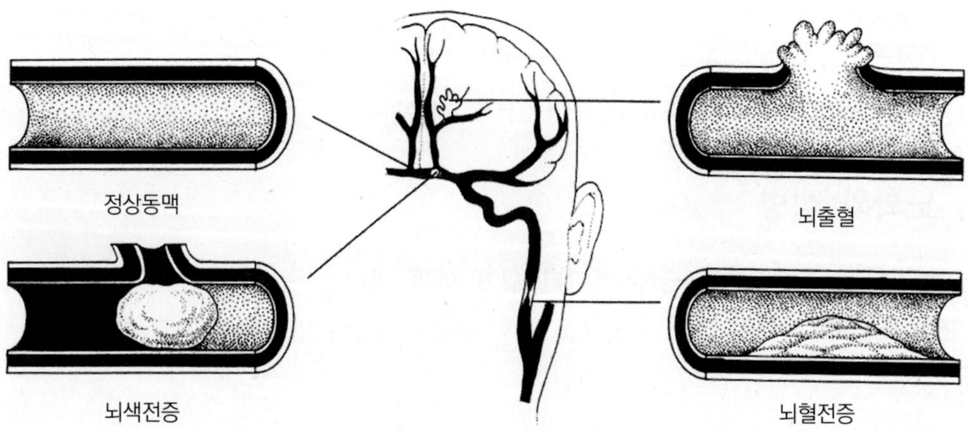

| 그림 15-1 | 뇌졸중의 원인

(2) 증상이 분명치 않다.

증상이 젊은 사람처럼 확실히 나타나지 않는 수가 많다. 예를 들면, 폐렴에 걸려도 젊은 사람처럼 고열이 나거나 흉통을 호소하는 일이 적다는 특징이 있다. 그러나 병 그 자체는 젊은 사람과 똑같이 진행하고 있어 흉부 엑스선 검사나 해부를 하여 검사해 보면 광범위한 폐렴 병소가 보인다. 또 젊은 사람이면 복통을 반드시 호소하는 위궤양 등에서도 노인에 있어서는 아무런 자각증상을 호소하지 않는 경우가 적지 않다.

(3) 합병증이 많다.

동시에 둘 또는 셋의 질환이 합병되는 수가 드물지 않다. 젊은 사람의 경우에는 여러가지 증상을 근거로 하여 진단할 경우 대개 이것을 한가지 병으로 설명할 수 있지만, 노년자에 있어서는 오히려 그렇지 않은 경우가 많을 뿐 아니라 그것들이 서로 관계하여 복잡한 양상을 나타내기 때문에 진단도 쉽지는 않다.

3. 노화와 정신건강

마음의 건강을 유지하기 위해서는 노인들은 그만한 노력이 필요하다.
정신건강 유지를 위한 노력이라는 것은 대략 다음과 같은 것들이다.

(1) 신체적 건강에 유의해야 한다.

불건전한 생활을 하면 신체적인 건강도 나빠지고 그렇게 되면 또한 마음의 건강과 손상을 입게 되기 때문이다.

약과 건강상식

44. 당뇨병은 왜 무서운가?

당뇨병은 증상이 없을 수도 있기 때문에 '당이 좀 있다'는 말을 듣고 그냥 내버려두기 쉬운데, 당뇨병이 무서운 것은 이렇듯 관리를 하지 않고 장기간 지낼 경우 발생하는 각종 만성 합병증입니다. 당뇨병에 의하여 발생하는 만성 합병증은 한마디로 전신의 혈관이 망가지는 병이라고 할 수 있습니다. 당뇨병의 3대 합병증으로는 당뇨병망막증, 당뇨병신경병증, 당뇨병신장병증을 드는데, 카메라 필름 같은 우리 몸의 망막혈관이 상하면 시력을 잃을 수 있고, 콩팥이 나빠지면 결국 노폐물을 거르지 못하게 되어 투석을 받아야하며, 신경 손상에 의해 손끝, 발끝이 아프거나 저리는 증상을 나타나게 되며, 이외에도 동맥경화증으로 인한 중풍 및 심장병이 당뇨병이 없는 사람에 비해 훨씬 많으며, 발이 썩어 가는 소위 괴저가 생길 위험도 커집니다.

(2) 연령을 너무 의식하지 않는 것이 좋다.

나이를 너무 의식하게 되면 마음의 건강에 마이너스가 될 뿐이다. 주위 사람들이 노인이라고 지나치게 과잉보호하는 상태도 정신건강에는 이롭지 못하다.

(3) 지나치게 욕구불만을 가진다든가 고민을 하는 것은 좋지 않다.

불평, 불만에 가득 차있는 상황이 계속된다면 이것이 정신적 증상으로 변하기 쉽다. 욕심으로부터의 해방 그리고 생사관의 확립 등이 필요하다.

(4) 인간관계를 맺어나가고 사회참여에 관심을 가져야 한다.

마음의 건강을 유지하기 위해서는 만족감, 행복감을 조성하도록 노력하여야 한다. 이것은 또한 인생철학의 문제이고 정신위생의 하나의 과제이기도 하다. 걱정거리, 불평, 불만, 공포, 욕구불만 등의 심리적 갈등을 일으킨다든가 마음의 긴장상태를 언제까지나 지속시켜 두면, 노인들은 콤플렉스라는 현상이 나타난다. 이것이 마음의 상처, 심신의 피로라는 과정을 거쳐 가벼운 정신질환으로 진행될 염려가 있다.

노인에게 진정으로 필요한 것은 마음의 안정이라 하겠다. 그것은 감정의 안정과도 연결되는 것으로써 노후생활에 있어서 절대 불가결의 요소가 된다.

4. 노화와 건강관리

매일 바른 일상생활을 통해 올바른 생활습관을 갖는 것이 무엇보다 중요하다.

약과 건강상식

45. 10년 젊어지기 위한 장수 10계명?

(1) 절대 금연을 하자.
(2) 음주는 금하거나, 하게 되더라도 지나치지 말자.
(3) 자신의 혈압을 알고, 이상시 치료를 받자.
(4) B형 간염 면역상태를 알고, 필요시 예방주사를 맞자.
(5) 안전벨트를 항시 착용하고, 음주운전은 절대 금지하자.
(6) 1회 30분 이상 일주일에 3번 이상 규칙적인 운동을 하자.
(7) 자신의 스트레스정도를 알고, 지나친 스트레스를 피하자.
(8) 규칙적인 식사를 하고, 다양한 식품을 골고루 먹자.
(9) 짜게 먹지 말자.
(10) 하루밤 7~8시간의 수면을 취하자.

따라서 즐거운 노년기를 맞기 위해서는 오랜기간에 걸친 준비가 필요하며 노년기가 될 때까지 제멋대로 생활하고, 막상 노년기가 되어 여러 가지로 신체에 불편이 생기고 나서야 서둘러 봤자 때는 이미 늦다. 노화현상이 나타나기 시작하는 40대 이전에 바른 생활을 하고 정신수양을 행한 사람이 비로소 행복한 노년기를 맞을 수 있게 되는 것이다.

1) 식 사

하루 1800 Kcal 정도면 일상생활을 유지하는데 충분하다. 과식은 좋지 않지만 그 반면에 필요한 영양소를 충분히 골고루 섭취하지 않으면 안된다. 노년기에는 저작력이나 소화력이 약하므로 부드러운 당질이 바람직하며 과다한 지방섭취는 위에 부담을 줄뿐 아니라 심장을 약화시킨다.

2) 술과 담배

적당량의 술은 식욕을 높이고, 혈액순환도 좋아지며 피로의 회복에도 도움이 된다. 그러나 양이 지나치거나 독한 술 그리고 당뇨병, 심장병, 신장병, 간장병 등이 있을 때는 술은 해롭다. 담배는 의학적으로 건강에 좋은 점은 아무 것도 없다. 폐암, 만성폐기종, 심장질환, 관상동맥질환 등 모든 만성질환의 가장 큰 위험요인이다.

약과 건강상식

46. 치매는 예방이 가능합니까?

치매란 정상적으로 활동하던 사람이 뇌의 각종 질환으로 인하여 지적 능력을 상실하게 되는 경우를 말합니다. 그 원인은 매우 다양하여 퇴행성 질환, 뇌혈관 질환, 대사성 질환, 내분비 질환, 감염성 질환, 중독성 질환, 경련성 질환, 뇌수두증, 뇌종양 등 여러 가지가 있지만 일반적으로 크게 퇴행성 치매(알쯔하이머병)와 혈관성 치매로 나눌 수 있습니다.

퇴행성 치매란 뇌세포들이 하나 둘씩 원인 모르게 죽어가면서 치매 증상들이 발생하는 것을 말하며, 혈관성 치매란 질환이 누적되어 나타나는 치매를 말하며 고혈압, 당뇨병, 고지질증, 심장병, 흡연, 비만을 가진 사람에게 많이 나타나며, 특히 고혈압이 가장 무서운 위험요소입니다. 치매를 예방하기 위해서는

(1) 뇌혈관 질환이 있는 경우 치매 발병확률이 높으므로 고혈압 등 뇌혈관 질환을 치료하고 예방하여야 합니다.

(2) 그 외에도 비만, 당뇨, 고지질증, 심장병 등의 질환을 치료하고 예방하여야 합니다.

(3) 담배를 꼭 끊으시고 술을 절제해야 합니다.

(4) 규칙적인 운동을 해야 합니다.

(5) 기억장애가 조금이라도 의심되면 정확하게 검사를 받아 보아야 합니다.

3) 수면과 운동

노인들은 잠이 오지 않는다고 호소하는 사람이 많지만, 다음날에 피로가 남아 있지 않다면 실제로는 필요한 수면은 취한 것으로, 오히려 잠이 오지 않는다는 걱정이 한층 나쁜 영향을 주고 있는 경우가 적지 않다.

수면제를 자기 마음대로 복용하는 것은 삼가야 할 일이다. 야간에 배뇨가 빈번히 있는 경우는 병과 관계있는 수가 많기 때문에 의사의 진찰을 받을 필요가 있다.

사람의 육체는 지나치게 움직이면 해롭지만 적당히 움직이면 그것이 자극이 되어 노화를 막는데 도움이 된다. 그런 뜻에서 피로하지 않을 정도로 매일 규칙적으로 운동을 하는 것이 가장 바람직한 일이다. 노년기에는 체조나 산책이 가장 적당하다.

4) 목욕과 용변

피부의 단련을 위하여도 목욕과 피부의 청결은 바람직한 일이다. 목욕을 할 때에는 너무 뜨거운 탕에 들어가면 혈압이 올라 뇌졸증을 일으키는 수가 많으며, 오랫동안 탕에 들어가 있는 경우 혈액이 피부에 모여 뇌빈혈을 일으키며, 목욕 후에는 충분히 물기를 닦아내어 감기에 걸리지 않도록 해야 한다.

노년기에 너무 부드러운 소화가 잘 되는 것만을 섭취하면 대변량이 줄어 변비를 일으키는 원인이 된다. 아울러 노년자는 허리나 다리의 힘이 약하므로, 오래 쪼그리고 있기가 고통스러워 충분히 배변하기 전에 용변을 마치는 수가 많다. 그러기 때문에 변비가 되기 쉽고 또 그때 힘을 주면 탈항을 일으키기 쉽다. 재래식 변기보다는 양식변기를 사용하는 편이 합리적이다.

약과 건강상식

47. 노인들의 식욕증가를 위한 방법은?

(1) 채소, 양념은 다양하게 사용되고 염분은 가능하면 줄이도록 노력한다.
(2) 청결한 식당, 의자, 식기를 사용하는 것이 좋다.
(3) 새로운 음식을 제공하고 유래를 설명해 준다.
(4) 가족이나 친지들과 함께 식사하는 등 외롭지 않게 한다.
(5) 식사 전에 걷기 운동으로 식욕을 증진시킨다.
(6) 영양소가 농축된 음식을 제공한다.
(7) 식사하기 편하도록 음식을 다듬어 조리한다.
(8) 치아가 빈약할 경우 반가공한, 유연하고 으깬 식사를 제공한다.

제16장 오락, 운동(취미)과 건강

Recreation, Exercise and Health

오락은 정상적이며 건강한 사람들 뿐 아니라 정신적 또는 육체적인 질병에 걸린 사람이나 질병으로부터 회복되는 사람들에게도 필요하다. 지역사회에서는 건전한 오락사업을 전개하여 각계각층의 사람들이 여가를 이용하여 적극 참여할 수 있도록 해야 한다. 오락이라 하면 주로 신체적인 것은 물론이지만 비단 운동경기만을 일컫는 것은 아니며, 창조적이며 예술적인 것도 포함이 된다.

1. 오락과 건강

오락이란 어떤 활동을 통하여 각자가 즐기거나 만족감을 얻는 것을 말하는 것으로 어떤 사람에게는 일이 되는 것이 다른 사람에게는 오락이 될 수 있다. 대개는 오락이란 여가활동이며 예술적인 것, 학문적인 것, 운동경기 또는 그 밖에 개인의 존재를 부각시키는 모든 활동일 수도 있다.

1) 여가와 오락(Leisure and Recreation)

여가라고 하면 흔히 한가한 시간으로 생각하기 쉬우나 사실은 **여가란 정신적인 긴장을 풀고, 자유롭게 마음껏 즐기며, 만족감을 느낄 수 있고, 개성을 표시하는 시간**이라야 한다. 이러한 여가의 목적을 달성하기 위하여는 주기적으로 여가를 가져야 하며 자기의 취미에 맞는 오락을 즐기며 배워두어야 한다.

오락(취미)활동을 선택할 때에는 다음과 같은 점에 유의하여야 한다.

(1) 특수한 지식과 기술을 요하는 경우에는 자기가 이에 참여하여 즐길 수 있는 정도의 기술을 가지고 있어야 하며 그렇지 않으면 시간을 내어 기술습득을 할 열의가 있어야 한다.

(2) 특정한 용구가 필요하다면 이들을 구입하고 수리하고 유지하는 데 비용이 얼마나 들고, 얼마나 쓸 수 있는가를 알아야 한다.

(3) 개인이 즐길 수 있는 것인지 단체활동이 필요한 것인지를 알아야 한다.
(4) 신체적인 활동이 필요한 것인지 앉아서 할 수 있는 것인지를 알아야 한다.
(5) 일상생활의 휴식시간을 이용할 수 있는 것인가를 알아야 한다.
(6) 정말로 자기 자신이 즐길 수 있는 것인지를 생각해 보아야 한다.

2) 긴장 완화(Relaxation)

심신의 긴장(스트레스)을 푸는 것은 가장 중요한 일의 하나이다. 신체적 또는 정신적인 긴장이 쌓이면 건강에 해를 준다. 쉽게 긴장을 풀 수 있는 사람은 학교생활, 가정 또는 사회생활을 모두 원만하게 할 수 있다. 휴식하여 긴장상태를 푸는 것도 하나의 기술이며 그 방법을 배워야 한다.

(1) 의식적으로 긴장을 풀려고 노력해야 한다.

신체 각 부위의 긴장상태를 느낄 수 있는 능력을 길러서 해당 부위의 근육을 완전히 이완시키도록 한다.

(2) 마음의 안정상태를 얻을 수 있는 방법을 배워야 한다.

마음의 안정상태란 뇌파검사를 하였을 때 α-파가 나타나는 상태를 말하며, 선 또는 요가 등 명상과 정신집중(mind control)을 함으로써 마음의 안정과 긴장완화를 얻고 마음의 안정상태를 얻을 수 있다. 이와 같은 명상법을 적용하면 대사량과 산소소비량을 줄이고 심신의 긴장을 완화시키는 데 매우 효과적이다.

3) 휴 식

휴식을 취하는 주목적은 심신의 긴장을 완화하고 피로를 회복하는데 도움이 되게 하는 데 있다. 휴식 중에는 지각 및 운동신경의 자극이 줄어서 작용하지 않는다. 휴식시간은 활동기간과 피로정도에 따라 정해진다. 학교에서도 수업시간마다 몇 분씩의 휴식시간이 있다. 학교에 따라서는 휴게실이 따로 마련되어 있어서 조용하게 쉴 수가 있다. 수업이 끝난 후 몇 분 동안 교정을 거닌다든지 눈을 감고 명상에 잠긴다든지 또는 고개를 돌려 창밖의 풍경을 내다보는 것도 좋은 휴식 방법이다.

4) 피 로

젊은 사람들의 생활은 불규칙하게 되기 쉽다. 특히 시험기간, 휴일, 개인적 또는 가정에 일이 생겼을 때 심신의 피로현상이 나타난다.

피로증상은 사람에 따라 다르게 나타나서 어떤 사람은 두통, 요통 또는 소화불량을 호소하지만 어떤 사람은 피곤함을 느낄 뿐이다.

불필요한 피로를 방지하는 데 필요한 사항은 다음과 같다

(1) 일과계획을 세워서 어려운 일은 작업능률이 가장 좋을 때 하도록 한다.
(2) 일의 내용에 변화를 주어 기분을 전환시킨다. 3시간 동안 계속 공부하는 것 보다 1시간마다 10분씩 기지개를 켠다든지 왔다갔다 걸어다닌다든지 다른 사람과 이야기를 나눈다든지 하면 피로를 덜어주고 훨씬 일의 효과를 올릴 수 있다.
(3) 일과가 끝난 후에 할 일에 흥미를 갖도록 한다. 즉, 하루의 일을 마친 다음 오락활동을 할 것을 생각하면 심리적으로 일을 빨리 처리하게 된다.
(4) 하루의 피로를 회복하기 위하여 휴식과 수면을 얼마나 취하여야 할 것인가를 계획한다.
(5) 단백질이 풍부한 아침밥을 먹어 아침나절에 피로가 생기지 않도록 막는다.
(6) 여자들은 철분이 풍부한 음식물을 섭취하여 철분결핍성 빈혈증에서 초래되는 피로를 예방한다.
(7) 학교에서는 대부분 의자에 앉아서 생활하게 되므로 의자가 몸에 잘 맞도록 편안해야 한다.
(8) 일을 능률적으로 할 수 있는 좋은 자세를 취하여 쓸데없이 에너지를 소비하지 않도록 한다.

약과 건강상식

48. 만성피로증후군이란?

특별한 원인 질환이 없이 6개월 이상 지속되는 심한 피로감을 호소하며 충분한 휴식으로도 피로가 회복되지 않으며, 50% 이상의 활동력 상실을 초래하고 피로를 호소하는 환자로 이러한 환자에서 다음의 각종 증상 중에서 적어도 8가지 이상의 신체증상을 호소할 때나, 6가지 이상의 신체증상과 2가지 이상의 신체증후를 동반하면 만성피로증후군으로 진단할 수 있습니다.

신체증상으로는 미열, 목이 아프다, 목이나 겨드랑이의 임파선통증, 전신적인 근육쇠약감, 근육통, 지속적인 피로감, 두통, 관절통, 신경정신과적 증상(눈부심, 건망증, 주의력집중장애, 우울증 등), 수면장애 등이며, 신체 증후로는 미열(37.6℃ ~ 38.6℃), 인후염, 목이나 겨드랑이의 임파선이 만져질 때 등입니다.

만성피로증후군의 발병은 감기 같은 증상을 앓거나 급성 스트레스에 노출된 후 건강하던 사람이 갑자기 발병하며, 때로는 만성적으로 서서히 발병하기도 한다. 지나친 과식이나, 과음, 과도한 카페인 음료를 마시는 것을 삼가해야 하며 적절한 운동, 균형잡힌 식사와 적절한 휴식이 필요하다.

5) 수 면

우리의 생리적 기능은 하루 24시간 동안에 규칙적인 주기변화를 한다. 즉 심박수, 호흡, 체온, 분비기능 등이 밤낮으로 달라진다. 이러한 현상을 **일주기리듬**(circadian rhythm)이라고 한다. 그리하여 사람은 낮에는 활동하고 밤에는 잠을 자도록 되어 있다.

수면은 긴장상태를 완화하고 피로를 회복하는 가장 좋은 방법이다. 수면 중에는 생체의 모든 생활활동이 저하되어 세포의 기능은 회복되고 대사율이 저하하여 에너지가 축적된다.

필요한 만큼의 수면을 취한 다음에는 저절로 잠에서 깨어난다. 때로는 심신의 긴장을 충분히 해소시킬 만큼 잠을 충분히 자지 못하는 경우가 있다. 불면증은 흔히 있을 수 있는데 크게 걱정할 것은 아니다.

수면중의 뇌파에 따라 수면은 다음 2가지로 분류된다.

(1) 속파수면(Fast wave sleep ; FWS)

주파수가 20cps, 파고는 10㎶ 정도의 속파로 대뇌피질 활동은 활발해져 있어서 각성상태에서 정신을 집중했을 때와 비슷하다. 큰 자극을 주어야 비로소 깨어날 수 있어 **심수면**(deep sleep) 혹은 모순수면(paradoxical sleep)이라고 한다. 이 수면에서는 안구를 빨리 움직여 **REM수면**(rapid eye movement sleep)이라고 하며, 속파수면 중에 꿈을 꾸었다는 사람이 많아 **꿈수면**(dreaming sleep)이라고 한다.

(2) 서파수면(Slow wave sleep ; SWS)

주파수가 3cps, 파고는 200㎶ 정도의 서파로 대뇌피질과 피질하기구의 활동이 저하된 꿈을 꾸지 않는 깊은 잠(Non-REM수면)이다. 뇌파는 델타파이며, 골격근의 긴장도는 각성시보다 약간 떨어지고 가벼운 자극에 의해 쉽게 깨어나서 **경수면**(light sleep)이라고 하며, 총수면시간의 약 80%를 차지한다.

성인에서 이 속파수면은 90분 주기로 20분간 계속되어 전체 수면시간의 약 20%를 차지한다. 어린이는 이 속파수면이 차지하는 비율이 커서 유아는 총수면시간의 약 50% 차지하며 나이가 많아짐에 따라 점차 감소한다.

불면증 예방을 위한 방법은 다음과 같다

(1) 매일 밤 일정한 시간에 잠자리에 들도록 하되 보통 잠들기 1시간 전에 자리에 눕는다.

약과 건강상식

49. 코를 심하게 골고 수면시 숨을 몰아쉽니다?

코를 고는 것은 호흡할 때 생기는 구강과 비인강의 기압차 때문에 수면 중에 이완된 연구개가 진동하여 생기는 음으로 깊은 수면 때 혀가 침하되어 인두강이 협소해지므로 일어난다고 합니다. 이러한 코골음 환자는 수면중 호흡이 일시적으로 정지되는 증상이 동반되는 경우가 있는 데, 이는 수면후 지속적인 피곤감, 낮에 졸음이 오고, 집중력이 떨어지는 등의 사회활동에 장애를 동반하는 경우가 많습니다. 이 때는 운동 및 식이 등으로 체중조절을 하고, 취침시 베개를 높게 하는 것 등이 도움이 되고 이러한 방법으로 해결이 안 될 때는 코골음의 정도와 수면중 호흡정지 등의 정도를 정확히 검사함으로써 약물치료나 수술적치료를 받으실 수 있습니다.

(2) 잠자기 전에는 너무 음식을 많이 먹지 않는 것이 좋고 배가 고파서 먹을 것 생각이 난다든지 속쓰림을 느끼지 않을 정도로 먹는 것이 좋다.
(3) 잠자리를 편하게 만들고 모든 잡념을 버리도록 한다.
(4) 따뜻한 온수욕을 하면 잠이 잘 온다.
(5) 잠옷은 큼직하게 입어서 편안하여야 한다.
(6) 수면제는 부득이한 경우를 제외하고는 사용하지 말 것이며 만일 꼭 사용하고자 할 때에는 의사와 약사의 지시에 따라 복용하도록 하여야 한다.
(7) 커피 등 카페인이 함유된 음료나 약을 복용하지 않는다.

2. 운동과 건강

다음과 같이 규칙적으로 운동하는 것이 중요하다.
(1) 일주일에 3~4일 이상
(2) 한번에 30분~1시간 정도
(3) 땀이 나고 약간 숨이 찰 때까지

개인의 능력에 적합한 운동을 하는 경우에는 대사기능이 항진되고 혈액순환과 호흡작용이 좋아지며 근육의 장력과 협동작용이 향상되고 몸이 부드러워지며 신체활동이 능률적으로 된다. 오늘날 신체적 장애를 예방하고 재활시키는데 운동요법을 많이 적용하고 있다.

1) 운동과 체중

규칙적으로 운동을 하면 열량소비가 많아지므로 체중을 감소시키거나 체중증가를 막을 수 있다. 이때 식사섭취량을 줄이면 그 효과는 더욱 크다. 체중은 현저하게 줄지 않았다 하더라도 지방량이 줄고 근육이 많아져 신체의 구성요소가 달라진다.

운동을 하면 기초대사량이 20% 정도 증가하기 때문에 운동할 때 뿐 아니라 운동 후에도 열량소비가 많아져 체중을 감소시키는 데 효과가 있다.

2) 운동과 심장혈관기능

운동을 하면 다음과 같은 변화를 일으켜 결과적으로 심폐기능이 좋아지고 근력이 증대된다.

(1) 혈관의 크기가 커지고 탄력성이 증가하여 혈류저항을 감소시켜 혈압이 낮아진다.

(2) 골격근과 심장근에 혈관분포가 많아져 신체 각 부위로 보내는 산소공급량이 증가하고 따라서 근력이 커지고 근육의 피로는 감소된다.

(3) 혈액량, 순환 적혈구수 및 혈색소량이 증가하여 체내에서의 산소 및 노폐물의 운반기능이 좋아진다.

(4) 심장의 크기와 박출력이 커져서 운동시와 휴식시를 불문하고 심박출량이 증가한다.

(5) 늑간근, 횡격막 등 호흡근의 기능이 좋아져서 폐용량과 폐활량이 증가하여 보다 많은 양의 산소를 섭취하게 되며 안정시의 산소 운반능력이 향상됨으로써 근육에 산소공급이 많아지고 근육은 능률적으로 그 기능을 다하므로 심장에 대한 부담도 작아진다.

3) 운동 프로그램

운동은 개개인의 신체상태에 적절하도록 점차적으로 시작하여 해가 되는 일이 없도록 한다. 운동 프로그램은 심장혈관계의 위험요소와 나이, 신체조건들을 잘 고려하여 개인의 수행능력, 전반적인 건강상태에 따라 고안되어야 한다. 운동 종류는 주로 대근육을 사용하고 지속적으로 할 수 있는 유산소운동(aerobic exercise)이 좋으며 온몸을 쭉 펴는(streching) 예비운동을 5분간하고 본 운동을 시작하며 운동이 끝난후에 5분간 정리운동을 하는 것이 좋다. 국가는 국민의 건강을 위하여 무료로 즐길 수 있는 운동 프로그램을 많이 제공해야 한다.

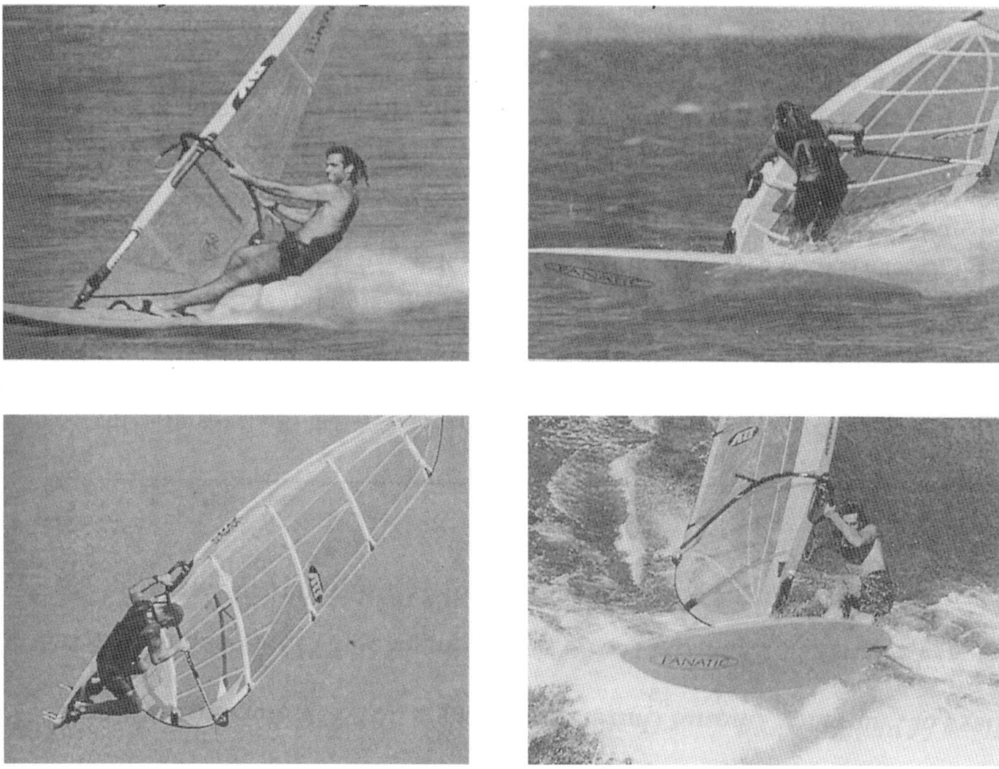

| 그림 16-1 | 적극적인 취미 및 운동활동이 삶의 질을 높인다(Wind Surfing).

약과 건강상식

50. 유산소운동이란?

보통 운동 후 5분 정도가 지나면 산소 요구량과 공급량이 거의 일치하게 되는데, 이처럼 충분한 산소가 공급될 때 산소를 사용해 에너지원을 내는 운동을 유산소 운동이라고 합니다. 유산소 운동의 경우, 초기 수분간은 근육에 저장되어 있는 글리코겐을 이용해 에너지를 얻고 그 후에는 혈액 중에 있는 포도당을 사용해 에너지를 얻습니다. 그러나 차츰 혈중 포도당이 부족하게 되면 체내에 축적되어 있던 지방이 포도당으로 전환되어 사용됩니다. 그러므로 체중을 줄이려고 하는 사람들은 유산소 운동을 통해 지방의 소모를 유도하는 것이 좋으며 조깅, 수영, 등산, 마라톤 등 장거리 운동이 유산소 운동에 속합니다.

약과 건강상식

51. 스포츠 손상의 응급처치법은?

(1) 안 정

손상부위를 함부로 만지지 말고 국소안정을 필요하며 확진이 될 때까지 손상부위에 부목을 대는 것도 국소안정을 위해 좋은 방법입니다.

(2) 얼음 찜질

국소종창과 내출혈을 줄이고 통증을 경감시키며, 24~72시간 시행하며 얼음이 직접피부에 접촉되지 않도록 하고, 30분 간격으로 시행하여 피부 동상이 생기지 않도록 합니다.

(3) 압 박

압박붕대를 감을 때는 피부접촉면에 주름이 가지 않도록 하여 피부에 수포가 생기지 않게 하며, 너무 심한 압박으로 혈액순환장애가 일어나지 않도록 주의해야 합니다.

(4) 부종 예방

손상부위를 심장부위보다 높여 물리적 현상에 의해 부종을 줄이도록 합니다.

제17장 사회보장제도와 건강

1. 사회보장(Social Security) 제도

사회보장이란 질병, 장애, 노령, 실업, 사망 등 각종 사회적 위험으로부터 모든 국민을 보호하고 빈곤을 해소하며 국민생활의 질을 향상시키기 위하여 제공되는 사회보험, 공공부조, 사회복지서비스 및 관련 복지제도를 말한다.

(1) 사회보험 ; 건강보험, 연금보험, 산재보험, 고용보험 (4대 사회보험)

(2) 공공부조 ; 기초생활보장, 의료급여

(3) 사회복지서비스 ; 노인복지, 아동복지, 장애인복지, 가정복지

(4) 관련 복지제도

1) 사회보험

국민에게 발생하는 사회적 위험을 보험방식에 의하여 대처함으로써 국민건강과 소득을 보장하는 제도를 의미한다. 구체적으로 살펴보면 사회보험은 국민을 대상으로 질병, 사망, 노령, 실업 기타 신체장애 등으로 인하여 활동 능력의 상실과 소득의 감소가 발생하였을 때에 보험방식에 의하여 보장하는 제도이다.

(1) 업무상의 재해에 대해서는 **산재보험**

(2) 질병과 부상에 대해서는 **건강보험**

(3) 노령과 사망에 대해서는 **연금보험**

(4) 실업에 대해서는 **고용보험**

2) 공공부조

국가 및 지방자치단체의 책임 하에 생활유지 능력이 없거나 생활이 어려운 국민의 최저생활을 보장하고 자립을 지원하는 제도를 의미한다. 공공부조제도는 사회보험계획을 추진하는 과정에서 대상자 적용에 문제가 발생하는 경우에는 이를 보완하기 위하여 사용할 수 있다.

3) 사회복지서비스

국가, 지방자치단체 및 민간부문의 도움을 필요로 하는 모든 국민에게 상담, 재활, 직업소개 및 지도, 사회복지시설 이용 등을 제공하여 정상적인 생활이 가능하도록 지원하는 제도를 의미한다.

사회복지서비스와 관련해서는 모자보건법, 심신장애자·아동·노인복지법, 사회복지사업법 등이 적용되고 있다.

4) 관련복지제도

보건, 주거, 교육, 고용 등의 분야에서 인간다운 생활이 보장될 수 있도록 지원하는 각종 복지제도이다.

2. 건강보험

건강보험은 국민의 질병, 부상에 대한 예방, 진단, 치료, 재활과 출산, 사망 및 건강증진에 대하여 보험서비스를 제공하여 국민건강을 증진시키기 위한 사회보장제도이다. 1977년 사업장이 의료보험조합을 구성하여 처음 시작되어 1988년에는 농어민, 1989년에는 도시 자영업자로 그 대상자를 전국민으로 확대 적용하게 되었다.

1) 건강보험 대상

총 대상자는 직장가입자와 지역가입자 두 부류로 나뉘며 의료급여대상자는 건강보험 대상에서 제외됩니다.

2) 건강보험 보험료

직장가입자는 직장과 본인이 50%씩 부담하며 지역가입자는 소득과 재산능력에 따라 차등 부과된다.

3) 건강보험 적용

질병 등의 치료를 위해 병, 의원에 입원을 할 경우 진료비의 80~90%를 건강보험에서 부담하고, 외래진료를 받을 경우 50~80%(병·의원 종류에 따라 다름)을 부담한다.

4) 건강보험 관련기구

보건복지부, 국민건강보험공단, 건강보험 심사평가원, 건강보험정책심의위원회

제18장 건강상태의 기초진단

체온, 맥박, 호흡 및 혈압은 인간의 생명유지를 위해 중요한 작용을 하는 뇌, 심장, 폐의 기능상태를 간접적으로 반영하고 있다. 이러한 신체기관의 상태변화는 전신적인 생리적 상태까지도 알 수 있게 하므로 개인의 건강진단에 중요한 자료가 되며 이를 **활력징후**(vital sign)라 한다.

1. 체온(Temperature)

1) 정상체온

사람마다 정상체온의 변화는 조금씩 다르며 측정부위에 따라서도 다르다. 구강체온이 액와체온 보다 0.5℃ 정도가 높고 항문체온 보다는 0.5℃ 정도가 낮다. 주기적인 1일 변동상태를 나타내는데 이른 아침잠에서 깨어나 잠자리에서 일어나기 전 시간인 4~6시 경이 하루 중 체온이 가장 낮고, 낮시간 동안 점차 상승되어 오후 4시에서 8시경에 가장 높게 상승되었다가, 밤동안 서서히 하강하는데 수면 시에도 하강한다. 하루의 정상체온 변동폭은 거의 2℃ 정도이며 1일 변동상태는 밤에 일하고 낮에 잠자는 사람의 경우에도 같다

2) 체온측정

체온을 측정할 때는 체온계가 사용된다. 체온계의 종류에는 유리로 된 유리체온계, 적외선을 이용하는 고막체온계, 짧은 시간에 정확하게 측정할 수 있는 전자식체온계, 화학물질을 묻혀 열에 대해 민감하게 색깔이 변화하도록 만들어진 일회용 tape식 체온계가 있다.

또한 체온계는 섭씨체온계와 화씨체온계가 있으며 섭씨체온계는 34℃에서 42℃까지 화씨는 94℉에서 108℉까지 눈금이 되어 있다. 이들 체온계의 환산공식을 알아두는 것이 도움이 될 것이다.

$$C = \frac{5}{9}(F - 32) \qquad F = \frac{9}{5}C + 32$$

(1) 체온측정 방법

① 체온계를 소독솜으로 소독한다.
② 체온계는 취급시 수은구의 반대쪽 부위를 잡는다.
③ 체온을 측정하기 전후에는 반드시 35℃ 이하로 수은을 하강시킨다.
④ 체온계의 눈금을 읽을 때는 해를 등지고 서서 체온계의 유리관을 눈과 평행되게 읽는다.
⑤ 눈금을 정확히 읽는다.

(2) 측정부위

체온측정 시 흔히 사용되는 부위는 구강, 액와, 직장, 고막, 이마이다. 그중 직장체온의 측정이 구강이나 액와 보다 훨씬 정확하며 짧은 시간에 측정할 수 있는 장점을 들어 직장체온 측정을 권장해 왔으나 성인에 있어서는 번거롭고 수치심을 동반할 수 있으므로 거의 이용되지 않으며 6세 이하 어린이들이나 의식이 없는 환자, 정신병 환자, 구강 및 코수술을 한 환자, 기침이 심한 환자, 비강으로 산소 공급을 받고 있는 환자 등 구강이나 액와로 측정할 수 없는 경우에만 이용되고 있다. 고막체온계는 적외선을 이용해 고막에서의 반사에 의한 체온측정이기 때문에 외이도에 체온계를 다소 빈틈없이 대고 열을 재야한다.

측정부위별 장단점은 표 18-1과 같다.

| 표 18-1 | 체온 측정부위별 장단점

부 위	측정시간	장 점	단 점
구 강	4~5분	가장 간편하고 환자에게 불편함을 적게 준다.	파손의 위험이 높고 환자의 의식 상태에 따라 선택되므로 대상자에 제한을 받는다.
직 장	2~3분	비교적 정확하다.	번거롭고 대상자가 제한된다.
액 와	10분	체내에 삽입하지 않으므로 비교적 간편하다.	정확성이 가장 낮다.
고 막	2~3초	측정시간이 짧다.	두피의 혈액량 변화가 고막 온도에 영향을 줄 수 있다.

2. 맥박(Pulse)

심장의 수축 자극은 우심실의 상부에 있는 동방결절에서 시작되며 좌심실은 심장이 수축할 때마다 혈액을 방출시키는데 이때 방출되는 혈액에 의해 혈관벽이 압력을 받아 팽창할 때마다 일반적으로 요골동맥, 총경동맥에서 촉지되는 것이 맥박이다. 심장은 신체의 중요한 기관으로서 계속적으로 박동하며 매분마다 약 70회 박동으로 4~6L의 혈액을 전신으로 순환시킨다.

신체의 모든 조직은 혈액공급이 원활할 때 산소공급과 영양물질의 공급을 받을 수 있으며 노폐물을 배출시킬 수 있어 건강상태를 유지할 수 있게 된다. 맥박은 심장상태와 순환에 관한 문제를 진단하는데 중요하다. 이러한 맥박을 측정할 때 율(rate), 리듬(rhythm), 강도(volume)와 동맥벽의 상태를 관찰해야 한다.

1) 맥박측정

(1) 편안한 자세를 취하게 하며 맥박부위를 노출시키고 측정하는 동안에 환자가 휴식을 취하게 한다.

(2) 둘째, 셋째, 넷째 손가락을 가지런히 하여 적당한 압력으로 요골동맥 위에 놓으면 박동을 감지할 수 있다. 이때 엄지손가락을 사용해서는 안 되는데 이유는 측정자의 맥박과 혼동될 수 있다. 또한 손가락의 너무 강한 압력은 맥박을 차단하고 너무 약한 압력은 맥박을 느끼지 못하게 되므로 주의해야 한다.

(3) 초침시계를 보면서 맥박수를 잰다. 보통 30초 동안 맥박수를 세어서 2배로 하여 1분간의 측정치로 하나 맥박이 비정상일때는 1분간 재도록 한다(그림 18-1).

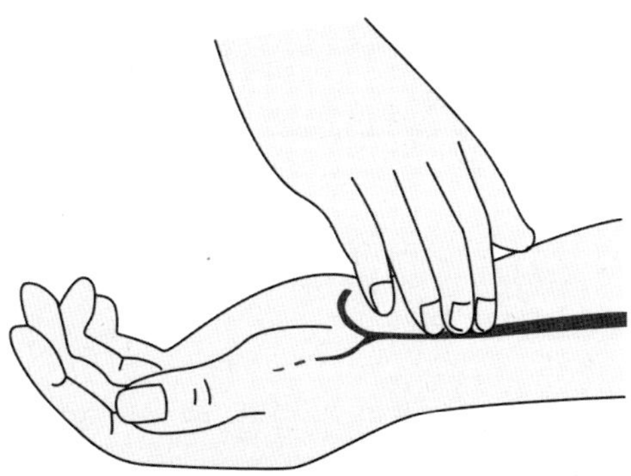

| 그림 18-1 | 맥박 측정법

3. 호흡(Respiration)

호흡은 신체세포에 산소를 공급하고 그 세포로 부터 탄산가스를 제거하는 작용으로 외호흡(external respiration)과 내호흡(internal respiration)이 있다.

외호흡은 폐포와 혈액사이에 산소와 탄산가스가 교환되는 것이고 **내호흡**은 혈액과 조직세포사이의 가스교환 작용이다. 호흡운동은 늑골사이에 있는 **외늑간근의 수축**에 의해 늑골이 위쪽으로 올라가면서 가슴이 올라가며, **횡격막 수축**에 의해 횡격막이 복강쪽으로 내려가면서 복부근육이 나오면서 전체적으로 흉강이 넓어지고 흉강내압은 낮아진다.

호흡의 조절은 연수(medulla oblongata)에 있는 호흡중추에 의해서 이루어진다. 호흡의 수와 깊이는 개인의 임의조절이 가능하므로 맥박을 잰 후 그 상태를 유지하면서 눈치채지 못하게 가슴의 오르내림을 보면서 호흡을 측정한다. 연령별 정상호흡수는 표 18-2와 같다.

1) 호흡 측정

(1) 맥박 측정 후 환자가 눈치채지 못하게 그 자세로 측정한다.

(2) 각 한번의 흡식(inspiration)과 호식(expiration)을 합하여 1회의 호흡으로 잰다.

(3) 정상호흡이면 30초 동안 측정해서 2배를 1분간 호흡수로 하고 호흡에 문제가 있으면 1분간 재도록 한다.

| 표 18-2 | 나이별 정상호흡수

나 이	호흡수/분	나 이	호흡수/분
출생시	20~40	사춘기	24~26
1세	26~30	성 인	16~20
2세	20~26	노 인	14~16

4. 혈압(Blood pressure)

혈압은 심장에서 방출된 혈액이 동맥벽에 닿을 때 형성되는 압력을 말한다. 좌심실이 수축하면서 방출된 혈액은 대동맥궁, 대동맥, 소동맥, 세동맥, 모세혈관으로 흐르는데 대동맥궁에서 모세혈관으로 갈수록 낮아진다.

일반적으로 측정하는 혈압은 동맥압이다. 좌심실은 수축할 때 가장 높은 압력이 형성되는데 이때의 압력이 **수축기혈압**(systolic blood pressure)이며 보통 건강 성인은 100~130mmHg이다. 좌심실이 이완될 때는 가장 낮은 혈압이 형성되는데 이 압력은 **이완기혈압**(diastolic blood pressure)으로 건강 성인은 70~85mmHg이다. 수축기혈압과 이완기혈압의 차이를 맥압(pulse pressure)이라 하며 평균 40이다.

1) 혈압 측정

혈압 측정시 청진기와 혈압계가 사용되며 혈압계의 구조는 눈금이 있는 압력계(manometer)와 팽창이 가능한 고무주머니를 천으로 싼 카프스(cuffs), 공기를 넣을 때 사용되는 고무구가 달려 있고 고무주머니에 달린 2개의 연결관이 있다. 하나는 계기에 하나는 고무구에 연결되어 있으며 압력계(manometer)는 수은형(mercury type)과 아네로이드형(aneroid type)이 있다.

수은혈압계는 측정원주가 수은으로 채워져 있어 측정시 수은주를 눈과 같은 높이에서 읽어야 한다. 아네로이드혈압계는 수은주 대신에 시계모향의 둥근계기가 달려있다. 전자혈압계는 혈압측정이 간편해 많이 이용되고 있다(그림 18-2).

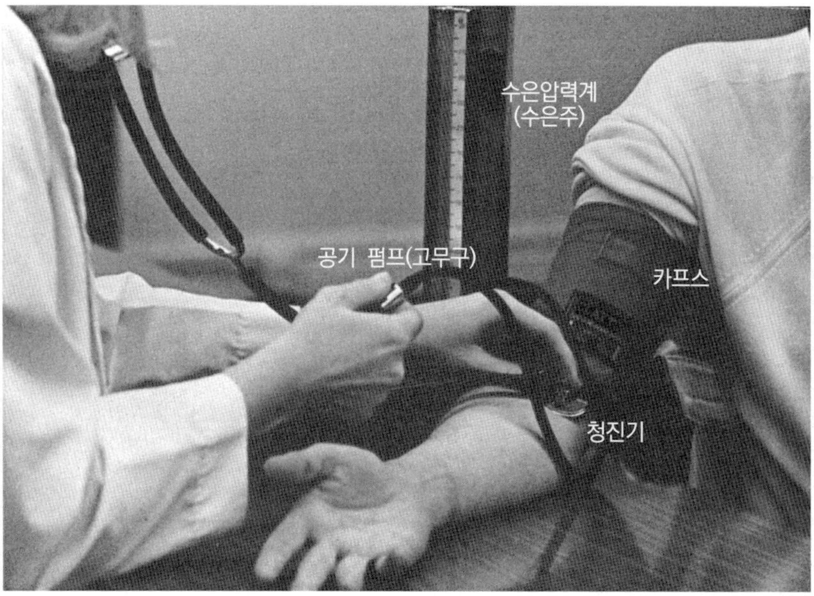

그림 18-2 | 혈압 측정법

혈압 측정은 다음 순서에 의해서 한다.

(1) 팔은 심장 높이로 편안하게 해준다.

(2) 혈압 측정 전에 수은주의 높이가 0에 있는지 확인한다.

(3) 측정을 위해 상완 동맥으로부터 2~3cm 위에 cuffs를 손가락 하나 들어갈 정도의 여유를 주고 감는다.

(4) 귀에 청진기를 꽂고 상완동맥에서 맥박을 촉진하여 청진기를 댄다.

(5) 혈압계에 달린 고무구에 있는 조절밸브를 잠그고 고무구를 서서히 압축하면서 공기를 넣는다. 상완동맥 또는 요골동맥을 촉지하여 맥박이 소실되는 지점에서 30 mmHg 정도 더 올린다.

(6) 고무구에 있는 조절밸브를 조심스럽게 열어 2~3mmHg/sec 속도로 cuffs의 압력을 낮추면서 박동음을 듣는다.

(7) 수은주의 눈금을 눈높이에서 읽으며 처음 들리는 음의 눈금을 읽고 수축기혈압으로 기억한다.

(8) 계속 조절밸브를 풀어주면서 소리를 듣다가 소리가 없어지는(약해지는) 점을 이완기혈압으로 기억한다.

(9) 조절밸브를 0점까지 풀고 cuffs속의 공기를 제거한다.

(10) 반복 측정이 요구될 때는 30초~1분간 간격을 두어 재측정한다.

약과 건강상식

52. 오십견이란?

오십견이란 어깨의 유착성 관절낭염으로 흔히 50세 이후 특별한 원인이 없이 나타나는 것이 특징이기 때문에 오십견이라 불리지만 반드시 오십대에만 생기는 것은 아니며 그보다 젊은 연령층에서도 생기고 오십대 이후에도 발생합니다. 환자들은 어깨의 통증으로 인한 고통뿐만 아니라 대개 세수할 때 뒷목을 씻기 어렵거나 머리 빗기가 힘들거나 여자들은 블라우스 뒷단추를 끼기가 힘들어지고 팔을 돌리기 어렵다는 등의 일상 생활중의 불편을 겪게 됩니다.

처음 증상이 올 때는 특별한 치료를 하지 않으면 1년 정도가 지나야 증상이 소실되며 그 기간 동안 환자들은 다음과 같은 과정을 겪게 된다. 초기에는 어깨의 움직임에는 이상이 없고 단지 통증만이 있으나 차차 어깨의 움직임에 제한이 있어 일상생활 중에 불편함과 통증을 느낀다. 더 진행되면 야간에 통증이 더 심해져 통증이 있는 쪽으로는 돌아 눕지도 못하는 등 수면에도 지장을 받게 된다. 이러한 통증으로 인해 어깨 주변 근육은 과도한 긴장을 하게 되며 동시에 근육이 뭉치는 현상이 와서 더욱 더 통증이 심해질 수 있다.

3부

질병과 치료약 Disease

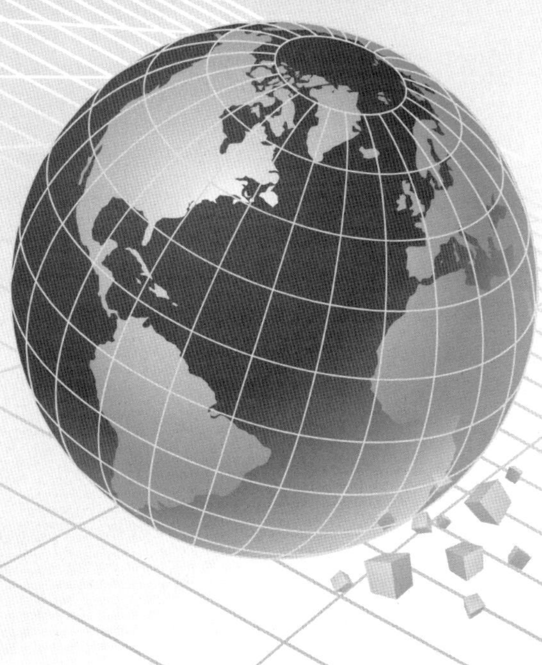

제19장 암
Cancer

1. 종양의 정의

종양(tumor)이란 조직의 자율적인 과잉성장을 말하는데 이것은 개체에 이롭지 않을 뿐 아니라 정상조직을 파괴한다.

Neoplasia(new+growth), 즉 신생물은 새로운 성장이라는 뜻으로 세포가 어떤 자극에 의하여 유전자의 형질변환을 일으켜 세포분열을 계속하여 세포가 계속적으로 증가하는 것을 말한다.

종양(tumor)에 대한 국제적인 용어로는 **신생물**(neoplasia)이지만 습관적으로 종양이라는 말을 더 많이 사용한다. 모든 종양은 계속적으로 인체의 항상성 유지를 방해함으로써 개인의 생리, 사회심리적 환경을 변화시킨다. 종양은 **양성종양과 악성종양**으로 나누며 악성일 경우 **암**(cancer)이라고도 부른다.

2. 암의 발생빈도

우리나라의 암 발생빈도를 보면 50대 남자와 40대 여자에게 가장 많이 발생하며 남자는 위암, 대장암, 폐암, 간암, 전립선암의 순이고 여자는 갑상선암, 유방암, 대장암, 위암, 폐암의 순으로 나타났다(표 19-1).

각종 암으로 인한 사망률 변화 추이를 보면 폐암, 대장암은 증가추세에 있으며 위암은 1985년을 고비로 감소하고 있는데 이는 정기 건강검진의 확대와 위내시경의 발달로 조기진단이 가능해졌기 때문이다(표 19-2).

간암은 B형 간염백신의 접종확대 및 신생아 예방접종 의무화로 감소되고 있으나 선진국에 비해 매우 높은 실정이다.

| 표 19-1 | 암의 발생 현황

순 위	남 자 (%)		여 자 (%)	
1	위 암	20.1	갑상선암	26.7
2	대장암	15.2	유방암	14.4
3	폐 암	14.1	대장암	10.6
4	간 암	12.0	위 암	10.4
5	전립선암	7.4	폐 암	6.1
6	갑상선암	5.2	간 암	4.3
7	방광암	2.6	자궁암	4.0
8	췌장암	2.5	담낭암	2.6
9	담낭암	2.4	췌장암	2.1
10	신장암	2.3	난소암	1.9

| 표 19-2 | 암의 5년 생존율(사망률)

순 위	남 자 (%)		여 자 (%)	
1	췌장암	8.0 (92.0)	췌장암	8.2 (91.8)
2	폐 암	17.1 (82.9)	폐 암	23.9 (74.1)
3	간 암	25.1 (74.9)	간 암	25.1 (74.9)
4	담낭암	27.0 (73.0)	담낭암	25.2 (74.8)
5	위 암	65.9 (34.1)	난소암	60.2 (39.8)
6	대장암	73.2 (26.8)	위 암	64.0 (36.0)
7	신장암	77.2 (22.8)	대장암	68.9 (31.1)
8	방광암	77.6 (22.4)	자궁암	80.0 (20.0)
9	전립선암	87.6 (12.4)	유방암	90.6 (9.4)
10	갑상선암	99.3 (0.7)	갑상선암	99.8 (0.2)

3. 악성종양의 분류와 특징

악성종양 세포는 침습, 전이와 같은 특성이 있기 때문에 양성종양 세포와 많은 차이점이 있다(표 19-3).

| 표 19-3 | 양성종양과 악성종양의 특징

특 징	양성 종양	악성 종양
성장속도	느리다.	빠르거나 아주 빠르다.
성장양식	확장되면서 성장하고 이때 경미한 조직손상을 야기한다.	주위조직에 확장되고 침윤하면서 성장하며, 염증, 궤양, 괴사를 일으킨다.
재 발	외과적으로 제거하면 거의 재발이 없다.	잔여조직이 남아 있다면 수술 후에도 재발이 흔하다.
전 이	전이되지 않고 국소적이다.	직접 퍼지거나 임파계, 혈액에 의해 다른 장기로 전이된다.
증 상	내분비계가 침범하지 않으면 일반적인 증상은 거의 없다.	피로감, 무력감, 식욕감퇴, 체중감소와 같은 전신증상을 유발한다.
예 후	주요기관의 압박이나 폐쇄가 없는 한 죽음을 초래하지는 않는다.	주요장기에 전이되면 사망한다.

악성종양은 일반적으로 **암종**(carcinoma), **육종**(sarcoma), **백혈병**(leukemia), **림프종**(lymphoma)으로 분류되며 주로 발생조직에 따라 구분한다. 암종은 표면이나 선상 등 상피조직에 발생하여 임파조직을 통해 먼저 전이하며 육종은 뼈, 혈관, 근육, 지방과 신경조직 등의 결합조직에 발생하여 혈액으로 전이한다.

4. 암의 병기

암의 병기는 미국 암협회가 개발한 **TNM 분류**를 세계 공통적으로 사용하며 이 분류를 사용하여 암세포가 조직에 침범된 정도를 나타낸다(표 19-4).

종양 성장의 단계 분류중 T는 일차성 종양을 의미하고 N은 구역성 림프절 전이여부를 뜻하며 M은 원격 전이여부 즉 혈관성 전이를 뜻한다.

1) Stage Ⅰ($T_{1\sim2}$, N_0, M_0)

종양이 원발 장기에 제한된 국소 침범으로 수술로 절제 가능한 병변이며 림프절 혹은 혈관성 전이가 없어 생존율이 가장 높다.

| 표 19-4 | TNM 분류

종양(Tumor)	
T_0	원발성 종양의 증거 없음
TIS	상피세포내암
T_1, T_2, T_3, T_4	종양의 크기와 침투의 정도가 상승함
결절(Node)	
N_0	림프절에 질병의 증거가 없음
N_{1a}, N_{2a}	국소 림프절에서 질병을 확인할 수 있고, 전이가 의심되지 않는 경우
N_{1b}, N_{2b}, N_3	국소 림프절에서 질병을 확인할 수 있고, 전이가 의심되는 경우
N_x	국소 림프절에 대하여 임상적으로 평가할 수 없음
전이(Metastasis)	
M_0	멀리 전이의 증거가 없음
M_1, M_2, M_3	멀리있는 림프절을 포함하여 숙주의 전이성 침투의 정도가 상승함

2) Stage Ⅱ(T_2, N_{1a}, M_0)

주위 조직이나 근접 림프절에 국소 전이되었으며, 수술이 가능하여 절제가 가능하나 완전 절제에 대해서는 불확실하다. 피막(capsule) 혹은 림프선에 미세 침범의 증거가 있고 생존율은 약 50±5%이다.

3) Stage Ⅲ(T_3, N_{2b}, M_0)

뼈와 더 깊은 조직에 침범하여 광범위한 일차성 종양으로 림프절에 침범증거가 있으며 수술은 가능하나 절제할 수 없고 육안적으로 병변이 남아 있어 생존율은 20±5%이다.

4) Stage Ⅳ(T_4, N_3, M_1)

국소부위나 장기는 물론 전신장기에 전이의 증거가 있어 거의 수술이 불가능하며 생존율은 5% 미만으로 희박하다.

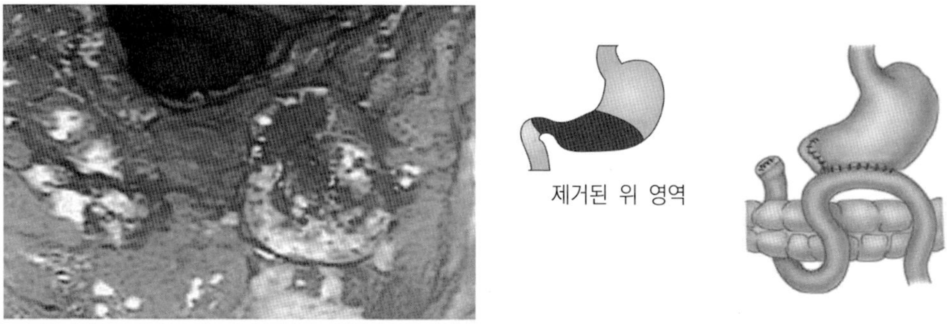

| 그림 19-1 | 말기위암과 위절제수술

5. 암의 원인

암의 원인은 여러 인자가 복합적으로 관계가 있는 것으로 알려져 있다.

1) 바이러스

B형 간염바이러스(Hepatitis B virus)가 간암을 유발하여 우리나라가 간암이 많은 이유 중 하나이다. 유두종(Papilloma virus ; HPV)이 자궁경부암에 가장 큰 원인이며 그 백신이 개발되었다.

백혈병은 HTLV-Ⅰ(Human T-cell leukemia virus)가 관계되고 버킷임파종(Burkitts lymphoma)도 EB바이러스(Epstein-Barr virus)와 연관이 있다. 과거에는 DNA형 바이러스가 암과 관련이 있다고 믿어왔으나 오늘날은 RNA형 바이러스 또는 종양 바이러스가 종양을 발생시킨다.

2) 암유전인자(Oncogene)

많은 연구자들은 암유전인자가 인체의 염색체에 존재하며 또한 세포에서 악성변화를 초래한다고 믿었다.

이와 같이 암유전인자가 알려짐에 따라 일반적인 발암물질(방사선, 화학물질)이 DNA의 돌연변이를 일으키고 이에 암 유전인자가 강력한 암 유발효과를 나타낸다.

3) 유 전

유방암, 대장암, 흑색종(melanoma) 등 가족적 유전경향을 보이는 것은 유전인자에 의한 것인지 가족구성원이 함께 지낸 그 환경 때문인지는 의문이다.

4) 세포의 돌연변이

암이 세포내 DNA의 돌연변이에 의해 발생한다고 전제하고 이러한 돌연변이는 직접적이든 간접적이든 발암물질에 계속 노출된 것과 관련이 있다.

5) 화학물질

모든 암의 85%는 환경과 관련이 있다. 담배 연기는 강력한 화학적 발암물질로 흡연은 폐암, 후두암, 기관지암, 자궁경부암, 식도암, 췌장암, 방광암과 아주 깊은 관련이 있다.

발암물질은 계속 규명되고 있는데 이미 밝혀진 것으로. 벤조피린(benzopyrin), 염료(analine), 비소, 검댕(soot), 타르(tar), 석면, 벤젠, 카드뮴, 크롬, 니켈, 폴리비닐클로라이드 등이 있다.

6) 호르몬

암 성장은 신체내에서 생리적으로 생성된 호르몬(estrogen)이나 또는 호르몬 투여에 의해 호르몬 균형이 파괴되어 촉진된다. 유방암, 전립선암, 자궁암이 호르몬과 관련이 높다.

7) 심리적 요인

스트레스를 받으면 인체의 면역력이 많이 저하하므로 정신적인 요소가 암의 빈도와 생존률에 영향을 끼친다. 이러한 심리적 요소는 개인의 성격, 특성, 생활습관의 변화, 가까운 사람의 죽음, 절망감, 무기력, 무력감, 좌절, 심인성 장애, 불안, 우울, 성기능 장애 등이 포함된다.

약과 건강상식

53. 암은 불치병 인가요?

암은 한번 걸리면 결국 죽을 수밖에 없는 불치의 병은 결코 아닙니다. 식생활, 흡연 등 생활습관을 조절함으로써 얼마든지 예방도 가능하고, 이미 생긴 경우일지라도 진행되기 전에 조기에 진단만 된다면 얼마든지 완치가 가능합니다. 암으로 진단되는 모든 환자 중 약 50%는 5년 이상 생존이 가능한 것으로 알려져 있으며 대개의 암에서 5년 이상 생존한 경우에는 암이 나았다고 보아도 좋습니다. 물론 초기의 암은 치료될 가능성이 훨씬 더 높아서 초기 위암이나 대장암의 경우 거의 90% 이상 완치된다고 할 수 있습니다.

8) 식 이

암의 발생에 있어서 식이에 대한 관심이 증대되고 있으며 특히 암의 예방에 중요한 위치를 차지하고 있다. 식이와 암의 관련 가능성은 다음과 같다.

(1) 비만한 사람은 암의 위험이 높다.

(2) 고지방 식이는 유방암, 전립선암, 대장암의 빈도를 증가시킨다.

(3) 섬유소는 대장암을 예방한다.

(4) 고칼로리 식이섭취는 일반적으로 암 발생 위험이 높은데 이는 비만과 고지방 식이와 관련이 있기 때문이다.

6. 암의 증상

초기에는 증상이 국소적으로 나타나지만 결국은 종양이 커지고 전이되면서 전신적 증상이 나타난다. 이러한 증상들은 암의 종류, 위치에 따라 다르지만 일반적으로 모든 악성종양에서 유사한 전신증상이 나타난다.

1) 국소적 증상

종양의 과잉성장에 따른 3대 주요 국소증상은 **압박**, **조직의 괴사, 폐색**이다.

암세포의 증식을 조절하지 않으면 종양은 계속 성장하여 정상세포의 괴사뿐만 아니라 종양 자체의 괴사를 초래한다. 이러한 증상은 종양 덩어리 자체뿐만 아니라 암의 침습성에 의해서 생겨난다.

2) 전신적 증상

환자들은 일반적인 신체적 문제로써 **빈혈, 출혈, 감염, 악액질, 통증** 등의 증상을 경험한다. 또한 사회심리적 반응으로 불안, 우울, 신체상의 변화, 생활습관의 변화를 경험할 수도 있다.

(1) 빈 혈

빈혈이 일어나는 이유는 적혈구 수명의 감소, 조혈자극인자(erythropoietin)의 감소, 골수의 조혈능력의 감소 등이다. 이러한 종류의 빈혈은 증상 자체는 심각하지 않으나 환자에게서 빈혈이 나타나면 암이 전이되었다는 것을 암시하므로 중요한 진단적 의미가 있다.

(2) 출 혈

출혈은 종양이 기관이나 혈관의 폐쇄를 일으키거나 종양이 커짐에 따라 혈관을 침범하여 부식시킬 수도 있으며 수술 후에 올 수도 있다. 혈소판 감소증에 따른 심한 출혈은 조혈기관의 암이나 혈액암의 초기 증상일 수 있다.

(3) 감 염

인체 면역체계의 불균형은 감염을 일으킨다. 암 자체뿐만 아니라 항암요법에 의해서도 면역기능이 저하되고 파괴될 수도 있다. 감염은 세균, 진균, 바이러스에 의해 일어나는데 구강내 칸디다증, 대장균에 의한 패혈증과 같은 감염은 인체 상재균들의 과잉성장으로 유발된다.

(4) 악액질

악액질은 암과 관련된 소모성 증상으로 극도로 여위고 심한 영양부족이 있는 상태로써 식욕부진, 무력감, 쇠약, 체중감소가 특징적으로 나타난다.

(5) 통 증

암의 증상에서 통증은 가장 흔하고 두려운 증상이다. 대부분의 암환자는 정도의 차이는 있지만 통증을 경험한다. 두려움과 불안은 통증을 야기시키며 통증감소 및 완화를 위한 치료를 방해한다.

7. 암의 예방

암의 원인을 제거함으로써 암을 예방할 수 있다.

1) 암의 9가지 위험신호

다음의 증상이 2주 이상 지속될 때 암을 의심해야 한다.

(1) 위 - 상복부 불쾌감, 식욕 부진 또는 소화불량이 계속될 때

(2) 자궁 - 이상 분비물 또는 부정출혈이 있을 때

(3) 간 - 우상복부 둔통, 체중감소 및 식욕 부진이 있을 때

(4) 폐 - 계속되는 마른 기침이나 혈담이 있을 때

(5) 유방 - 무통의 종괴 또는 유두출혈이 있을 때

(6) 대장, 직장 - 점액이나 혈변이 나오고 배변 습관의 변화가 있을 때

(7) 피부 - 난치성 궤양이 생기거나 검은 점이 까맣게 되고 커지며 출혈할 때
(8) 비뇨기 - 혈뇨나 배뇨 불편이 있을 때
(9) 후두 - 쉰 목소리가 지속될 때

2) 암의 조기발견을 위한 지침

(1) 20 ~ 40세

암과 관련된 신체검사를 3년마다 받아야 한다. 이 검사에는 건강상담과 갑상선암, 고환암, 전립선암, 구강암, 난소암, 피부암, 림프결절암 등에 대한 조사 이외에도 아래와 같은 절차를 밟아야 한다. 암에 대해서 위험성이 높은 사람들은 자주 검사를 받아야 할 필요가 있다.

① 유 방

- 3년마다 의료인에 의한 검사
- 매달 자가유방 검진
- **유방암의 고위험 대상자** : 가족 중에 유방암을 앓은 사람이 있을 경우, 결혼하여 아이를 갖지 않는 여성, 초경이 빠르거나 폐경이 늦을 때, 비만, 폐경 이후 호르몬(estrogen)요법을 받는 여성

약과 건강상식

54. 암 치료시 식사는 어떻게 해야 하나요?

암에 걸리게 되면 식욕저하, 소화불량이 나타나거나 영양소가 제대로 흡수되지 않아서 영양불량이 되기 쉽습니다. 또한 수술, 약물치료, 방사선 치료 등으로 인해 부작용이 생기기 때문에 음식을 먹기 어려운 경우가 상당히 많습니다. 치료를 받고 있는 암환자의 경우 치료효과를 높이기 위해서는 적절한 영양상태를 유지하는 것이 중요합니다.

다음의 사항을 유념하여 환자의 식사를 계획 하도록 합니다.

(1) 충분한 열량을 섭취할 수 있도록 배려가 필요합니다. 그러나 환자가 음식물을 제대로 먹지 못하는 경우가 있으므로 이때에는 무리하게 먹이려고 하면 오히려 역효과가 날 수 있으므로 우선 환자가 음식을 조금이라도 먹을 수 있도록 격려하여 주는 것이 좋습니다.
(2) 파괴된 조직이 재생되고 회복되기 위해서는 질이 좋은 단백질을 충분히 먹는 것이 좋습니다. 고기나, 생선, 계란, 두부, 우유 등을 환자가 좋아하는 방법으로 조리합니다.
(3) 비타민과 무기질을 충분히 섭취하여야 하므로 신선한 과일 및 채소류를 먹도록 합니다. 세끼 식사만으로는 충분히 영양을 공급할 수 없으므로 중간 중간에 간식을 하도록 합니다.
(4) 열량이 적은 음료, 커피, 홍차, 다이어트 제품보다는 고열량, 고단백 음료를 마시도록 합니다. 환자들이 음식을 먹지는 못하는 경우에 영양보충 음료나 고단백 음료를 사용하는 것이 좋습니다.

약과 건강상식

55. 유방자가진찰법은?

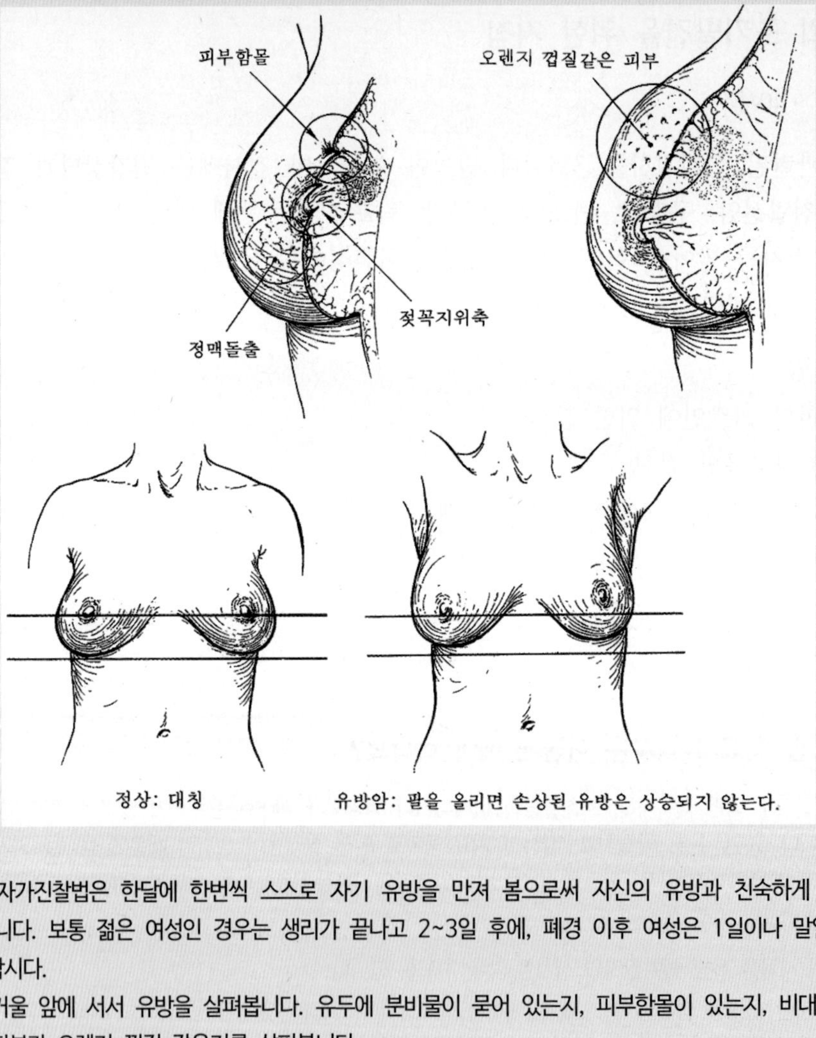

정상: 대칭　　유방암: 팔을 올리면 손상된 유방은 상승되지 않는다.

유방자가진찰법은 한달에 한번씩 스스로 자기 유방을 만져 봄으로써 자신의 유방과 친숙하게 만드는 방법입니다. 보통 젊은 여성인 경우는 생리가 끝나고 2~3일 후에, 폐경 이후 여성은 1일이나 말일에 검사를 합시다.

(1) 거울 앞에 서서 유방을 살펴봅니다. 유두에 분비물이 묻어 있는지, 피부함몰이 있는지, 비대칭인지, 피부가 오렌지 껍질 같은지를 살펴봅니다.
(2) 거울 앞에 선 채로 손을 머리 뒤로 얹고 앞쪽으로 기울여 유방을 살펴봅니다.
(3) 히프에 손을 얹고 몸을 앞으로 기울여 유방을 자세히 살펴봅니다.
(4) 왼팔을 올리고 오른손 끝으로 동심원을 그리며 시계방향으로 겨드랑이부터 천천히 유방을 만져갑니다. 원을 좁혀 유두까지 충분히 만져봅니다.
(5) 젖꼭지(유두)를 가볍게 짜내 분비물이 있나 살펴봅니다. 오른팔을 올리고 왼손으로 오른쪽 유방을 같은 방법으로 진찰합니다.
(6) 항상 동심원으로 유방을 골고루 만져봅니다.

② 자 궁

- 3년마다 골반을 조사

③ 자궁경부

- Pap 검사는 1년 간격으로 두번의 음성 결과 후에도 적어도 3년마다 한번은 시행해야 함, 성접촉이 많으면 20세 이하의 여자도 포함됨.
- **자궁경부암의 고위험 대상자** : 어린 나이에 성교를 시작, 성접촉 대상이 많을 때

(2) 40세 이상

암과 관련된 검진을 매년 받아야 한다.

① 유 방

- 매년 의사에 의한 검진
- 매달 자가검진
- 50세 이후 매년 유방 엑스선검사
- 유방암의 고위험대상자 : 20~40세의 경우와 동일

② 자 궁

- 매년 골반 검진
- Pap 검사는 1년 간격으로 2번의 음성 결과 후 적어도 3년마다 한번씩 검사해야 함

③ 자궁내막

- 위험성이 있으면 폐경기 때 자궁내막 조직을 조사
- **자궁내막암의 고위험 대상자** : 불임, 비만, 배란불순, 비정상적 자궁출혈, 에스트로겐 요법

④ 결장과 직장

- 매년 지두검진으로 직장검사
- 직장과 항문의 검사는 1년 간격으로 처음의 두차례 음성결과 후에는 50세 이후부터 3~5년 사이에 한번씩 검사
- **결장과 직장암의 고위험 대상자** : 결장암이나 직장암의 개인력이나 가족력이 있을 때, 결장이나 직장에 폴립이 있었던 경우, 궤양성 대장염을 앓은 경우

8. 암의 진단

1) 혈액 검사(종양표지자 검사)
2) 조직 검사
3) 세포 검사
4) 방사선 검사 : 엑스선 촬영, 혈관조영술, 컴퓨터단층촬영(CT), 자기공명검사(MRI), 양전자방출단층촬영(PET-CT) 등
5) 방사선동위원소 검사
6) 초음파 검사

9. 암의 치료

1) 수술요법

최선의 치료방법은 조기발견 후 수술로 암세포 전체를 제거하는 것이다. 수술은 일차적 치료방법, 진단목적, 예방목적, 증상완화 등의 목적으로 행해진다.

2) 화학요법(항암제)

오늘날 다양한 화학요법제들은 종양치료에 매우 유용하게 사용되고 있다(그림 19-2). 이들 치료제들은 암세포에만 영향을 끼치는 것이 아니라 정상적인 세포를 손상하고 파괴시키기도 한다. 항암제는 선택독성을 나타내는 약물도 있지만 대부분 부작용이 많다.

부작용은 오심, 구토, 구강 및 위장관궤양, 설사, 탈모, 골수기능저하 등이 있다. 백혈구 감소는 기회감염의 증가와 관련성이 있으며 혈소판감소는 출혈을 일으키며 적혈구 생산감소는 빈혈을 일으킨다(그림 19-3).

3) 방사선 요법

방사선 요법은 단독으로나 수술요법 또는 항암제와 병용요법으로 암치료에 중요한 부분을 담당하고 있으며 암환자의 50% 정도가 방사선 요법을 받는 것으로 보고되었다.

4) 면역요법

백신이나 항혈청 등을 이용한 면역요법은 수술, 방사선요법, 화학요법과 병용하여 치료한다.

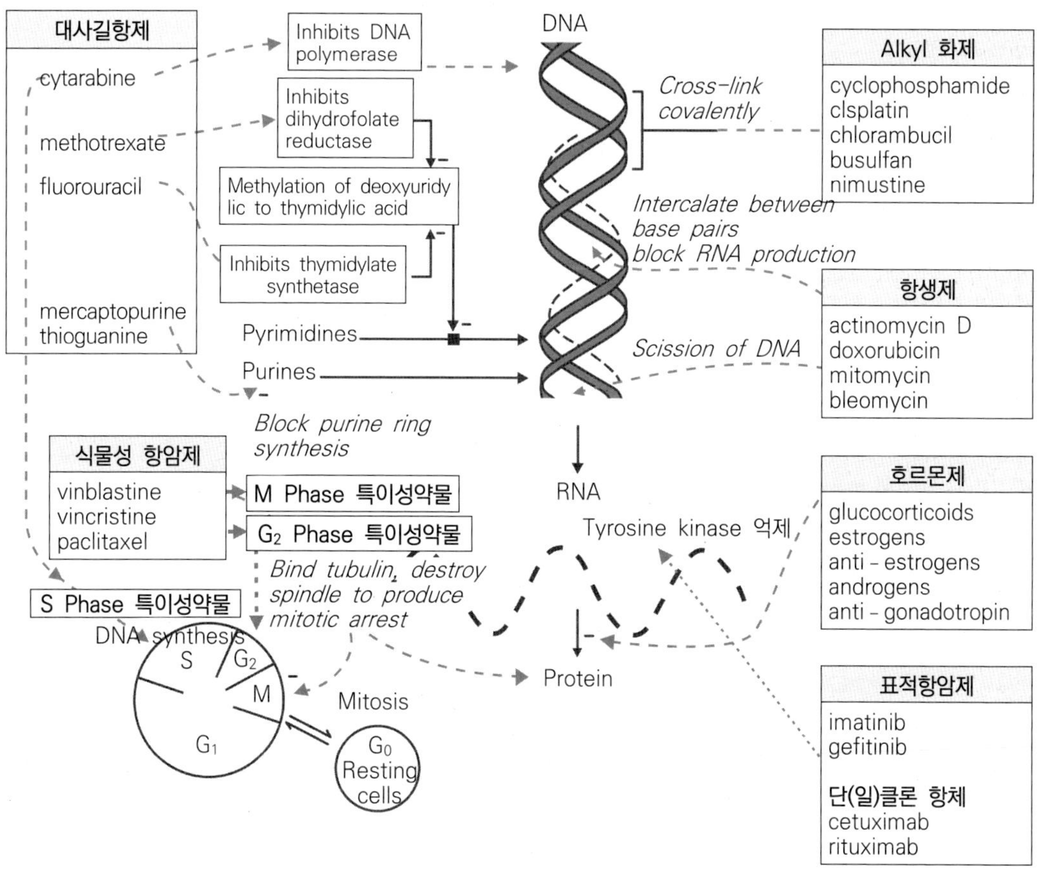

| 그림 19-2 | 항암제의 분류 및 작용기전

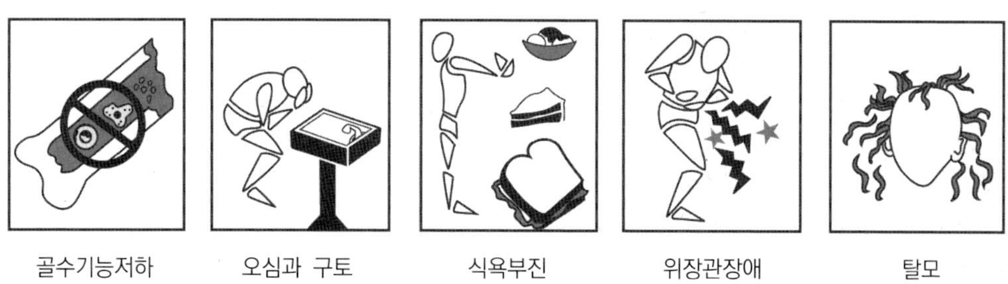

골수기능저하
오심과 구토
식욕부진
위장관장애
탈모

| 그림 19-3 | 항암제의 부작용

5) 기타 치료요법

전통적 수술요법, 화학요법, 방사선요법과 다른 치료적 접근으로 환자의 안위를 증진시키는 몇 가지 방법이 있다. 예를 들어, **자가최면, 심리상담, 안정기술**이 있으며 **영양치료법**이 전통적 치료법의 가능성을 주고 있다. **적외선 치료, 온열요법, 골수이식**을 포함한 다른 방법들에 대한 연구가 필요하다.

약과 건강상식

56. 암예방을 위한 식생활은?

(1) 과식을 피하고 지나친 지방의 섭취를 줄인다.
(2) 편식하지 말고 여러 가지 음식을 골고루 섭취한다.
(3) 신선한 야채, 과일을 충분히 섭취한다.
(4) 소금에 절인 식품이나 훈제식품(햄, 베이컨, 소시지)의 섭취를 줄인다.
(5) 불에 직접 태운 고기나 생선은 피한다.
(6) 너무 맵거나 짠음식, 뜨거운 음식은 피한다.
(7) 과음과 흡연을 피한다.

57. 호스피스(Hospice)란 무엇입니까?

죽음을 앞두고 총체적인 고통을 받고 있는 환자와 그 가족을 신체적, 사회적, 영적으로 돌보는 사랑의 활동입니다. 호스피스에서는 이런 일을 합니다.

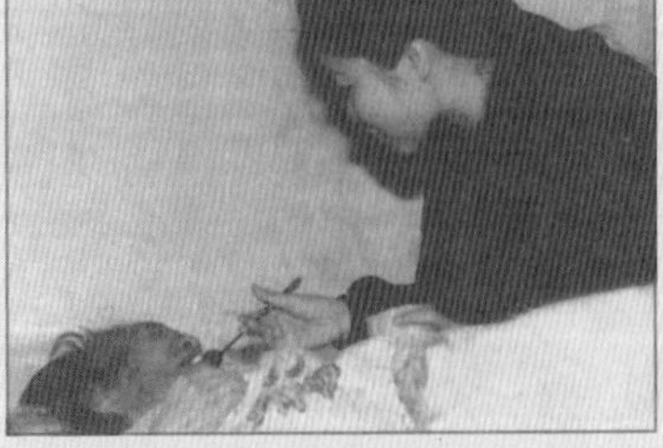

(1) 말기암 등 죽음을 앞둔 환자의 가정을 방문하여 통증조절과 신체적 완화요법을 제공해 드립니다.
(2) 말기환자와 그 가족들의 정서적, 영적인 도움을 위해 목회자와 상담봉사자가 함께 합니다.
(3) 투병 중에 겪는 경제적 어려움을 사회봉사자를 통해 사랑의 다리 역할을 해 드립니다.
(4) 장례를 도와주고 유가족이 속히 슬픔을 극복하고 정상적인 생활을 할 수 있도록 도와 드립니다.
(5) 무연고 노인들의 임종과정을 돌보고 무료 장례식을 해 드립니다.
(6) 가정에서 지친 환자의 가족을 전문인과 봉사자를 통해서 환자를 돌봄으로 환자와 가족의 삶의 질을 높입니다.
(7) 정기적인 호스피스 교육을 통해 자원 봉사자를 개발, 관리하고 진정한 사랑의 실천을 하고 싶어하는 분들에게 나눔과 사랑의 공동체에 참여할 수 있도록 합니다.

제20장 후천성면역결핍증
AIDS

후천성면역결핍증 또는 AIDS(acquired immune deficiency syndrome)는 이름 그 자체가 암시하듯이 선천면역에는 아무 이상이 없으며 후천면역에 이상변화를 초래함으로써 생기는 여러 질환의 복합증상 일체를 말한다.

1. AIDS의 원인

AIDS의 원인 virus는 **HIV(human immunodeficiency virus)**라고 부른다. 유전자(gene)인 DNA가 RNA로 전사하여 단백질을 합성하는데, AIDS 바이러스는 이와 반대로 RNA가 역전사하여 DNA를 합성한다. 그래서 이 계통의 바이러스를 총칭해 retrovirus라 부르는데 여기서 retro란 역행의 뜻을 지니고 있다. 이 바이러스는 동물계에서는 백혈병 및 림프종을 일으키며 인체에서도 특종의 백혈병 원인 바이러스(HTLV)로 알려졌었다.

HIV가 숙주세포에 침범하기 위해서는 CD_4-receptor가 필요한데 이 receptor는 **T_4림프구(helper T cell)**에 제일 많고 단핵구 및 대식세포에서도 찾아볼 수 있다. 그러므로 HIV 감염이 생기면 T_4림프구가 제일 빨리 격감되는 것이며(그림 20-1) 인체의 여러 장기에 잠복하게 된다(그림 20-2).

그러면 이처럼 우리 인간사회에 없던 HIV가 어떠한 경로를 통해 면역결핍증을 일으키는지가 큰 의문인데 여러 학설 중 제일 유력한 이론이 중앙아프리카에 사는 초록색 원숭이에게서 인간에게 전해지지 않았나 보고 있다. 이 초록색 원숭이는 HIV와 유사한 바이러스를 지니고 사는데 자기 종족에게는 아무런 질환을 일으키지 않지만 다른 종류의 원숭이에게는 인간사회에서 보는 바와 같은 면역결핍증을 일으킨다.

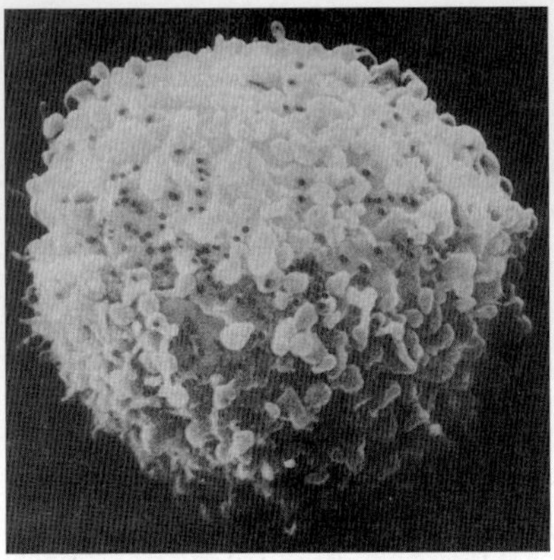

| 그림 20-1 | HIV에 감염된 T-림프구

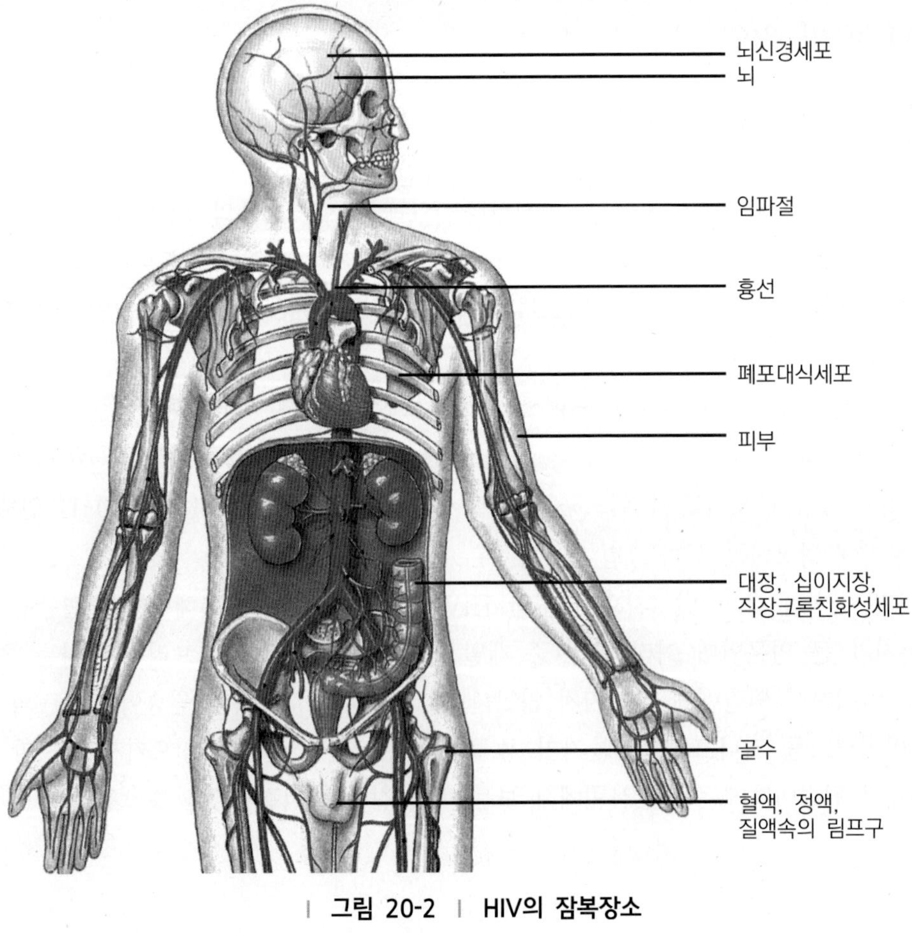

| 그림 20-2 | HIV의 잠복장소

2. 발생빈도

세계보건기구의 발표에 의하면 현재 약 6,000만명이 AIDS에 감염되어 있으며 10년 후에는 약 1억명의 감염자가 발생할 것이라고 경고하고 있다.

우리나라의 AIDS 발생상황을 보면 1985년 6월 주한 외국인 중 첫 AIDS 환자가 발견된 바 있으며 이 환자는 본국으로 후송되었다가 전형적인 증상으로 약 2개월 후에 사망하였다.

내국인의 감염은 1985년 12월에 외국근로자 중 외국의 AIDS 감시에 걸려 귀국한 첫 감염자가 확인되었으며 현재까지 10,000여명의 HIV 감염자가 확인되었다. 연령별로는 20~40대 남성이 전체 감염자의 90%를 차지하고 있으며 성접촉에 의한 감염이 90% 이상을 차지하며 수혈, 혈액제제 순이다.

3. 전염경로

HIV의 전염경로는 B형간염과 매우 유사하며 다음과 같다.

(1) 이성간의 성관계

(2) 남성 동성연애자의 항문성교

(3) 수혈 및 혈액제제

(4) 마약남용 및 정맥내 약물남용

(5) 모체로부터 자궁내에서 태아에 감염

4. 증 상

(1) 급성 HIV증후군 (에이즈관련증후군, AIDS related complex ; ARC)

감염 3-6주 후에 초기증상으로 독감같이 발열과 식은땀, 두통, 근육통, 인후통, 구토, 몸에 반점(피부 발진)이 생긴다.

(2) 무증후 보균자 (Asymptomatic carrier; AC)

초기증상이 사라진 후 회복이 되기 때문에 감기나 몸살로 여기고 지나치게 되며 10년 정도 지속이 된다. 그러나 혈액검사를 하면 감염 후 12주내에 HIV 항체 양성반응이 나타난다.

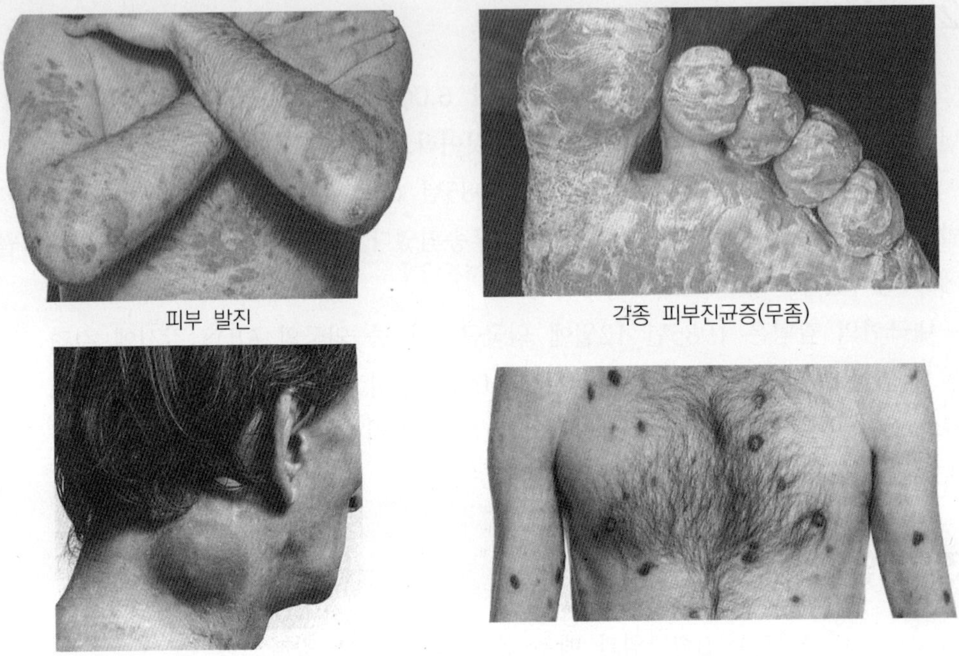

피부 발진　　각종 피부진균증(무좀)

림프절 비대　　Kaposi육종

| 그림 20-3 | AIDS 증상

(3) 전신성임파절종창(Persistent generalized lymphadenopathy ; PGL)

서혜부 이외의 2개소 이상에서 1cm 이상의 림프절비대로 만져진다.

(4) 기회감염 (지속적 증상)

심한 체중감소, 장기간 기침, 설사, 오한, 근육통, 기억력감소(신경증상) 등이 나타나며, 각종 피부진균, 결핵 등 각종 기회감염과 폐렴 및 카포시육종(Kaposi), 림프종 등 암이 발생한다.

5. 진 단

(1) HIV 항체 검사

① ELISA법 (Enzymelinked immunosorbent assay)

HIV에 항체의 존재여부를 측정, 진단을 확증하기 보다는 단지 HIV에 감염되었는지를 나타낸다. 혈중 HIV항체(감염 후 12주)가 있는 자를 혈청양성자라 일컫는다. 치료를 받지 않을 경우 15년 후에는 대부분의 감염자가 AIDS로 발병한다.

② Western blot법

HIV항체 유무와 혈청양성을 진단하는데 사용하며, AIDS 확인검사 방법이다.

(2) HIV항원의 검사 : ELISA법

(3) 바이러스 분리 배양

(4) 프로바이러스 DNA의 검출 : PCR법(바이러스 핵산 탐지법)

(5) 면역학적 검사 : 감염상태 확인

① 말초혈액의 임파구 수
② CD_4양성임파구 수
③ CD_8양성임파구 수
④ CD_4/CD_8 비율
⑤ 혈청면역글로블린 수치

6. 예 방

AIDS는 예방백신이 개발되어 있지 않으므로 그 예방이 가장 중요하다.

(1) 무질서하고 부도덕한 성관계 금지
(2) 가능한 한 수혈 금지
(3) 마약 및 정맥내 약물남용 금지
(4) 환자의 혈액, 각종 분비물 취급 철저
(5) 일회용 주사기, 칫솔, 면도기 사용
(6) 청소년, 해외여행자의 예방교육

7. 치 료

AIDS 치료목표는 다음의 세 가지로 요약할 수 있다.

(1) 환자의 현재 건강상태와 삶의 질을 극대화시킨다.
(2) 보다 효과가 뚜렷한 AIDS 치료제가 앞으로 개발될 것이라는 희망하에 환자의 병의 진행을 둔화시킨다.
(3) AIDS 환자가 겪는 정신적 충격, 우울증, 불안증에 대한 적절한 치료와 도움이 필요하다.

치료약을 이해하기 위해서는 위에서 간단히 설명한 바 있는 HIV의 생활환을 이해해야 한다. HIV에서 제일 중요한 역할을 하는 RNA에서 DNA로 역전사시키는 효소인 reverse transcriptase(역전사효소)를 억제시키는 약물이 제일 많으며 HIV 침투억제약과 프로테아제 억제약이 있다.

AIDS 치료약물을 3가지 병용투여하는 **칵테일 요법**이 상당한 효과를 거두고 있다.

(1) 역전사효소 억제약(Reverse transcriptase inhibitor)

HIV는 retrovirus과의 RNA virus로 RNA에서 DNA를 합성하는 역전사효소(reverse transcriptase)를 가지고 있는데, 이 역전사효소를 억제하여 RNA에서 DNA로의 합성을 저해한다.

약물명 (상품명)	용량 및 용법
Zidovudine(AZT, Combivir)	1회 150mg 1일 2회, 300mg 1일 1회 oral
Abcavir(Ziagen)	1회 300mg 1일 2회, 600mg 1일 1회 oral
Didanosine(Videx EC SR)	1회 125mg 1일 2회, 250mg 1일 1회 oral
Efavirenz(Stocrin)	1회 600mg 1일 1회 oral
Entecavir(Baraclude)	1회 0.5mg 1일 1회 oral
Etravirine(Intelence)	1회 200mg 1일 1회 oral
Lamivudine(Zeffix)	1회 150mg 1일 2회, 300mg 1일 1회 oral
Nevirapine(Viramun)	1회 200mg 1일 1~2회 oral

(2) 프로테아제 억제약(Protease inhibitor)

HIV 바이러스 증식에 사용되는 프로테아제 생성을 억제하며 기존 약물에 내성균에 효과적이다.

약물명 (상품명)	용량 및 용법
Atazanavir(Reyataz)	1회 300~400mg 1일 1회 oral
Darunavir(Prezista)	1회 600mg 1일 2회 oral
Indinavir(Crixivan)	1회 600~800mg 1일 1~2회 oral
Lopinavir(Kaletra)	1회 400mg 1일 2회, 800mg 1일 1회 oral
Ritonavir(Norvir)	1회 300~600mg 1일 2회 oral

(3) 바이러스 침투억제약(Inhibitors of viral entry)

HIV가 helper T cell의 CD_4-receptor와 결합하는 것을 저해하여 침투를 억제한다.

약물명 (상품명)	용량 및 용법
Enfuvirtide(Fuzeon)	1회 2mg/kg 1일 2회 SC
Raltegravir(Isentress)	1회 400mg 1일 2회 oral

약과 건강상식

58. HIV 항체 양성(+) 결과의 의미는?

HIV 항체는 HIV 감염에 반응하여 인체에서 생산되며, 혈청 양성은 현재 반드시 AIDS가 발병(환자)되었다는 것을 의미하는 것이 아니며, 앞으로 반드시 AIDS에 발병될 것을 의미하는 것도 아니다. 현재 AIDS 바이러스에 감염되었고 이에 대해 인체는 항체를 생산하여 혈액내 존재하며 활동성 바이러스를 갖고 있을지 모르며 타인에게 전염시킬 수 있다는 것을 의미한다.

제21장 감기
Common Cold

흔히 감기를 **만병의 근원**이라고 말한다. 감기가 단일 질병으로서는 가장 돈이 많이 소모되는 질환이고 감기로 인한 노동력의 손실을 따져볼 때 다른 질병보다 훨씬 더 경제적인 부담이 되는 병이다.

1. 감기의 정의

감기란 호흡기계의 윗부분인 상기도에 바이러스가 침입해서 급성염증이 생긴 상태를 말한다. 순수 우리말로 **고뿔**이라고 하며 **급성비염, 코감기, 기침감기**, influenza virus에 의한 **독감**이라고 부른다. 대개 5~7일이 지나면 자연치유되며 증상은 바이러스가 침입한 부위에 따라 조금씩 다르다. 코(비염), 목(인두염), 후두(후두염), 기관지(기관지염)에 단독 또는 복합적으로 감염되어 두통, 콧물, 코막힘, 목아픔, 기침, 권태감 등의 증상이 오며 이차감염인 합병증에 조심해야 한다.

2. 호흡기계 구조와 생리

호흡기계는 구강에서 폐포까지 기도(air way)로 이루어져 있으며 폐포에서 가스교환으로 호흡을 담당한다. 그 구조와 기능은 그림 21-1 및 표 21-1과 같다.

3. 감기의 원인

감기의 원인 virus는 지금까지 150여종이 알려져 있으며 대표적인 virus는 rhinovirus, adenovirus, coronavirus, echovirus, coxackievirus, influenza virus 등이 있다.

각종 virus와 그로 인한 호흡기질환은 표 21-2와 같다.

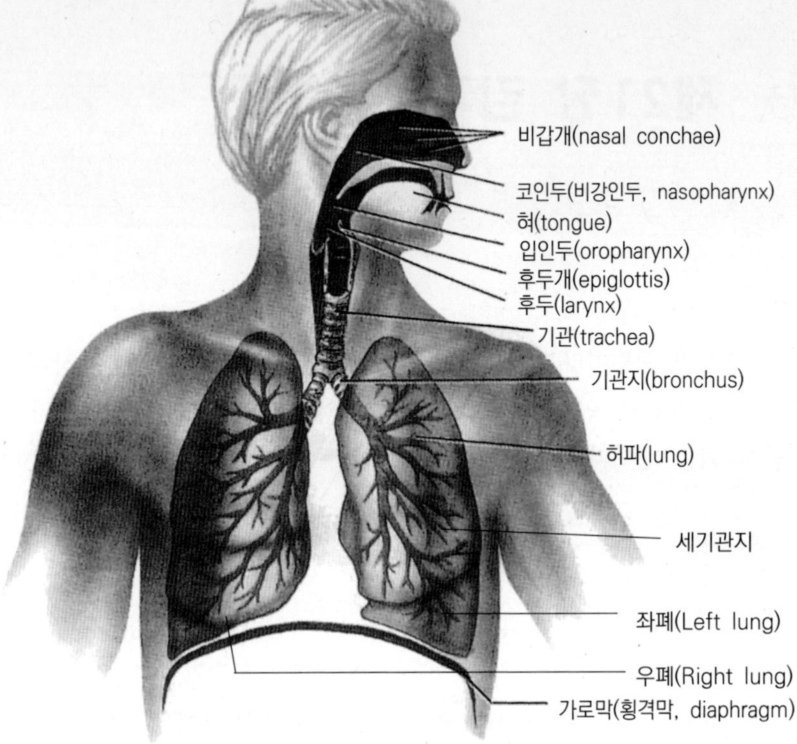

| 그림 21-1 | 호흡기계 구조

| 표 21-1 | 호흡기 구조와 기능

구 조	기 능
비 강	공기 여과, 가온, 가습, 공기의 통로
부비동	점액분비, 발성, 두개골의 완충
인 두	코와 후두사이 공기 통로 구강과 식도사이 음식물 통로
후 두	공기 통로, 발성
후두개	기관으로 이물질 유입 방지
기 관	공기의 통로, 섬모에 의한 이물질 제거
기관지	공기의 통로, 여과
폐 포	가스 교환, 호흡기의 기능적 단위

| 표 21-2 | 바이러스와 호흡기질환

바 이 러 스			호흡기 질환				
분 류			폐렴	모세기관지염	기관지염	크루프	상기도염
Myxovirus	Influenza virus		++	++	++	++	++
	Parainfluenza virus		+	+	+	+	+
	Respiratory syncytial virus		+	+	+	+	+
Adenovirus			+	+	+	+	+
Picornavirus	Enterovirus	Poliovirus			++		+
		Coxsackie A			++		+
		Coxsackie B			++		+
		Echovirus			++		+
	Rhinovirus		++	++	+		+
Rheovirus							+

(1) Rhinovirus

성인 감기의 25~50%가 이 바이러스가 원인이며 주로 코감기를 일으킨다.

(2) Adenovirus

주로 목감기를 일으키며 목이 아프고 발열, 근육통, 두통을 수반하며 어린이 감기의 5~10% 정도를 차지한다.

(3) Coronavirus

성인 감기의 10~20%를 차지한다.

(4) Influenza virus

유행성 독감을 일으키며 특히 전염성이 강하다.

4. 증 상

바이러스가 침범하면 제일 먼저 코가 자극을 받게 되는데 이때 코의 상피세포에서 투명한 액체인 **콧물**이 나온다. 또한 코안에 부종이 일어나 **코막힘**이 생기는데 콧물과 더불어 감기환자가 가장 불편을 느끼게 되는 가장 흔한 증상이다.

감기로 인해 **인두염**이 올 수 있으며 이때 목이 칼칼하고 따끔따끔하며 목이 마르거나 간질간질 하면서 **마른기침**이 발생한다. 그밖에 두통, 열, 오한과 권태감 등의 증상이 나타난다. 감기의 증상과 그 빈도는 표 21-3과 같다.

5. 유행성 독감

독감은 일반감기와 다르며 Influenza virus에 의한 전염성이 강한 감기이다. 항원의 변이형에 따라 A, B, C형이 있으며 아형(spike)으로 H형(hemagglutinin ; 적혈구 응집소)과 N형(neuramidase ; receptor 파괴효소)이 있다. 유행을 일으키는 것은 주로 A형으로 홍콩A형 독감(H_3N_2), 소련A형 독감(H_1N_1)으로 많이 알려져 있다.

증상은 일반감기보다 심하며 고열, 마른기침, 전신근육통(온삭신이 쑤심) 그리고 전신권태감 등이며 특히 노약자나 어린이에게 폐렴 등 합병증이 잘 나타난다.

| 표 21-3 | 감기의 증상과 빈도

증 상	빈도(%)
1. 심한 증상	
콧 물	100
코막힘	99
2. 보통 증상	
목이 칼칼하고 아픔	96
권태감	81
두 통	78
기 침	76
3. 가벼운 증상	
재채기	97
열	49
오 한	43
안구통	28
근육통	22

약과 건강상식

59. 조류인플루엔자(AI)란?

닭이나 오리와 같은 가금류 또는 야생조류에서 생기는 바이러스 하나로서, 일반적으로 인플루엔자 바이러스는 A, B, C형으로 구분되는데, 이 중 A, B형이 인체감염의 우려가 있으며, 그 중 A형만이 대유행을 초래할 수 있다고 알려져 있습니다. 인플루엔자 바이러스의 표면에는 H형과 N형이라는 두 가지 spike가 있는데, 이 중에서 사람에게 감염을 일으키는 바이러스의 형태로는, 일반적으로 3종류의 H형(H_1, H_2, H_8)과 2종류의 N형(N_1과 N_2)이 보고되고 있고, AI 감염은 주로 H_5형, H_7형, H_{16}형과 관련이 있는 것으로 알려져 있습니다. 그리고 이 중에서 H_5N_1, H_5H_2, H_7N_9, $H_{16}N_9$ 바이러스가 고병원성으로서, AI의 원인으로 알려져 있습니다.

AI는 바이러스에 감염된 조류의 콧물, 호흡기 분비물, 대변에 접촉한 조류들이 다시 감염되는 형태로 전파되고, 특히 AI에 오염된 대변이 구강을 통해 감염을 일으키는 경우가 많습니다. AI는 저병원성과 고병원성으로 구분됩니다. 사람이 AI 바이러스에 감염되면 38℃ 이상의 고열, 기침, 인후통, 호흡곤란 등의 증상이 나타납니다. 이러한 증상은 상기도 감염(감기)이나 일반적인 인플루엔자(독감)와 비슷한데, 이러한 증상이 나타나기 전 7일 이내에 닭이나 오리와 같은 가금류와 접촉하지 않았다면 조류인플루엔자를 의심하기보다는 상기도 감염과 같은 다른 질병을 의심해야 합니다.

닭이나 오리를 사육하는 사람은 작업시에 장갑과 마스크 등을 착용하고 작업이 끝난 뒤에 반드시 목욕을 해야 합니다. 또한, 항상 사육장을 청결히 하고 자주 소독을 하며 사육중인 닭이나 오리가 이상 증상을 보이면 즉시 방역당국에 신고해야 합니다.

치료와 전파가 우려되는 사람들의 예방 및 치료에는 oseltamivir(Tamiflu)가 사용됩니다.

6. 감기의 합병증

보통 건강한 사람의 경우 감기는 자연 치유된다. 가끔 노약자나 어린이의 경우 감기로 죽는 경우가 있는데 이는 합병증 때문이다. 감기가 오래갈 경우 그 합병증을 의심해야 하며 그에 대한 대책을 세워야 한다.

(1) 중이염

특히 어린이에게 흔한 합병증이다. 어린이는 코와 귀를 연결해주는 중이관(유스타키관)이 비교적 짧고 넓기 때문에 균이 귀로 올라가 쉽게 중이염을 일으킨다. 청각장해의 원인이 될 수 있으므로 항생제로 치료를 잘 해야 한다.

(2) 세균성 폐렴

노약자나 어린이들이 죽은 가장 큰 원인이다.

(3) 부비동염(축농증)

(4) 편도선염

(5) 결막염

(6) 인두염과 기관지염

7. 감기의 예방

감기 바이러스의 치료약은 아직 없기 때문에 감기에 걸리지 않도록 예방하는 것이 최선이다.

(1) 사람과 접촉에서 손과 손을 통한 전염이 가장 흔하므로 손을 자주 씻는다.
(2) 유행시기에 사람이 많이 모여있는 곳을 피한다.
(3) 외출 후엔 반드시 손을 씻고 양치질을 한다.
(4) 목욕, 샤워 또는 머리를 감은 뒤 덜 말린 상태에서 찬바람을 쐬지 않는다.
(5) 방이 건조하지 않도록 습도를 유지한다.
(6) 노약자나 어린이는 미리 독감예방 백신을 맞는다. 독감은 매년 다른 변이형이 유행하므로 매년 백신을 맞아야 한다.
(7) 특히 면역력이 저하된 환자들, 항암치료를 하는 암환자, 만성폐질환자, 신장질환 환자 그리고 65세 이상 노인은 가급적 외출을 삼간다.

약과 건강상식

60. 독감은 예방접종으로 예방할 수 있나요?

예방접종을 하면 70~90%가 예방되기 때문에 현재로서는 예방접종이 가장 좋은 예방법이라 할 수 있습니다. 예방접종을 반드시 해야 하는 대상은 65세 이상의 노인, 심장 질환, 만성 폐질환, 만성 신장질환, 당뇨, 간경화, 악성종양, 면역억제제를 투여하는 환자와 소아가 그 대상입니다. 이들에 인플루엔자가 발생하면 폐렴 등 합병증이 동반되는 경우가 많아 위험할 수 있기 때문에 노인과 만성질환 등을 앓는 환자는 인플루엔자 예방접종 뿐 아니라 폐렴구균에 대한 예방접종도 함께 하는 것이 좋습니다. 또한 이들 환자에게 인플루엔자를 옮길 수 있는 사람, 즉 환자와 접촉하는 가족이나 의료인들이 예방접종의 대상이 됩니다.

6개월 이하 유아에게는 인플루엔자 백신을 놓지 않으며, 건강한 성인도 꼭 예방접종을 하여야 할 필요는 없습니다. 예방접종의 효과는 주사를 맞은 후 1~2 주 후에 나타나므로 그 해 11월까지 접종하는 것이 가장 효과적입니다. 예방접종에 의한 부작용은 거의 없으나, 백신이 부화란을 이용하여 만들어지므로, 계란에 알레르기가 있는 사람은 접종하지 않는 것이 좋습니다.

8. 치 료

증상에 따른 **대증요법**을 하며 합병증 시 적절한 항생제로 치료한다.

1) 자가요법

(1) 충분한 휴식을 취한다.
(2) 뜨거운 물을 많이 마신다.
(3) 충분량의 vitamin C를 복용한다.
(4) 생강차나 계피차를 마신다.

2) Influenza 치료약

(1) Zanamivir (Relenza)

Influenza A, B형 virus의 spike인 nuramidase(receptor destroying enzyme; RDE)을 억제하여 감염된 세포에서 호흡기내 다른 세포로 확산되는 과정을 차단하여 항바이러스 효과를 나타낸다.

용량 및 용법은 독감치료에는 1회 10mg을 1일 2회 5일간 흡입투여하며, 예방에는 1회 10mg을 1일 1회 바이러스 노출기간동안 흡입투여한다.

(2) Oseltamivir (Tamiflu)

Relenza와 유사한 약물로 Influenza A, B형 virus의 치료와 예방, 특히 조류 influenza(AI)와 신종 influenza virus 치료에 사용한다. 치료에 1회 75mg을 1일 2회 5일간 경구투여하며, 예방에는 75mg을 1일 1회 7일 이상 투여한다.

3) 해열진통약

Aspirin과 acetaminophen이 대표적인 약물이다. Aspirin은 비교적 안전한 약물이지만 위장장애, 과민반응 및 어린이 경우 **라이증후군**(구토, 설사, 복통, 의식불명)이라는 부작용을 일으키므로 조심하여야 한다.

약과 건강상식

61. 어린아이들이 감기에 걸렸을 때 아스피린 사용은 위험합니까?

어린아이들이 감기, 독감 혹은 수두 같은 바이러스질환으로 인해 열이 심하게 날 때 아스피린의 사용은 피하는 것이 좋습니다. 여러 연구결과, 바이러스 감염으로 인한 발열시 아스피린을 사용한 아이들에게서 **라이증후군**(Reye's syndrome)이라고 하는 뇌와 간에 치명적인 손상을 입히는 현상들이 일어남이 밝혀졌습니다. 따라서 어린아이들이 열이 날 경우 아스피린을 주지 말고 가능하면 미지근한 물로 닦아주십시오. 만일 꼭 아이에게 약을 주고 싶을 때에는 아세트아미노펜(acetaminophen) 이라고 하는 주성분이 들어 있는 타이레놀 같은 약을 주면 되겠습니다.

4) 기침약(진해제와 기관지확장약)

기침중추를 억제하여 기침을 못 나오게 하는 마약성 진해제인 codeine과 합성약인 dextromethorphan과 noscapine이 대표적인 약물이며, 교감신경을 흥분시켜 기관지 근육을 확장하는 약물로 ephedrine, isoproterenol, salbutamol, metaproterenol, terbutaline, fenoternol 등이 있다.

부작용이 많이 있으므로 고혈압, 당뇨병, 협심증, 갑상선기능항진증 환자는 매우 조심하여야 한다.

5) 콧물감기약(항히스타민제)

염증반응 시 histamine이 분비되어 콧속의 혈관확장과 모세혈관 투과성을 증가시켜 콧물과 비충혈로 코막힘을 일으키므로 histamine의 수용체를 차단하는 약물이다. pheniramine(Avil), chlorpheniramine(Orotin), triprolidine(Actipid), piprinhydrinate(Plakon), cetirizine(Cenova), loratadine(Clarityne) 등 많이 있다.

부작용으로 졸리움, 집중력감소, 어지러움, 운동실조 등이 나타나므로 감기약 복용후 운전 등 정밀한 기계조작을 하는 사람은 조심해야 한다.

6) 거담약

기도 내에 분비물의 분비를 증가시켜 가래를 묽게한 뒤 가래배출을 촉진시키는 약물로 carboxymethylcysteine(Rhinathiol), letocysteine(Letozol), bromhexine(Bisolvon), ambroxol(Mucopect), sobrerol(Sobral) 등이 있다.

7) 항생제

중이염, 폐렴 등의 합병증이 있을때 적절한 항생제를 선택하여 치료한다. 그러나 예방차원에서 항생제를 사용하는 것은 바람직하지 못하다. 항생제는 제34장에서 따로 다루기로 한다.

8) Vitamin C

Vitamin C(ascorbic acid)가 감기의 예방과 치료에 효과가 있다는 주장이 많다. 감기예방 목적으로 vitamin C를 1일 1~5g 고용량 사용한다. 고용량과 관련된 부작용으로 설사와 요로결석 등이 있다.

약과 건강상식

62. 감기에 걸렸을 때의 식사는?

(1) 충분한 에너지를 공급한다. 감기에 걸리면 체온이 상승하는 만큼 에너지 소비량이 늘어나므로, 입에 맞고 소화가 잘 되는 음식을 충분히 보충하도록 합니다.
(2) 단백질, 비타민, 미네랄 등이 풍부한 식품을 섭취하도록 한다. 감기에 대한 저항력을 기르기 위해서는 이들 영양소의 공급이 필요합니다.
(3) 열이나 설사가 있으면, 수분과 미네랄을 다량 섭취해야 합니다.
(4) 음식은 수분이 많고 따뜻한 것을 섭취합니다.
(5) 체력소모가 심한 경우는 음식물 외에 5% 포도당에 아미노산 제제와 비타민 B, C, 칼륨 등을 함유한 영양주사를 맞도록 합니다.
(6) 지방이 많은 음식은 피하도록 한다. 열이 있으면 위장작용이 약해지며 때로는 소화기에 바이러스가 침투하여 설사나 구토를 일으키기 때문에 설사를 유도하는 지방식품을 피합니다.

제22장 설사와 변비
Diarrhea and Constipation

1. 장관의 구조와 생리

장은 소장(작은창자)과 대장(큰창자)으로 구성되며 소화와 흡수를 담당한다.

소장은 위의 유문에서 맹장에 이르는 약 7m의 관으로 십이지장(duodenum), 공장(jejunum) 및 회장(ileum)으로 나누어진다.

대장은 약 1.5m로 맹장(cecum), 결장(colon) 및 직장(rectum)으로 구성되어 있다(그림 22-1).

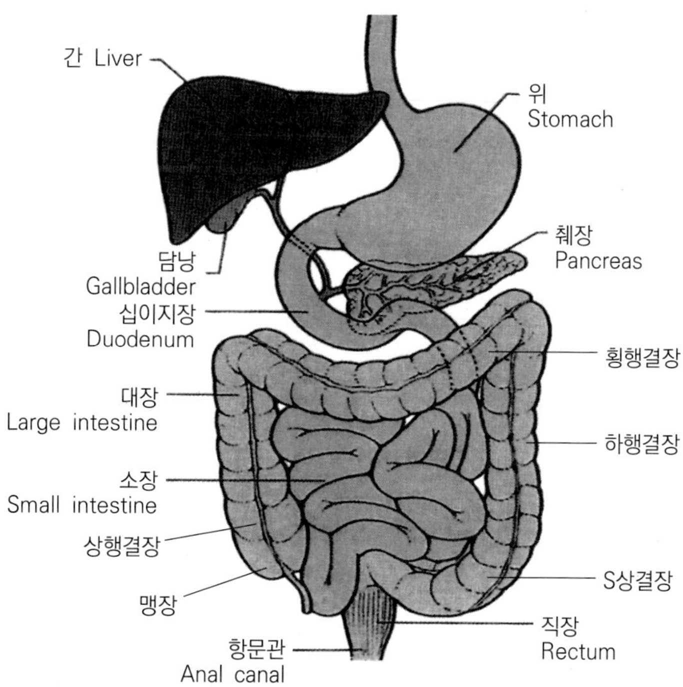

| 그림 22-1 | 소장과 대장의 구조

약과 건강상식

63. 충수돌기염은 초음파로 검사할 수 있습니까?

충수돌기염(흔히 맹장염으로 알려짐)은 급성 복통을 일으키며 수술로서만 치유되는 질환입니다. 그러나 진단은 매우 어려워서 과거에는 거의 외과의의 촉진과 간단한 혈액검사를 토대로 수술을 결정하는 경우가 많았습니다. 당연히 진단의 정확도는 아주 경험 많은 외과의라도 85%를 넘지 못합니다. 초음파장비의 눈부신 발전으로 과거와는 비교도 되지 않을 만큼 해상력이 향상되어 충수돌기와 같은 아주 작은 장기도 영상화할 수 있게 되었습니다. 충수돌기염이 의심될 때는 특히 우하복부를 중점적으로 검사하며 염증이 있는 충수돌기를 진단하기 위해 압박을 가하며, 또한 여자환자의 경우는 이와 비슷한 증상을 일으키는 산부인과 질환을 배제하기 위하여 소변을 참아 방광을 채운 후 초음파검사를 시행합니다.

염증이 있어 부어 있는 충수돌기나 천공되어 주위의 농양을 형성한 경우는 비교적 정확하게 진단할 수 있어 수술에 많은 도움을 줍니다. 그러나 초음파가 통과하지 못하는 맹장 뒤에 위치하거나 선천적으로 비정상 적인 곳에 있는 충수돌기 등은 초음파검사로 진단하기 힘들고 장내에 공기가 많이 들어있거나 아주 비만한 환자도 초음파검사는 부적당합니다. 따라서 초음파검사는 충수돌기염 진단에 도움을 줄 수는 있지만 확정적인 진단을 위해서는 임상적 소견과 혈액검사 소견 등을 종합하여야 합니다.

장의 운동은 연동운동, 분절운동, 융모운동 및 대장의 팽기수축에 의해 장내용물이 유동, 혼합되어 영양소와 수분이 흡수되고 내용물이 고형화되면서 직장쪽으로 이동되며 변의에 의하여 배변하게 된다.

수분의 흡수는 소장에서 약 8,000ml로 대부분 흡수되며, 대장에서 약 400ml 흡수된 후 대변으로 배설되는 수분의 양은 100ml에 불과하다. 소장과 대장은 여러가지 원인에 의해 수분의 흡수가 억제되거나 촉진되어 설사와 변비를 일으키게 된다.

2. 설사(Diarrhea)

설사는 수액성변이 비정상적으로 자주 나오는 것을 말하며 여러 가지 원인에 의한 장의 흡수력 감소와 분비의 증가로 설명할 수 있다(표 22-1).

| 표 22-1 | 설사의 원인, 증상 및 대책

원 인	발 생	증 상	기간	대 책
살모넬라	오염된 음식, 물 전연령층	급성위경련, 물설사, 구역, 구토, 발열, 식후 12~24시간 내 발증, 회장 및 맹장 침범	1~5일	대중요법, 안정, 수액, 전해질공급, 항생제
세균성이질	오염된 음식, 물 전연령층	급성위경련, 피곱똥 설사, 빈번한 이급후증, 발열, 초기 소장이 감염, 차츰 대장 감염	4~7일	대중요법, 휴식, 수액, 당, 전해질, 항생제
대 장 균	오염된 음식, 물 2세 이하 및 노인층	복통, 발열, 이급후증 소장 침범	7~21일	수분, 당, 전해질공급
포도구균	음식	구역, 구토 설사 1~2시간 내 발현	6~12일	수분보충
바이러스	어린이, 유아에게 호발 여름철과 가을철 전염성이 강함	다량의 급성 물설사, 미열, 잦은 구토, 상기도증상	1~21일	대중요법, 수분, 전해질공급
여행자설사	주거지 이외 장소로 여행할 때	갑작스런 구역, 복통, 이급후증, 발열, 허탈	5~6일	대중요법, 수분, 전해질공급
약 인 성	광범위 항생제, 하제, 자율신경약, 제산제, 항종양제, 항결핵제 등	급성복통	불분명	약복용중단

1) 설사의 원인

(1) 세균성 설사

보통 식중독의 형태로 세균감염과 세균이 내뿜는 enterotoxin이 원인이 된다.

① 살모넬라(Salmonella enteritidis)

② 세균성이질(Shigella dysenteriae)

③ 대장균(E. coli)

④ 포도구균(Staphylococcus aureus)

⑤ 비브리오 패혈증(Vibrio parahaemolyticus)

⑥ 보툴리눔독소증(Clostridium botulinum)

(2) 바이러스성 설사

임상증상은 세균성과 유사하며 유아, 어린이에게 흔히 나타나며 adenovirus와 rotavirus가 가장 큰 원인이다.

(3) 여행자 설사

다른 지방을 여행할 때 세균에 오염된 물이나 음식물의 섭취가 원인이 된다.

① 대장균
② 살모넬라
③ 세균성이질

(4) 약에 의한(약인성) 설사

항생제의 장기복용에 의한 **균교대증**이 원인이 된다. 무분별한 항생제 투여로 대장내의 유익한 균(유산균 등)이 사멸하고 유해한 균(내성균, 저항성균)이 과잉 성장하여 장염 및 설사를 일으킨다.

(5) 음식에 의한 설사

음식물에 의한 알레르기, 지방질과다, 자극적인 양념과 음식, 우유나 우유제품 섭취와 관련되는 설사를 말한다.

2) 증 상

일반적인 증상으로 물설사, 오심, 구토, 복통, 발열, 권태, 근육통, 식욕부진 등이다(표 22-1).

3) 치 료

(1) 일반적 처치

① 탈수를 방지하기 위해 수분(끓인물)과 전해질을 투여한다.
② 탈수의 위험이 없는 경우 식사와 음료를 끊어본다.
③ 우유와 우유제품, 기름기 있는 음식은 피한다.
④ 설사의 원인을 찾아 적절히 조치한다.

약과 건강상식

64. 장출혈성 대장균(E. coli) O-157균이란?

대장균은 사람이나 동물의 장관에 존재하며 일부 병원성 대장균은 설사등을 유발하는 병원성을 지니고 있고 때로는 방광염, 담낭염, 신우염, 신우신증, 패혈증, 수막염등을 일으키기도 합니다. 장출혈성대장균 O-157 균은 심한 장출혈성 대장염의 원인균으로 1982년 미국에서 햄버거를 먹고 발병한 집단 설사 환자들로부터 균이 분리됨에 따라 알려지게 되었습니다. 그 외에 O-104, O-114, O-111, O-113, O-121, O-145 균이 있다.

임상증상으로는 이 균에 감염된 증상은 복통에 이어서 혈액성 설사가 특징이며 발열이 거의 없거나 미열증세를 보이며 감염경로는 주로 오염된 음식의 섭취에 기인하며 대부분 조리가 덜 된 소고기나 멸균이 안된 생우유가 원인입니다. 예방법 다음과 같습니다.

(1) 도축장에서 고기가 동물의 내장 부산물에 의해 오염되지 않게 주의해야 합니다.
(2) 우유는 살균하도록 하며 고기는 완전히 익혀 먹어야 합니다.
(3) 간이 상수도 및 수영장의 염소소독을 철저히 합니다.
(4) 유아원, 양노원, 학교급식시설등의 종사자에 대해 위생수칙을 준수하도록 교육합니다.
(5) 과일과 야채는 깨끗한 물에 충분히 씻어서 먹도록 합니다.
(6) 음식 및 음료의 오염 방지에 특히 유의해야 합니다.

(2) 약물(지사제)

① 장운동 억제약

장운동을 억제시켜 지사효과를 나타낸다. Morphine, opium(paregoric) 등의 마약류가 사용되었으나 Loperamide(Loperin)을 급·만성 설사에 많이 사용하며 감염성설사에는 효과가 없다. 지사효과가 48시간내에 나타나지 않으면 투여를 중지하며 변비, 오심, 구토, 복통, 발진, 복부팽만감 등의 부작용을 일으킨다. 초회량은 1회 4mg 투여 후 그 후에는 2mg을 경구투여한다. 1일 16mg을 초과하지 않는다.

② 흡착제(Adsorbants) 및 수렴제

다른 지사약과 병용하는 일반적인 설사치료약이다. Dioctahedral smectite(Fotagel), Charcoal(활성탄), Kaolin, Attapulgite, Bismuth subcitrate, Bismuth subnitrate, Bismuth subsalicylate 등이 사용된다.

③ 원인 치료약

ⓐ 감염성 설사

세균성이질, 콜레라 등 식중독에 tetracyclin, quinolone, nifuroxazide, sulfa제, creosote, acrinol 등이 쓰인다.

ⓑ 소화불량성 설사

유아의 유당불내에 의한 소화불량에 β-galactosidase(Galactase)을 사용한다.

ⓒ 장내이상발효 및 장내세균총 이상에 의한 설사

Lactobacillus acidophilus, Lactobacillus bifidus, Streptococcus faecium, Bacillus subtilis, Bacillus licheniformis, Miyarisan, Saccharomyces cerevisiae, Saccharomyces boulardii, Biodiasmin-F, Bispan 등의 생균이 사용된다.

ⓓ 신경성 설사

Valium 등 benzodiazepines을 많이 사용한다.

3. 변비(Constipation)

대변의 횟수가 적어지고 복부 압박감이 있으면서 변통이 있거나 변을 본 후에도 시원치 않은 느낌이 있거나 대변이 굳고 양이 적으며 변보기가 힘든 경우를 말한다. 일반적으로 대변량이 25g 이하, **배변 횟수가 주 2회 이하**이면 변비로 간주한다. 사람의 정상배변은 1일 3회까지도 정상으로 보며 주 3회까지도 정상으로 간주한다.

1) 변비의 원인

(1) 저섬유질 식사

섬유질(cellulose)이 너무 적은 식사를 계속 했을 때.

(2) 약에 의한 변비

진통제, 제산제, 지사제, 부교감신경차단제, 항우울약, 이뇨제, 철분제제 등.

(3) 질병에 의한 변비

과민성대장증후군, 장종양, 장유착, 탈장, 대장게실, 직장 및 항문이상, 당뇨병, 갑상선기능저하증, 뇌졸증, 척추마비 등.

(4) 배변반사 소실

정신적 긴장, 부적당한 배변습관, 습관성 변비, 노인성 변비 등.

2) 배변현상(배변반사)

분변이 대장의 연동운동에 의해 직장으로 이동하여 직장내압이 30~40mmHg 이상이 되면 천수에 있는 배변반사중추가 흥분하여 부교감신경인 골반신경에 의해 직장 평활근의 수축과 내괄약근이 이완되면서 배변하게 된다. 변의현상이 일어나면 수의적으로 체성신경계인 음부신경에 의해 외괄약근을 의식적으로 이완시키며 숨을 크게 들이마신 다음 횡격막을 아랫쪽으로 내리는 동시에 복부근을 수축하여 직장내압을 100~200mmHg 정도로 상승시키면 배변이 촉진된다(그림 22-2).

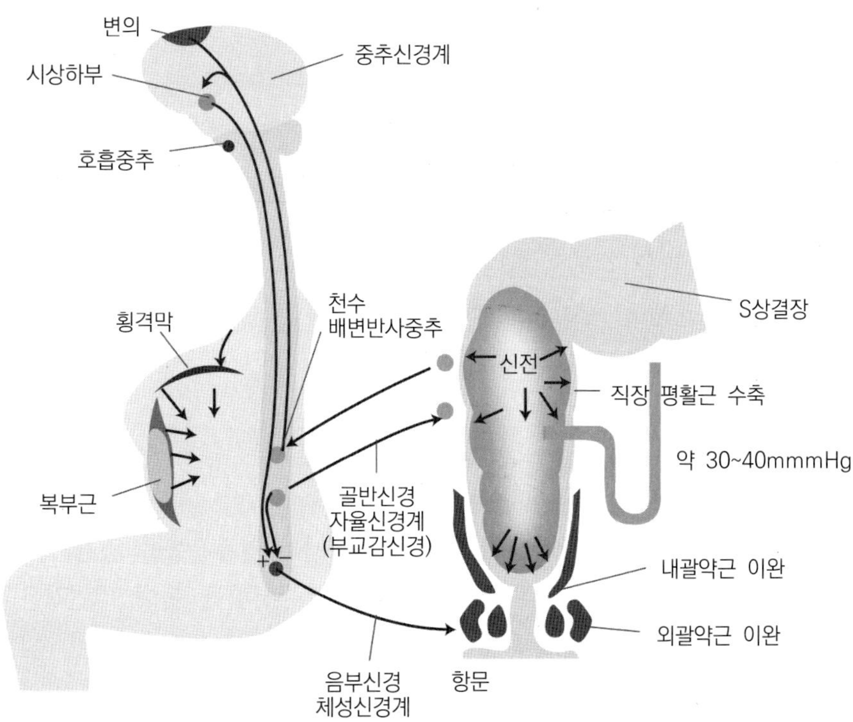

| 그림 22-2 | 변의와 배변현상

약과 건강상식

65. 아이가 구토와 복통을 자주 합니다?

소아의 질환에서 구토는 가장 흔한 증상중 하나로, 별다른 이유없이 나타나기도 하며 정신적 스트레스, 어떤 특수질환이 원인이 되기도 합니다. 가장 흔한 원인은 감염성 질환으로 상기도염, 급성 위장염, 요로 감염증, 뇌막염 등이 있고, 아이의 연령 및 자세한 병력을 알아내는 것이 원인 규명에 도움이 됩니다. 복통은 영아기때의 급성 장염, 장중첩증, 학동기 환아의 맹장염, 요로 감염증이 그 흔한 원인이 됩니다. 이러한 급성원인 이외에 만성 반복성 복통인 경우는 정서적 스트레스에 의한 것으로 알려져 있습니다. 흔히 변비도 소아복통의 원인이 됩니다.

3) 변비의 증상

식욕부진, 두통, 권태감, 하복부통과 불쾌감, 복부팽만감 등이 있다.

4) 치 료

(1) 일반적 처치

① 섬유질이 많은 채소, 곡류, 다시마 등을 섭취한다.
② 충분한 수분섭취를 한다.
③ 정기적인 배변습관을 갖도록 한다.
④ 변비의 원인인 질병을 치료하고 약물투여를 중지한다.
⑤ 매일 규칙적인 운동을 한다.

(2) 약물(하제)

① 팽대성·삼투성 하제 (Bulk laxatives)

소화되지 않는 당들은 소장 내용물의 용적을 증가시켜 연동운동을 증가시키며, 흡수되지 않는 당이나 염류는 장내 삼투압을 증가시키고 수분량을 높여 배변작용을 일으킨다. 습관성변비, stress 및 약물투여로 인한 변비, 어린이 및 유아변비, 임신중 및 분만후 변비 등의 치료에 사용한다.

Methylcellulose, 차전자씨(psyllium seed) 등 소화되지 않은 당류, Lactulose (Duphalac), $Mg(OH)_2$, $MgSO_4$, $MgCO_3$ 등 흡수가 되지 않는 Mg제제, Calcium polycarbophil (Wellcon), Mono(di)basic sodium phosphate(Clicolon), Lactitol

(Potalac) 등이 사용된다.

② 자극성 하제 (Stimulant laxatives)

장점막이나 신경을 자극하여 반사적으로 장운동을 항진시켜 설사를 일으킨다. Bisacodyl(Dulcolax)는 부교감신경말단을 자극하여 장운동을 항진시키며 이외에도 Senna(Alaxyl), Cascarasagrada(Dyrax), Aloe(Nocols), 피마자유(Caster oil) 등의 식물성하제가 사용된다.

③ 윤활성·연하성 하제 (Lubricant laxatives)

윤활작용은 대장내용물에 윤활유같이 작용하여 대변을 부드럽게하고 잘 흡수되지 않고 쉽게 배설하게 하며, **연하작용**은 계면활성제를 복용하면 대장내용물에 지방 및 수분이 침윤되도록 연하시켜 거의 흡수되지 않고 배설시킨다.

연하작용이 있는 Dioctyl sodium sulfosuccinate, 윤활작용이 있는 유동 paraffin 등을 변비, 변비에 따른 식욕부진, 복부팽만, 장내이상발효, 치질 등의 완화에 사용한다.

④ 관장약(Enemas)

직장에 주입하여 변을 연화시켜 배변시키는 방법이다. Glycerin, 생리식염수, 약용비눗물, 유동 paraffin, olive oil 등으로 관장한다.

약과 건강상식

66. 과민성 대장증후군이란?

전에는 과민성 대장염이라고 불렀으나 실제로 염증은 없고 대장의 기능성 장애이기 때문에 과민성 대장증후군으로 바뀌었습니다. 만성적으로 설사나 변비, 복통이 계속되거나 번갈아 가면서 나타납니다. 배가 아프다가 설사에 가까운 묽은 변을 보고 나면 통증이 가라앉는 것이 가장 특징적인 증상입니다. 증상을 악화시키는 요인은 크게 두 가지로 자극적인 음식과 스트레스입니다.

과민성대장증상이 있는 사람은 그렇지 않은 사람에 비해 내장의 감각이 더 많이 발달되어 있어 보통 사람이 느끼지 못하는 장의 경련도 통증으로 느끼는 경우가 많습니다. 장기적으로 약을 복용한다고 해서 완치되지 않기 때문에 약은 가급적 심한 경우에만 잠깐 쓰는 것이 좋습니다. 보통 장의 경련을 완화시켜 주는 진경제가 많이 쓰이고 신경안정제도 사용되기도 합니다. 평소에는 악화시키는 음식을 피하고 스트레스에 대한 저항력을 기르기 위해 규칙적인 운동을 하는 것이 좋습니다.

제23장 위궤양과 십이지장궤양
Gastric and Duodenal Ulcer

1. 위의 구조와 기능

위는 횡격막 바로 밑에 있는 장기로써 식도와 연결되는 분문(cardia), 십이지장과 연결되는 부분을 유문(pylorus), 짧은 만곡을 소만(lesser curvature), 우측의 팽대된 부분을 대만(greater curvature)이라 한다(그림 23-1). 분문에 좌상방으로 팽대되어 공기를 채우는 위저(fundus) 그리고 분문부와 유문부사이에 위체(body)가 있다. 특히 위체에서 유문부로 이어지는 곳에 깊이 패인 각절흔이 있는데 이 부근은 위궤양이 잘 생기는 곳이다. 위는 위액을 분비하여 음식물을 소화시킬 뿐만 아니라 입을 통해 들어온 각종 세균도 대부분 죽인다.

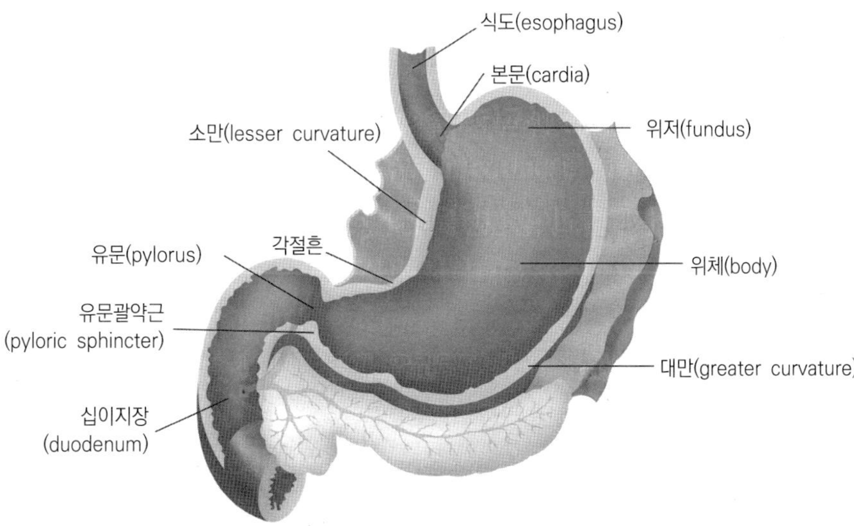

| 그림 23-1 | 위의 구조

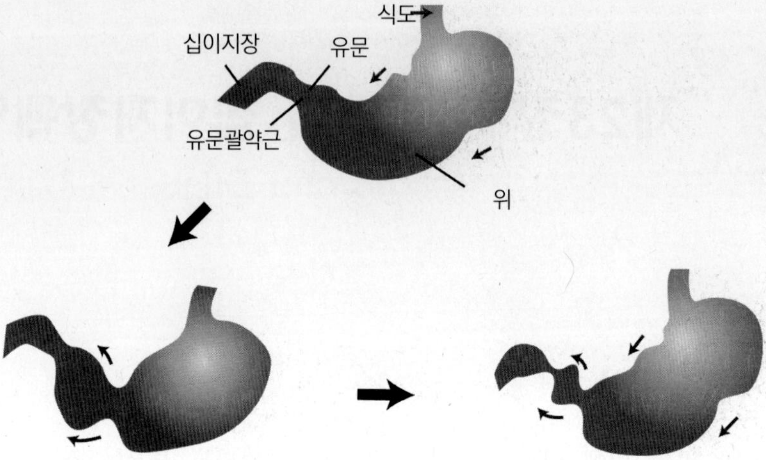

| 그림 23-2 | **위의 연동운동**

위에서는 **연동운동**에 의하여 음식물을 분문부에서 유문부로, 유문부에서 십이지장으로 이동시킨다. 그러나 유문부에는 유문괄약근이 수축하고 있기 때문에 밀려나가지 못하고 역류하게 되면서 음식물이 위액이 혼합되어 액상의 미즙상태로 되어 십이지장으로 배출하게 된다(그림 23-2).

2. 위액의 생성과 분비

① **벽세포**(parietal cell)에서는 CO_2와 H_2O가 H_2CO_3로 합성된 다음에 H^+와 HCO_3^-로 분리되는데 이중 H^+은 혈액중의 NaCl로부터 분리된 Cl^-과 결합하여 HCl을 생성한다.

② **주세포**(chief cell)에서는 pepsinogen이 분비되어 HCl에 의해 pepsin으로 활성화된다.

③ **점액세포**(mucous cell)에서는 점액(mucin)이 분비된다.

1) 위액분비기전

(1) 뇌상(Cephalic phase)

음식물에 대한 시각적효과, 생각, 냄새 등이 대뇌피질을 자극하여 미주신경(vagus nerve)을 통해 위액이 분비되는 기전이다.

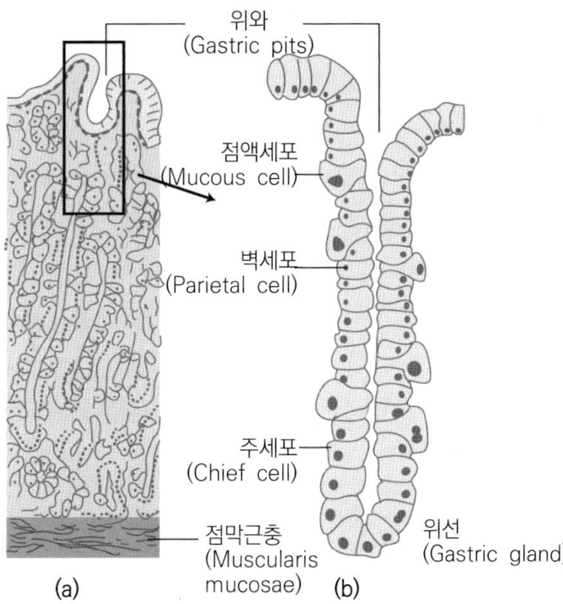

| 그림 23-3 | **위점막(a)과 위선(b)**

(2) 위상(Gastric phase)

음식물이 위에 들어오면 유문선에 있는 gastrin 분비세포인 G-cell을 자극하여 gastrin이 혈액 속으로 분비되며 이 gastrin이 위선을 자극해 위액이 분비된다.

(3) 장상(Intestinal phase)

음식물이 위에서 장으로 내려가면 CCK(담즙분비촉진호르몬), GIP, secretin(췌액분비촉진호르몬)이 분비되며 위액분비는 억제된다.

2) 위산분비에 관여하는 물질

위산분비를 촉진하는 물질에는 3가지가 있다.

(1) **미주신경(부교감신경)**의 자극에 의해 분비된 acetylcholine은 수용체에 작용하여 벽세포를 자극한다.

(2) **Gastrin**은 G-cell에서 방출되어 혈액속에 들어가 위선을 자극하며 pH가 증가되면 gastrin 분비가 촉진된다.

(3) **Histamine**은 위점막의 H_2 - 수용체와 작용하여 위액분비를 촉진한다.

위산분비를 억제하는 물질에는 cholecystokinin(CCK), gastrin inhibitory peptide (GIP), secretin 등이 있다.

3. 소화성궤양의 원인

소화성궤양(peptic ulcer)은 치유와 재발이 반복되는 병으로 **위궤양**(gastric ulcer)과 **십이지장궤양**(duodenal ulcer)이 있다.

소화성궤양은 공격인자가 증가되고 방어인자가 감소하는 **공격인자-방어인자 불균형** 때문에 일어난다.

1) 공격인자

HCl, pepsin, 미주신경, 과잉긴장, gastrin 과다분비, stress, 약물, 흡연 등이다.

2) 방어인자

점액, 위장관점막의 저항, 국소점막의 혈류 등이다.

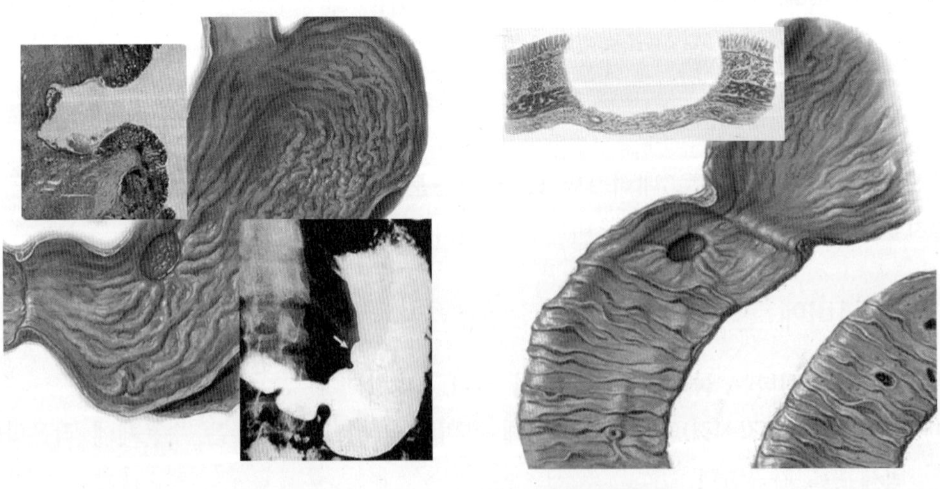

| 그림 23-4 | 위궤양과 십이지장궤양

약과 건강상식

67. 위궤양 환자의 식사요법은?

과거에는 죽이나 미음같이 위에 자극이 되지 않는 부드러운 음식으로 소량씩 자주 먹도록 강조하였으나, 최근에는 지나치게 음식물을 제한하기보다는 위산의 분비를 많게 하는 식품을 피하고 개인의 적응정도에 따라 자유로운 식사를 하도록 권하고 있습니다. 즉 환자가 먹어서 불편이 없는 정도라면 음식을 비교적 자유롭게 선택하여 먹을 수 있습니다.

(1) 안정되고 조용한 분위기에서 편안한 마음으로 식사하도록 합니다.
(2) 통증이 심할 때는 위에 자극을 주지 않도록 부드럽고 소화되기 쉬운 음식을 소량씩 자주 먹습니다.
(3) 상처가 빨리 나을 수 있도록 단백질, 철분, 비타민C 등을 충분히 섭취합니다.
(4) 술과 커피 등은 위산과 펩신의 분비를 촉진시키고, 흡연은 위점막을 자극하여 궤양을 악화시키므로 피해야 합니다.
(5) 고춧가루, 후추 등의 자극성이 있는 조미료는 상처부위를 자극하므로 지나치게 많이 사용하지 않도록 합니다.
(6) 거친 음식, 딱딱한 음식, 마른 오징어, 튀김음식 등은 가급적 피하도록 합니다.
(7) 지방은 위산이 많이 분비되는 것을 막아주고 위장의 운동을 억제하므로 제한할 필요는 없지만 너무 기름진 음식은 피하는 것이 좋습니다.
(8) 잠자리에서 간식을 먹게 되면 위산분비가 자극되므로 피합니다.

4. 주증상

1) 위궤양의 증상

주증상은 통증과 출혈이다. 통증은 식후 30~60분 사이에 일어나며 주로 명치부위에 작열감이 오고 등허리, 하복부쪽으로 퍼진다. 오심, 구토, 복부팽만감 등이 올 수 있다. 식후 통증으로 식사를 피하므로 체중감소가 있다.

2) 십이지장궤양의 증상

주증상은 통증이다. 통증은 주기적, 만성적으로 오며 통증부위는 심와부와 우측상복부에 나타난다. 보통 통증은 식후 2~3시간, 즉 공복시에 나타나며 식사를 하면 통증이 사라지므로 체중증가가 많다.

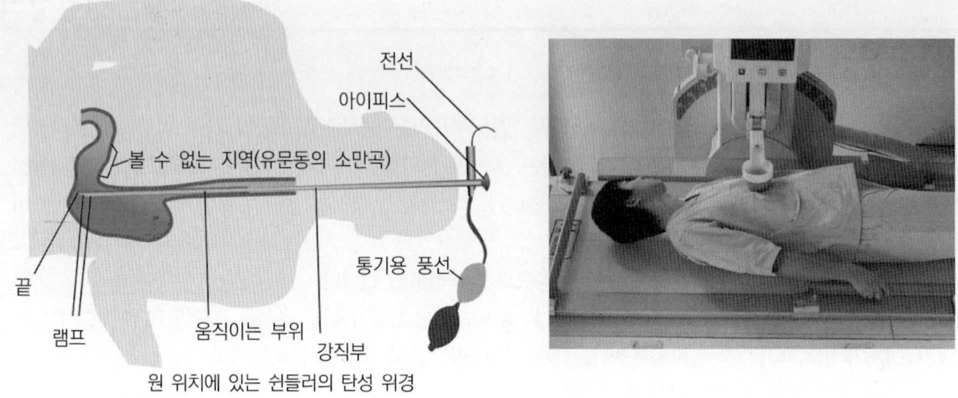

| 그림 23-5 | 위내시경과 위투시

5. 치 료

1) 제산제(Antacid)

제산제는 위산을 중화 또는 pH를 증가시킬 목적으로 사용하는 약물이다.

(1) Sodium bicarbonate ($NaHCO_3$, 중조)

제산제로 중화작용이 빠르며, 과량투여는 pH를 상승시켜 위내 pepsin 소화를 방해하고, 혈액으로 흡수되어 알칼리증(alkalosis)을 일으키므로 위험하다. 또한 유리된 CO_2는 위산분비를 촉진하는 산반동(acid rebound)을 일으킨다. 용량은 1회 0.25~1.5g을 1일 3~4회 식후에 복용한다.

(2) Calcium carbonate ($CaCO_3$)

강한 제산작용을 가지고 있으며 지속시간도 길며 과량투여나 우유와 함께 투여하면 고칼슘혈증, milk-alkali syndrome(alkalosis), 변비 등을 일으키므로 장기간 투여는 곤란하다. Tetracycline의 장내흡수를 감소시키며 단독투여는 변비를 일으키므로 Mg 제제와 혼합제로 사용한다. 1회 0.5~1g을 1일 3~4회 식후에 복용한다.

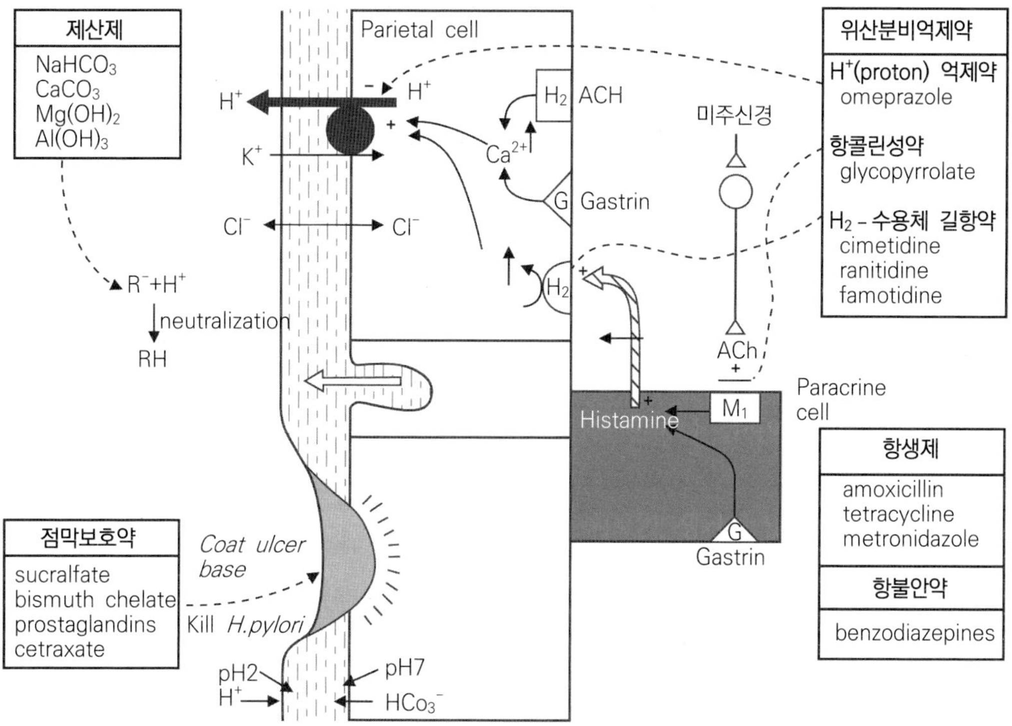

| 그림 23-6 | 소화성궤양 치료약과 그 작용기전

(3) Magnesium hydroxide ($Mg(OH)_2$)

제산작용이 속효성이며 완화작용도 있다. 이외에 Magnesium oxide(MgO), Magnesium carbonate($MgCO_3$), Magnesium silicate, Diomagnate 등의 Mg제제는 장관내에 삼투압을 높이므로 설사작용이 있어 Al제제의 변비예방을 위해 혼합제로 사용되며 하제로도 사용한다. 신기능장애, 환자에서 체내에 축적되어 중추신경 기능저하를 일으킬 수 있다.

(4) Aluminum hydroxide ($Al(OH)_3$)

제산작용과 점막의 친화력이 좋고, 점막보호, 수렴 및 흡착작용이 있다. 이외에 Aluminum oxide, Aluminum silicate, Dihydroxyaluminium allantoinate, Dihydroxyaluminium aminoacetate 등의 Al제제는 장관에서 흡수되지 않으므로

alkalosis을 일으키지 않으며 산반동현상도 없다. Pepsin 불활성화 작용과 대변중으로 인산배설이 증가되며 phosphate 결핍증을 일으킬 수 있고 변비를 일으킨다.

Mg제제와 혼합제(Amphogel, Gelfos, Mylanta, Normosan, Ulcermin)로 가장 많이 사용되며 그밖의 혼합제제로 Almagate, Hydrotalcite, Simaldate 등이 있다.

(5) 기타 제산제

약물명 (상품명)	용량 및 용법
Aldioxa(Deltacid)	1회 100mg 1일 3회 공복시 oral
Azulene(Talcid)	1회 200mg 1일 3회 공복시 oral
Boehmite(Normo)	1회 300~600mg 1일 3회 공복시 oral
Sodium alginate(Gaviscon)	1회 1~3g 1일 3~4회 공복시 oral
Salglycotide(Gliptide)	1회 200mg 1일 3회 공복시 oral

2) 위산분비 억제약 (Acid secretion reducers)

(1) 항콜린성약 (Anticholinergic agents)

미주신경(부교감신경)흥분에 의해 acetylcholine이 muscarine 수용체에 작용하는 것을 차단하여 위산분비를 억제한다. 기타 항콜린효과로 구갈, 배뇨곤란, 시각장애 등의 부작용이 있으므로 녹내장, 뇨저류환자, 전립선비대증 등에는 금기이다.

① Glycopyrrolate (Cobinol)

Acetylcholine의 muscarine 수용체에 선택적으로 길항하여 위액분비를 억제시킨다. 소화성궤양, 위염, 위산과다증에 1회 1~2mg을 1일 2~3회 경구투여한다.

(2) Histamine H_2-수용체 길항약

Cimetidine, Ranitidine, Famotidine, Nizatidine, Roxatidine은 벽세포에서 histamine H_2-수용체 작용을 차단하여 위산분비를 감소시킨다. 궤양의 통증을 완화시키며 치료속도를 증가시킨다.

(3) H^+ (proton) pump 억제약 (Proton pump inhibitor ; PPI)

① Omeprazole (Losec, OMP)

벽세포에서 H^+ 수송을 담당하는 H^+- K^+ ATPase(proton pump)를 비가역적으로 억제하여 심한 위산분비 환자, 역류성식도염환자, 다른 약물로 효과를 보지 못한 경우에 1일 1회 20~40mg을 4~8주간 경구투여한다.

부작용으로는 두통, 현기증, 발진, 설사, 복통, 오심, 구토, 변비 등이 있다.

② 기타 proton pump 억제약

약물명 (상품명)	용량 및 용법
Esomeprazole(Nexazol)	1회 20~40mg 1일 1회 4주간 oral
Ilaprazole(Noltec)	1회 10mg 1일 1회 4주간 oral
Lansoprazole(Lansec)	1회 15~30mg 1일 1회 4~8주간 oral
Pantoprazole(Pantoline)	1일 40~80mg 1일 1회 4주간 oral
Rabeprazole(Newrabell)	1회 10~20mg 1일 1회 4~8주간 oral

3) 점막 보호약 (Mucosal strengthener)

방어인자강화제로 점막보호, 조직수복촉진, 점막혈류를 개선하여 위점막을 강화시켜 소화성궤양 및 역류성식도염의 위점막병변(미란, 출혈, 발적, 부종)의 개선제로 사용한다.

(1) Sucrafate (Ulcermin)

Sulfated sucrose와 aluminum hydroxide의 복합체로 궤양부위 점막을 도포하여 산의 접촉을 막아준다. 1회 1g을 1일 3~4회 식전 30~60분 및 취침시 투여하며 4~6주내에 약 80%의 치유율을 나타낸다. 부작용은 거의 흡수되지 않으므로 아주 낮으며 변비가 올 수 있다.

(2) Bismuth chelate (Denol)

Bismuth(Tripotassium dicitrate bismuthate, Bismuth subsalicylate)가 점성단백질과 선택적으로 결합하여 피복을 형성하여 H^+의 이동을 감소시키고 pepsin과 결합함으로써 이들 인자가 궤양에 도달하는 것을 방지한다.

(3) Prostaglandin (Misoprostol, Cytotec)

Prostaglandin E는 pepsin 분비를 억제하는 한편 점액분비를 항진시키는 등 점막수복능력 향상 그리고 세포보호작용이 있어 위·십이지장궤양 및 비스테로이드성항염제 투여로 인한 궤양치료에 200μg씩 1일 4회 투여한다.

(4) Cetraxate (Neuer)

점액분비를 촉진시키고 특히 혈액순환 개선으로 상피세포를 재생시킨다. 1회 200mg을 1일 3~4회 경구투여하며 변비를 일으킨다.

(5) 기타 점막보호약 (위점막병변 개선약)

약물명 (상품명)	용량 및 용법
Ecabet(Gastrex)	1회 1g 1일 2회 아침식후, 취침전 oral
Rebamipide(Recomide)	1회 100mg 1일 3회 아침, 저녁, 취침전 oral
Sofalcone(Solong)	1회 100mg 1일 3회 oral
Troxipide(Aplace)	1회 100mg 1일 3회 oral
Teprenone(With)	1회 50mg 1일 3회 oral

4) 항생제와 Benzodiazepines

위장점막에서 기생하는 것으로 밝혀진 **Helicobacter pylori**는 그람음성간균으로 소화성궤양과 위암의 중요 원인균으로 인정되고 있으므로 amoxicillin, tetracycline, metronidazol 및 bismuth chelate 요법을 사용한다.

Stress로 기인된 소화성궤양이 최근 많으므로 valium 등 benzodiazepines을 많이 사용하고 있다.

약과 건강상식

68. 헤리코박터 파이로리균은 전염되나요?

오랫동안 이 세균이 어떤 경로를 통해 전염되는지 잘 알지 못하였습니다. 그러나 환자의 대변과 이빨 사이의 치석에서 이 세균이 검출되었고 물에서도 이 세균이 검출되어 입을 통하여 전염되는 것으로 알려졌습니다. 조사에 의하면 가족내에 같은 종류의 헤리코박터 파이로리에 감염되어 있는 경우가 많아 가족내 감염율도 높을 것으로 추측하고 있습니다. 그러므로 한 사람이 감염된 경우 가족내 다른 사람도 감염되었을 가능성이 높으며 배우자 간에 전염이 될 가능성도 높을 것으로 추정하고 있습니다.

제24장 간 염
Hepatitis

1. 간의 구조와 기능

1) 구 조

간은 1,200~1,600g에 이르는 혈액이 풍부한 부드러운 암적갈색의 장기로 횡격막 바로 하단에 있다. 겸상인대에 의하여 좌, 우엽으로 구분되며 뒷면에는 방형엽과 미상엽으로 구분되며 담낭(쓸개)은 우엽 하면에 부착되어 있다. 간에 유입되는 혈관은 간동맥과 문맥(portal vein)이며 혈류량은 매분 1,000~1,800ml나 된다. 그중 간동맥의 혈류량은 20% 정도로 간세포에 산소를 공급하는 역할을 하며, 80% 이상의 혈류량을 갖는 **문맥**은 소화관으로부터 영양소를 받아 간으로 운반하는 장간순환의 중요한 역할을 한다(그림 24-1).

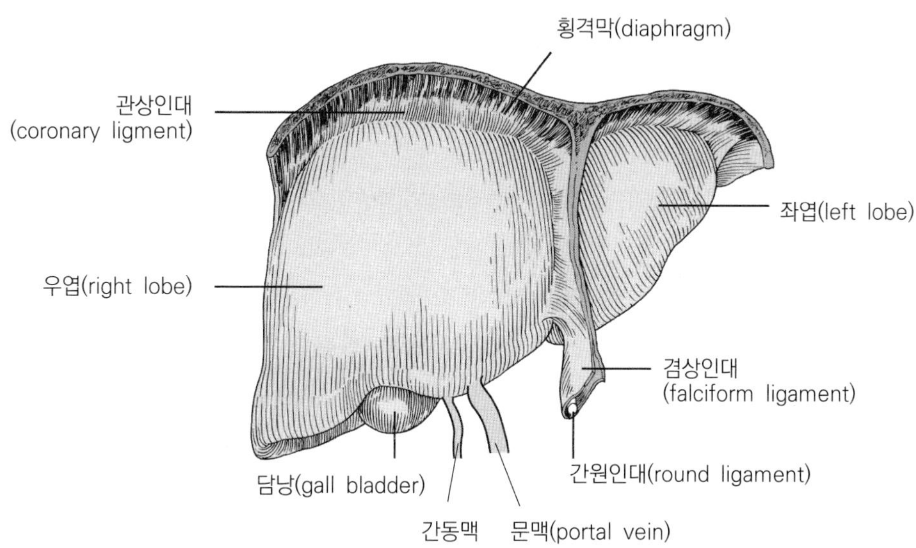

그림 24-1 | 간의 구조

2) 기 능

(1) 당, 단백질 및 지방질대사에 관여한다.
(2) 담즙을 생산하여 담낭에 저장한다.
(3) Prothrombin, fibrinogen을 생산하여 혈액응고기전에 관여한다.
(4) 혈장 단백질인 albumin, globulin 등을 합성한다.
(5) 방어 및 해독작용을 한다.
(6) 간에 혈액을 저장했다가 필요시 방출하여 혈액량을 조절한다.

2. 바이러스성 간염의 원인

간염은 A형, B형, Non-A Non-B형(C형, E형), D형(delta간염)의 4가지 종류로 알려져 있다(표 24-1). 바이러스성 간염은 모든 국가에서 발견되는 질병이다. A형과 B형 간염은 임상적으로 볼 수 있는 간염의 대다수를 차지한다. 전국민의 약 3~4%가 B형 간염에 감염되어 있었으나 신생아 백신접종사업으로 많이 감소하였다.

3. 증 상

다양한 형태의 간염의 주요증상은 A형 간염이 보다 급격한 증상이 나타나는 것을 제외하고는 임상적으로 구별이 없다. 증상은 다음 세 단계로 구분된다(표 24-1).

1) 황달 전기(전구기)

이 단계는 1주간 지속된다. 이 기간동안 환자는 체온상승, 오한, 오심, 구토, 소화불량, 식욕부진, 두통, 관절통, 우상복부 압통, 허약감, 권태감, 흡연의 욕구 감소가 나타나며 주요증상은 식욕부진이다. 그외 증세로는 체중감소, 간비대, 임파절 비대가 있다.

2) 황달기

황달기는 황달(jaundice)의 증상이 나타난다. 황달은 2주가 되면 절정에 달하고 4~6주간 지속된다. 이 기간 동안 황달전기에 감소되었던 식욕부진, 오심, 구토, 소화불량, 허약감, 권태감 등은 완화되나 간의 압통은 대개 증가한다.

| 표 24-1 | Virus성 간염의 3가지 형태

특 징	A형	B형	Non-A Non-B형
원 인	Hepatitis A virus(HAV)	Hepatitis B virus(HBV)	HCV, HEV
항 원	HAAg	HBsAg, HBcAg, HBeAg	HCAg
전염경로	오염된 음식, 물에 의한 전염성 간염	주사시, 혈액에 의한 혈청간염, 타액, 정액	혈액, 수혈후
잠 복 기	30일	60~120일	50일
만 성 화	없음	6~10%	10~60%
예 방	Hepatitis A 백신	Hepatitis B 백신	없음
증 상	거의 유사함(식욕감퇴, 피로, 구토, 발열, 오한, 관절통, 황달, 소양증, 간비대 등)		

HAAg : Hepatitis A antigen
HBsAg : Hepatitis B surface antigen
HBcAg : Hepatitis B core antigen
HBeAg : Hepatitis B e antigen
HCAg ; Hepatitis C antigen

3) 황달 후기

회복기는 황달의 소멸과 더불어 시작되며 보통 몇 주간 지속된다. 혹은 몇 달 이상 소요되기도 하며 만성간염, 간경변증, 간암으로 발전하게 된다.

4. 황달(Jaundice)

1) 황달의 원인

황달의 원인물질은 bilirubin으로 황달은 병명이 아니고 증상으로 다음과 같이 분류된다.

(1) 간원성 황달 (Hepatogenic jaundice)

간염이나 간질환으로 간실질 조직장애로 인해 일으킨다.

(2) 폐쇄성 황달 (Obstructive jaundice)

담석이 담도를 폐쇄하여 담즙배설장애로 황달를 일으킨다.

(3) 용혈성 황달 (Hemolytic jaundice)

자가면역반응으로 유전적으로 적혈구 파괴가 증가하여 일으킨다.

(4) 신생아 황달

간기능의 미숙으로 신생아에서 2-3일 내에 황달이 나타난다.

2) Bilirubin의 형성과 배설

골수에서 조혈된 후 적혈구(hemoglobin; Hb)는 120일 후에 용혈되면 heme과 globin으로 분해된다. Heme은 Fe과 biliverdin(녹색) 분해된 후, 환원되어 bilirubin(황색)으로 혈중에 유리되어 운반단백질인 albumin과 결합하여 간으로 이동한다. Bilirubin은 간에서 glucuronic acid와 결합(포합)하여 bilirubin glucuronic acid로 대사(해독)되어 담즙으로 배설된다. 간에서 대사된 포합형 bilirubin을 직접형(direct) bilirubin이라고 하며, 대사가 안된 유리형 bilirubin을 간접형(indirect) bilirubin이라고 한다.

소장에 배설된 bilirubin은 세균의 작용에 의해 urobilirubin으로 변하고 대부분 갈색의 stercobilin을 형성하여 대변으로 배설된다. 일부의 urobilirubin은 소장에서 흡수되며 신장에서 황색으로 변하여 소변으로 배설된다(그림 24-2).

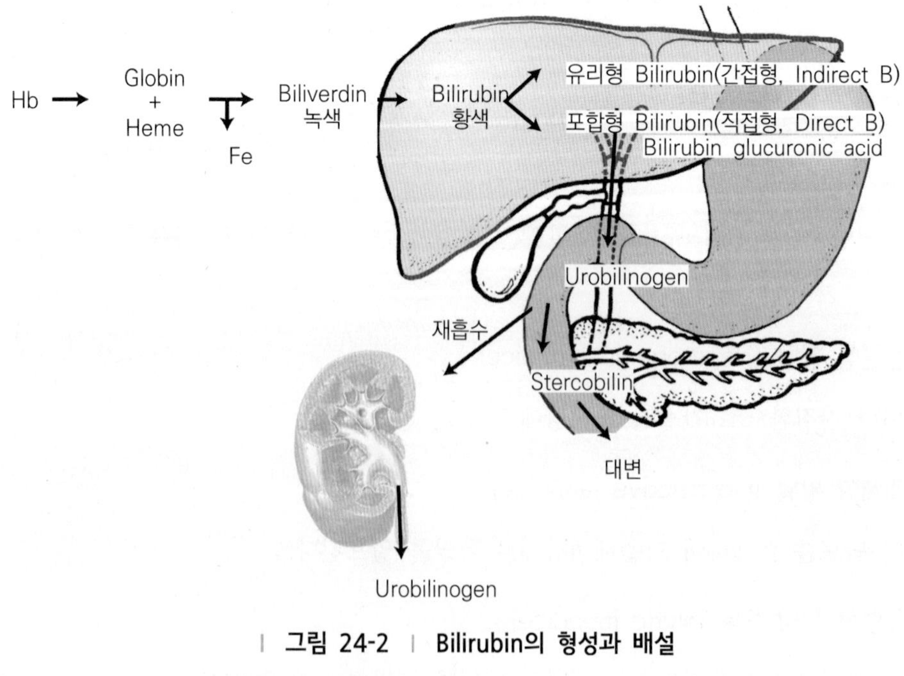

| 그림 24-2 | **Bilirubin의 형성과 배설**

5. 간경변증(Liver cirrhosis)

1) 원 인

간경변증(liver cirrhosis)은 간세포에 섬유조직이 증대되고(섬유화, fibrosis), 결절(nodule)이 형성되어 간세포 파괴와 문맥압의 상승에 따라 여러 증상이 나타난다. 원인은 virus성 B형, C형 간염, 알콜남용, 단백질결핍, 담즙성 간경변 등에 의해 일어난다.

2) 증 상

증상은 문맥압 상승에 의한 복수(ascits), 식도정맥류 출혈, 거미모양 혈관종, 피하정맥확장, folic acid와 철 흡수장애에 의한 빈혈, 혈액응고인자의 결핍에 따른 출혈, 내분비장애에 의한 체모소실, 여성형유방, 발기부전 그리고 체액 및 전해질 이상, 말기에는 간성뇌질환에 따른(단백질 대사산물인 암모니아를 요소로 해독하지 못해) 간성혼수로 사망에 이른다.

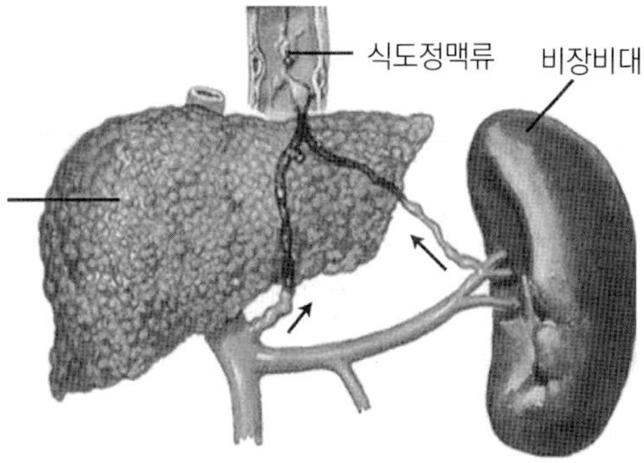

문맥압 상승

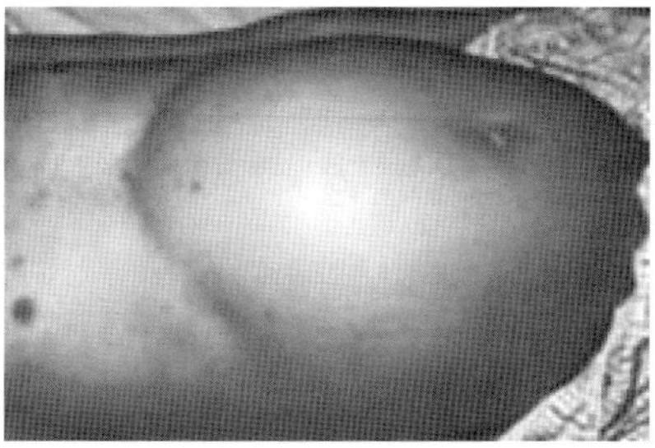

복수

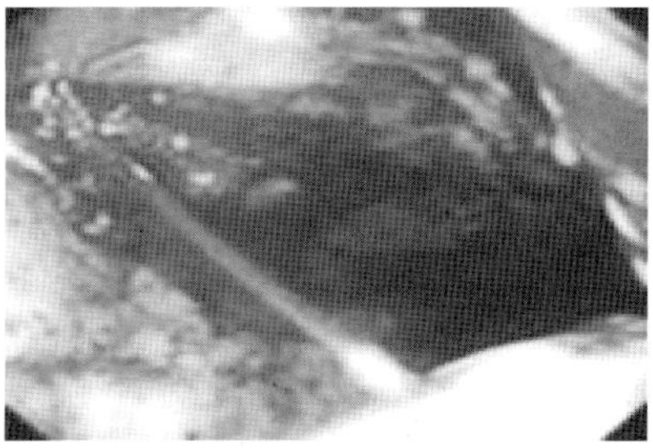

식도정맥류 출혈

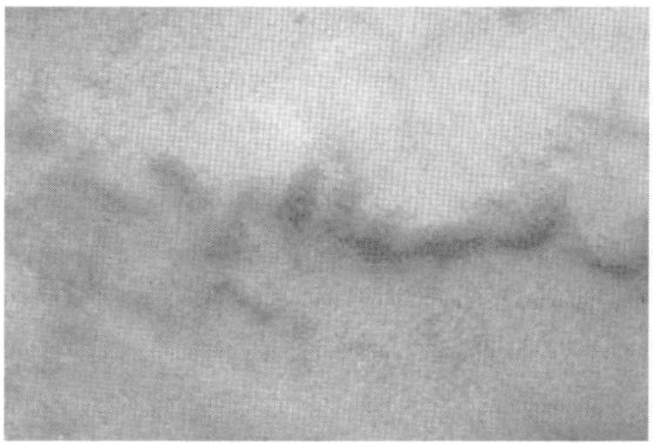

피하정맥 확장

| 그림 24-3 | 간경변증 증상

6. 간기능 검사

1) 일반 B형 간염에 대한 혈액검사

(1) B형 간염 표면항원에 대한 항체(Anti-HBs)
(2) B형 간염 중심항체(Anti-HBc)
(3) GOT(AST)와 GPT(ALT) : GOT는 40단위 이하, GPT는 35단위 이하가 정상

2) 추가로 시행되는 B형 보균자에 대한 혈액검사

(1) e 항원(e-Antigen), e항체(e-Antibody)
(2) 감마 GT(Gamma glutamyltranspeptidase 또는 r-GT, GGT)
(3) ALP(Alkaline phosphatase)
(4) AFP(Alpha-fetoprotein ; 알파태아단백) : 간암표지자 검사로 간암 조기발견
(5) 복부초음파, 복부CT

3) 기타 검사

(1) 빌리루빈, 알부민
(2) 프로트롬빈 시간(Prothrombin time, PT)

7. 간염의 예방법

가장 중요한 것은 전염성이 있으므로 개인위생과 위생환경의 개선이다.
(1) 손을 자주 씻는다.
(2) 물은 끓여 먹는다.
(3) 위생환경을 개선한다.
(4) 1회용 기구(1회용 주사기, 목욕탕 면도기 등)를 사용한다.
(5) 가능한 수혈을 피하고 환자의 혈액, 체액에 접촉되지 않도록 주의한다.
(6) A형, B형 간염 백신을 접종한다(항원과 항체가 모두 음성인 경우).

약과 건강상식

69. 간암은 예방이 가능한가요?

간암의 예방은 만성 간질환의 예방에서 출발합니다. 우리나라에서는 만성 간질환의 원인 중 약 75%가 B형 간염 바이러스에 의하며 10% 정도는 C형 간염 바이러스에 의한 것으로 알려져 있습니다. B형 간염의 예방은 1980년대부터 예방접종을 통하여 광범위하게 실시되고 있어서 B형 간염 바이러스의 감염이 점차로 감소하고 있습니다. C형 간염의 경우에는 예방접종이 없는 실정이지만 대부분의 경우 혈액을 통하여 전염되므로 철저한 위생 관리를 통하여 예방이 가능합니다. 즉, 혈관을 통한 마약 사용, 침, 문신 등을 피하고, 병원 등에서 환자의 혈액과 접하는 기회가 높은 사람들은 철저한 안전 수칙을 지키며, 감염된 사람의 칫솔이나 면도기를 함께 사용하지 않아야 합니다.

또한, 과도한 음주는 간경변을 유발할 수 있으므로 절제하여야 하는데, 부득이한 경우라도 하루에 맥주 1~2병, 포도주 반병, 소주 반병, 양주 1/4병 이상은 마시지 않도록 하는 것이 좋으며, 매일 술을 마시는 것은 피하는 것이 좋습니다. 그러나 일단 간염 바이러스에 감염되거나 알코올에 의한 간경변 등이 발생한 경우에는 정기 검사를 통하여 간암을 조기 발견하는 것이 중요하겠습니다.

8. 치 료

항바이러스약과 증상을 완화시키는 대증요법과 간세포보호약 등이 사용된다. 충분한 휴식과 고단백, 고탄수화물이 함유된 식사를 하여 술을 제한해야 한다.

1) Interferon α-2b (Alphaferon)과 Ribavirin (Viramid)

HBV-DNA가 양성인 만성활동성 B형간염과 만성C형간염에 900만 단위를 근육주사한다. Ribavirin은 만성C형간염에 1회 400mg을 1일 2회를 interferon α-2b와 병용투여한다.

2) 역전사효소 억제약(Reverse transcriptase inhibitor)

Hepatitis B virus(HBV)에 활성이 있는 역전사효소억제약으로 HBV-DNA 양성인 만성활동성 B형간염과 HIV감염에 사용된다.

약물명 (상품명)	용량 및 용법
Lamivudine(Zeffix)	1회 100mg 1일 1회 oral
Adefovir(Adesil)	1회 10mg 1일 1회 oral
Entecavir(Baraclude)	1회 0.5mg 1일 1회 oral
Clevudine(Levovir)	1회 30mg 1일 1회 oral
Telbibudine(Sebivo)	1회 600mg 1일 1회 oral

3) Biphenyl-dimethyl-dicarboxylate (Ddcell)

간의 지질과산화를 억제하고 microsome 효소계에 중요한 cytochrome P-450계에 효소활성유도를 일으켜 독성물질을 불활성화시켜 지속적으로 ALT가 상승되어 있는 만성간염 및 약물로 인해 트랜스아미나제(transaminase)가 상승된 간염에 사용한다. 용량은 1회 25~50mg을 1일 3회 경구투여한다.

4) Silymarin

Carduus marianus 추출물로 간세포를 안정화시키고 간세포내 효소를 활성화시킨다. 간기능손상, 약물중독, 간세포보호, 급·만성 지속성간염, 간경화증에 1회 35~140mg을 1일 3회 경구투여한다.

5) Glutathion (Tathion)

생체내 대사의 산화, 환원에 관여하여 산화, 환원계의 활동을 촉진시키고 각종 포합반응과 해독작용을 촉진한다. 급·만성 간염의 보조치료, 혈청간염, 알콜중독, 약물중독에 사용한다. 1회 50~100mg을 1일 3회 경구투여한다.

6) Amino acid과 비타민

Arginine, asparatate, glycine, cystine, cysteine, methionine ornithine aspartate 등의 필수 amino acid이 급·만성 간질환과 지방간에 사용된다.

비타민은 ascorbic acid, nicotinamide, pyridoxine, riboflavin, thiamine, tocopherol 등이 사용된다.

7) 이뇨약

복수치료제로 spironolactone, furosemide, thiazide 등의 이뇨약을 사용한다.

8) Vasopressin, Propranolol

뇌하수체후엽호르몬인 vasopressin과 β-수용체 차단약인 propranolol은 문정맥의 혈류량을 감소시켜 식도출혈과 위장관출혈을 방지한다.

9) Neomycin, Lactulose

Neomycin은 대장의 세균을 억제해서 protein이 NH_3로 분해되는 것을 억제하여 간성혼수를 예방하며 lactulose는 lactic acid로 분해되어 대장의 pH를 낮추어 NH_3 생성을 방지한다.

10) 기타 약물

약물명 (상품명)	용량 및 용법	임상 응용
Coriolan(Vasco)	1회 432mg 1일 3회	급성간염, 활동성만성감염
Malotilate(Kantecs)	1회 200mg 1일 3회	간경변시 간기능 개선
Mtadoxine(Alcotel)	1회 500mg 1일 2회	알콜성간질환, 만성알콜중독
Urazamide(Recover)	1회 200mg 1일 2~4회	급 · 만성간염, 간경변증, 지방간
ATSO(Levex)	1회 480mg 1일 3회	급성간염, 지연형 및 활동성만성감염

약과 건강상식

70. 간질환시 어떠한 식사가 좋나요?

(1) 단백질 섭취량을 제한합니다. 간이 심하게 손상되어 단백질의 대사로 생긴 암모니아 등의 독성물질이 간에서 해독되지 못하고 혈중에 쌓여 혼수상태를 초래하게 됩니다.

(2) 증세가 호전됨에 따라 단백질 섭취량을 조금씩 늘릴 수 있습니다. 단백질은 생선, 조개류, 계란, 두부, 우유 등이나 식물성 식품(곡류, 채소, 두류 등)에서만 섭취하도록 하고 암모니아 발생식품인 치즈, 소시지, 베이컨, 햄 등은 피하도록 합니다.

(3) 복수와 부종이 있는 경우는 특별히 소금 섭취를 제한합니다. 된장, 고추장, 청국장, 젓갈류, 장아찌류 등은 반드시 제한합니다.

(4) 술을 마시면 독성물질이 간에 염증을 일으키거나 간세포를 파괴합니다. 또한 술은 술자체로는 영양적 가치가 없으면서 열량만 내므로 기본적으로 필요한 식품의 섭취 기회를 줄이고 입맛을 떨어뜨리며 영양소의 소화흡수를 방해하여 건강을 더욱 악화시킵니다.

제25장 고혈압

Hypertension

혈압이란 동맥혈압으로 혈액을 말초의 모세혈관에 보내는 힘을 말한다.

즉 혈압 = 심박출량(혈류량) × 말초혈관저항이다(혈류량이 많아지고 말초혈관저항이 커지면 혈압은 상승한다).

심장이 수축해서 혈액을 보낼 때의 혈압을 **수축기혈압**(최고혈압, systolic blood pressure), 심장이 확장되었을 때의 혈압을 **이완기혈압**(최저혈압, diastolic blood pressure)이라 한다.

1. 혈압의 조절

1) 혈압의 조절

고혈압(hypertension)은 심박출량(혈류량)과 말초혈관저항이 증가되어 일어난 결과로 생긴 병이다. 그 조절기전은 다음과 같다.

① **자율신경**에 의해 교감신경이 흥분하면 세동맥(arteriole)인 말초혈관이 수축하여 혈압이 높아지고 부교감신경이 흥분하면 확장하여 혈압은 내려간다.

② **Renin-angiotensin system**에 의해 신장에서 혈압이 조절된다(그림 25-1).
혈중 Na^+농도가 떨어지면 사구체인접특수세포에서 renin이 분비되어 angiotensinogen을 angiotensin Ⅰ으로 활성화시킨다. ACE(angiotensin converting enzyme)가 Ⅰ을 강력한 혈관수축물질인 angiotensin Ⅱ로 합성하여 부신피질호르몬인 aldosterone을 분비시켜 세뇨관에서 Na^+재흡수를 촉진하여 혈압을 올린다.

③ **호르몬과 화학물질**들이 혈압조절에 관여한다. 부신수질호르몬인 epinephrine과 norepinephrine은 교감신경을 흥분시켜 혈압을 상승시키며 뇌하수체후엽호르몬인 vasopressin과 부신피질호르몬인 aldosterone은 신장에 작용해서 수분과 Na^+재흡수를 촉진하여 혈류량이 많아져 혈압이 상승한다. 또한 histamine 등도 혈관을 확장하여 혈압조절에 관여한다.

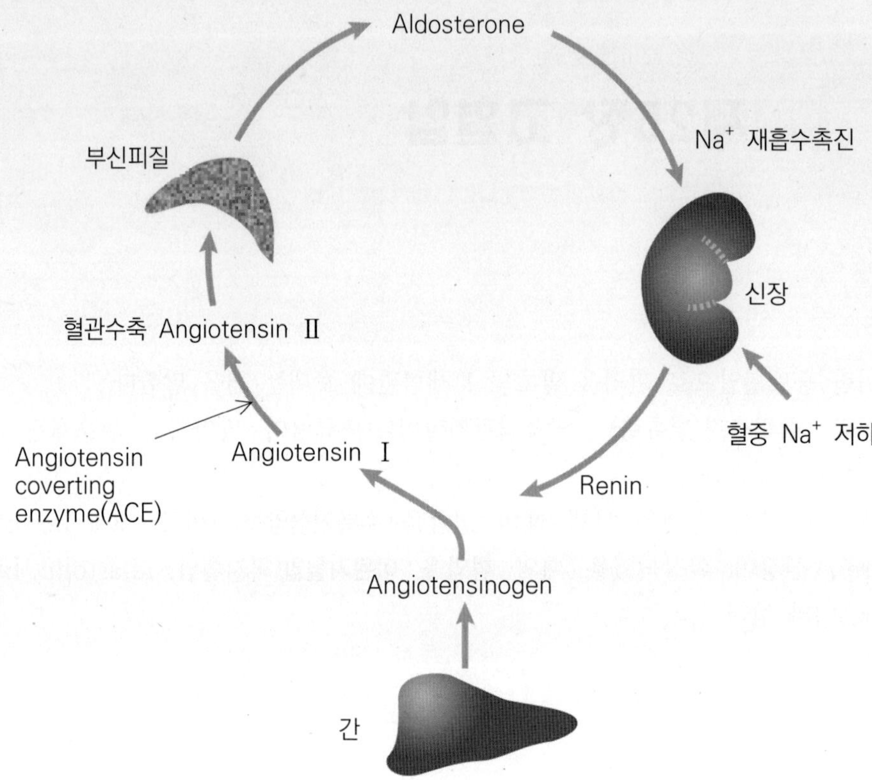

| 그림 25-1 | Renin-angiotensin system

2) 진단기준

18세 이상의 성인에 대한 고혈압의 진단기준은 다음과 같다.

| 표 25-1 고혈압 진단기준

분 류	수축기혈압(mmHg)	이완기혈압(mmHg)
정 상	120 미만	80 미만
고혈압 전단계(전기)	120 ~ 139	80 ~ 89
고혈압 1단계(1기)	140 ~ 159	90 ~ 99
2단계(2기)	160 이상	100 이상

2. 고혈압의 분류

원인별로 분류하면 다음과 같다.

1) 본태성 고혈압(Essential hypertension)

본태성(원발성 ; primary) 고혈압은 유전과 관련된 그 **원인을 모르는 고혈압**으로 우리나라 고혈압 환자의 90~95%를 차지한다. 본태성 고혈압은 치료하는 병이라기보다는 조절하는 병이다.

2) 속발성 고혈압(Secondary hypertension)

어떤 질병으로 인해 발생한 고혈압으로 치료가 가능하다. 신장질환으로 오는 **신성고혈압**, 부신수질의 크롬친화성세포에 종양이 생긴 **갈색세포종**(pheochromocytoma), 부신피질이상으로 온 **원발성 aldosterone증**(primary aldosteronism), 뇌하수체 전엽의 기능항진으로 부신피질호르몬이 과잉분비되어 일어난 **Cushings syndrome** 등이 원인이 된다. 그밖에 **대동맥 협착, 신경성과 약인성 고혈압**이 있다.

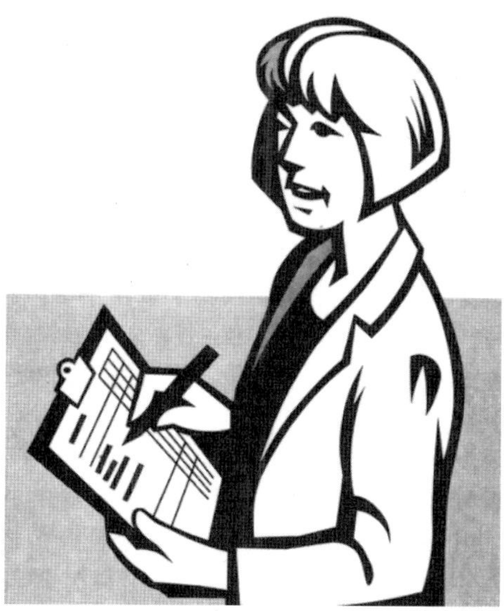

| 그림 25-2 | 백색까운(백의, 진료실) 고혈압
병원에서 측정한 혈압은 가정에서 안정상태에서 측정한 혈압보다 약 10mmHg이 높다.

3. 자각 증상

일반적으로 뚜렷한 증상이 없어 오랫동안 고혈압이 진행되어 온 것을 모르는 경우가 많다. 일반적으로 다음과 같은 증상이 나타났을 때는 이미 상당히 진행된 상태이다.

(1) 머리가 무겁고 골치가 아프다.
(2) 어지럽고 귀에서 소리가 난다.
(3) 팔다리가 저린다.
(4) 숨이 가쁘고 가슴이 두근거린다.
(5) 잠이 잘 오지 않는다.
(6) 마음이 불안하여 화를 잘낸다.
(7) 쉽게 피로해하며 쇠약해진다.

4. 합병증

울혈성심부전증, 신부전증, 협심증 및 심근경색증의 관상동맥질환, 뇌혈관질환(뇌출혈), 동맥경화증, 당뇨병, 망막출혈, 만성폐쇄성폐질환(COPD) 등 합병증이 많다. 고혈압 치료는 적절한 약물로 이 합병증을 관리하는 것이 중요하다.

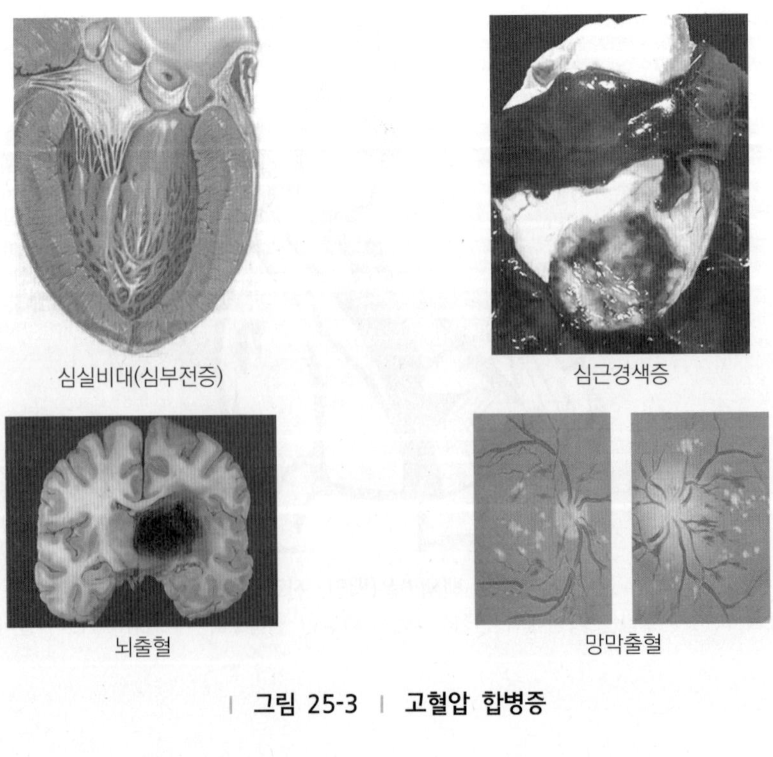

| 그림 25-3 | 고혈압 합병증

5. 혈압을 낮추는 일반적인 방법(예방)

(1) 표준체중을 유지한다.

비만은 고혈압뿐만 아니라 당뇨병, 동맥경화증, 심장질환 등 성인병의 원인이 된다.

(2) 매일 혈압을 측정해본다.

혈압은 치료하는 병이 아니라 합병증이 생기지 않도록 조절하는 병이다. 매일 혈압을 측정하여 적절히 조절해야 한다.

(3) 의사나 약사와 자주 상담한다.

고혈압 예방과 치료를 위해 전문적인 도움을 받는 것이 중요하다.

(4) 소금의 섭취량을 줄이고 칼슘량을 늘인다.

소금의 양을 1일 5g(나트륨 양으로 2g) 이하로 줄인다.

(5) 카페인과 설탕의 섭취를 줄인다.

카페인이 혈압을 올리므로 하루 3잔 이하로 마신다.

약과 건강상식

71. 커피는 하루에 몇 잔 마시면 좋은가?

카페인을 제거하지 않은 커피 한 잔에는 보통 50~80mg 정도의 카페인이 들어 있습니다. 홍차에도 비슷한 양의 카페인이 들어 있으며, 커피 이외에 우리가 흔히 마시는 콜라나 피로회복제등의 음료에도 카페인이 들어 있습니다. 녹차에는 카페인이 적지만 비슷한 작용을 하는 테오필린이란 성분이 들어 있어 효과가 비슷합니다. 카페인은 각성 작용이 있어 졸음을 쫓아 주고 정신을 맑게 하지만, 손의 떨림을 유발하고 아주 세밀한 운동 감각은 떨어뜨리기 때문에 세밀한 감각을 요하는 작업 시에는 피하는 것이 좋습니다.

하루 300mg 이상의 카페인을 매일 먹을 경우 카페인 중독 증상을 일으킬 수 있습니다. 보통 직장에서 무의식적으로 하루 4~5잔 이상 마시다가 주말에 집에서 쉬면서 커피를 마시지 않으면 카페인 금단 증상을 일으키는데 두통이 주 증상입니다. 그밖에 정신집중이 안되고 왠지 불안해 지기도 합니다. 하루에 커피는 3잔 이하로 마시는 것이 좋습니다. 하루에 1~2잔의 커피가 간암의 발생률을 50% 이하로 감소시켰다는 보고도 있습니다.

약과 건강상식

72. 고혈압 예방을 위한 10계명?

(1) 고혈압 가족이면 더욱 더 예방에 노력한다.
(2) 비만은 건강의 적, 표준체중을 유지하도록 한다.
(3) 금주, 금연이 가장 좋으며, 절주는 차선책이다.
(4) 적절한 신체활동을 유지한다.
(5) 온 가족이 싱겁게 먹도록 한다.
(6) 콜레스테롤 및 동물성 지방을 적게 먹는다.
(7) 채소, 해조류, 과일을 즐겨 먹는다.
(8) 스트레스는 그때 그때 바로 풀어버린다.
(9) 자주 혈압을 재며, 단골 의사, 약사와 자주 상담한다.

(6) 말을 할 때는 천천히 하고 애완동물을 키운다.

고혈압인 사람은 대개 말을 빨리하기 때문에 충분한 호흡을 하지 못하므로 혈압이 상승할 수 있다. 애완동물을 키우며 화분을 가꾸면서 마음을 안정해야 한다.

(7) 양파와 마늘을 많이 먹는다.

양파에는 혈압을 낮추는 prostaglandin이 들어 있다.

(8) 유산소(호기성) 운동을 한다.

에어로빅 운동 외에 수영, 달리기, 자전거타기 등 유산소 운동으로 신선한 산소공급을 해준다.

6. 치료원칙

약물요법의 1차 목표를 확장기혈압을 90mmHg 이하로 유지하는데 두고 이를 위해 단계별로 치료한다.

1) 제1단계(Step 1)

이뇨약, β-수용체차단약(교감신경억제약), 혈관확장약(ACE억제약, 칼슘길항약, angiotensin II 길항약) 중 하나를 선택한다. 일반적으로 이뇨약이 1차 선택약이다.

2) 제2단계(Step 2)

제1단계 약물의 용량을 증가하거나, 다른 약물로 바꾸어 보거나, 이뇨약과 다른 1단계 약물을 병용투여한다.

3) 제3단계(Step 3)

제2단계 약물에 직접혈관확장약(hydralazine, minoxidil)을 더 추가한다.

7. 치 료

1) 이뇨약

Thiazide이뇨약, loop이뇨약 및 칼륨보존이뇨약을 단독 혹은 다른 약물과 병용투여로 사용하며 세뇨관에서 Na^+재흡수를 억제하므로 혈류량이 감소하여 혈압이 하강한다.

부작용으로 저칼륨혈증, 통풍, 당뇨병을 악화시키므로 당뇨병 합병증이 있는 경우는 ACE억제약이나 칼슘길항약을 사용한다.

2) β-수용체 차단약

아드레날린성 β-수용체를 차단하여 심박출량을 감소시켜 혈압을 하강시킨다. Propranolol과 같이 비선택적인 β-차단약보다는 atenolol, betaxolol처럼 β_1에 선택적인 차단약이 더 많이 사용된다. 특히 협심증이나 부정맥의 합병증이 있는 고혈압 환자에게 사용하면 좋다.

부작용으로 서맥, 울혈성심부전, 기관지경축 등을 일으키므로 이러한 고혈압 합병증을 나타내는 환자는 thiazide이뇨약, ACE억제약, 칼슘길항약을 사용한다.

3) 혈관 확장약 (Vasodilators)

직접 세동맥 혈관을 확장시키거나 다른 간접작용으로 혈관을 확장시켜 말초혈관 저항의 저하와 혈압을 하강시킨다. 특히 고혈압 합병증이 있는 환자에게 많이 사용된다.

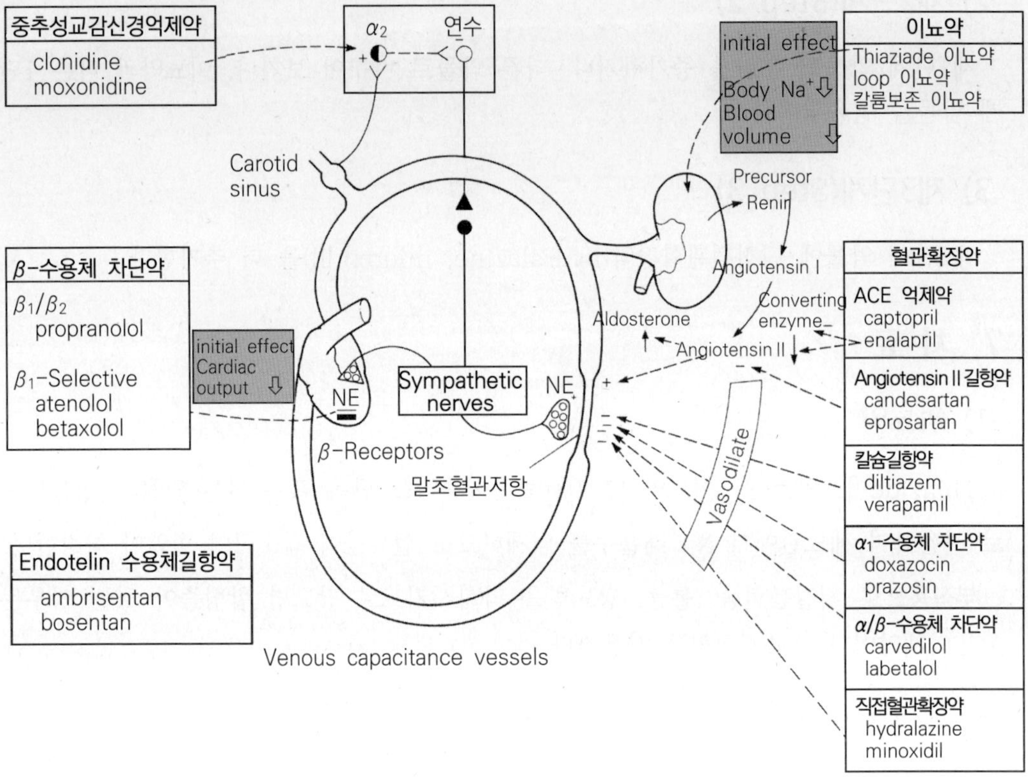

| 그림 25-4 | 고혈압 치료약과 그 작용기전

(1) ACE 억제약 (Angiotensin converting enzyme inhibitors)

Renin-angiotensin system에서 angiotensin Ⅰ를 angiotensin Ⅱ로 변환시키는 효소인 angiotensin converting enzyme(ACE)을 억제하여 강력한 혈관수축물질인 angiotensin Ⅱ의 합성억제로 말초저항의 저하와 혈압저하를 일으킨다. ACE억제약은 이뇨약이나 β-수용체차단약의 부작용을 대부분 나타내지 않는다. 이 약은 중증의 고혈압과 신부전을 갖는 고혈압치료에 유효하다. 이뇨제와 병용으로 효과가 더 크며 이뇨제로 인한 저칼륨혈증은 이 약으로 교정할 수 있다.

부작용으로 소양증, 발적, 미각장애, 저혈압, 빈맥, 심계항진, 고칼륨혈증, 호산구감소, 드물게는 무과립세포증도 온다.

용량 및 용법은 다음과 같다.

약물명 (상품명)	용량 및 용법
Captopril(Capril)	1회 25~50mg 1일 1~2회 oral
Enalpril(Enaprin)	1회 2.5~5mg 1일 1~2회 oral
Lisinopril(Zestril)	1회 5~10mg 1일 1회
Ramipril(Heartpril)	1회 2.5~5mg 1일 1~2회 oral
Fosinopril(Monopril)	1회 20~40mg 1일 1~2회 oral
Quinapril(Accupril)	1회 10~20mg 1일 1회 oral
Cilazapril(Inhibace)	1회 2.5~5mg 1일 1회 oral
Alacepril(Cetapril)	1회 25~50mg 1일 1~2회 oral
Benazepril(Cibacen)	1회 10~20mg 1일 1회 oral
Temocapril(Acecol)	1회 2~4mg 1일 1회 oral
Imidapril(Tanatril)	1회 5~10mg 1일 1회 oral
Moexipril(Univasc)	1회 7.5~15mg 1일 1~2회 oral
Perindopril(Acerpril)	1회 4~8mg 1일 1회 oral
Ramipril(Rampistar)	1회 2.5~5mg 1일 1회 oral

(2) Angiotensin II 길항약 (Angiotensin II antagonists)

선택적인 angiotensin II 수용체 차단제로 고혈압치료제로 ACE억제약과 유사하다.

부작용으로 피로감, 설사, 호흡곤란, 상기도감염, 기침, 불안, 신경과민, 어지러움, 기립성 저혈압 등이 나타날 수 있다.

용량 및 용법은 다음과 같다.

약물명 (상품명)	용량 및 용법
Candesartan(Atacand)	1회 8~16mg 1일 1회 oral
Eprosartan(Yeveten)	1회 400~800mg 1일 1~2회 oral
Irbesartan(Aprovel)	1회 150mg 1일 1회 oral
Losartan(Cozartan)	1회 50~100mg 1일 1회 oral
Olmesartan(Olmetec)	1회 10~20mg 1일 1회 oral
Telmisartan(Pritor)	1회 40~80mg 1일 1회 oral
Valsartan(Diovan)	1회 80~160mg 1일 1회 oral
Fimasartan(Kanarb)	1회 60~120mg 1일 1회 oral

(3) 칼슘길항약 (Ca^{++}antagonists, 칼슘채널 차단약)

심근과 혈관평활근의 수축에는 Na^{+}의 세포내로 투과성 증가에 따른 탈분극(활동전압), ATP, Ca^{++}이 필요하다. Ca^{++}은 Ca^{++}channel을 통해 세포내로 유입하여 효소를 활성화하여 근육수축에 필요한 에너지를 공급한다.

작용기전은 Ca^{++}channel과 결합하여 세포내로 Ca^{++}유입을 차단함으로써 세동맥평활근의 이완을 일으킨다. 이것이 말초혈관저항을 감소시키고 혈압저하를 일으킨다.

부작용으로 과도한 혈관확장에 의한 조홍, 심계항진, 빈맥, 두통, 현기증, 저혈압, 관절부종, 치육증식, 부정맥, 협심증이 있다.

용량 및 용법은 다음과 같다.

약물명 (상품명)	용량 및 용법
Diltizem(Herben)	1회 120~180mg 1일 1~2회 oral
Verapamil(Isoptin)	1회 180~240mg 1일 1회 oral
Nifedipine(Adalat)	1회 10~20mg 1일 3회 oral
Nicardipine(Perdipine)	1회 10~20mg 1일 3회 oral, 2~5μg/kg/min IV
Amlodipine(Norvasc)	1회 5~10mg 1일 1회 oral
Benidipine(Bendipine)	1회 2~8mg 1일 1회 oral
Efonidipine(Finte)	1회 20~40mg 1~2회 oral
Felodipine(Munobal)	1회 5~10mg 1일 1회 oral
Isradipine(Dynacirc)	1회 2.5~5mg 1일 1~2회 oral
Lercanidipine(Zanidipin)	1회 10~20mg 1일 1회 oral
Manidipine(Madipine)	1회 10~20mg 1일 1회 oral
Barnidipine(Oldeca)	1회 10~15mg 1일 1회 oral
Lacidipine(Vaxar)	1회 2~4mg 1일 1회 oral
Nisoldipine(Syscor ER)	1회 5~10mg 1일 1회 oral
Nitrendipine(Nitren)	1회 10~20mg 1일 1~2회 oral

(4) α_1-수용체 차단약

아드레날린성 α_1-수용체를 선택적으로 차단하여 혈관확장을 일으킨다. 이 약은 제2, 3단계약으로 울혈성심부전을 가진 고혈압환자에게 선택약이다.

부작용으로 어지러움, 두통, 기립성 저혈압, 부종, 심계항진, 피로감, 졸음 등이 나타난다.

약물명 (상품명)	용량 및 용법
Docazosin(Cardura) Terazosin(Hytrin) Prazosin(Minesin)	1회 4~8mg 1일 1회 oral 1회 2~10mg 1일 1회 oral 1회 0.5~1mg 1일 2~3회 oral

(5) α와 β-수용체 차단약

아드레날린성 α_1-과 β-수용체를 차단하여 본태성고혈압과 협심증 치료에 사용한다. **부작용**으로 현기증, 피로, 고혈당, 체중증가, 설사, 허약감, 상기도감염 등이 나타난다.

약물명 (상품명)	용량 및 용법
Carvedilol(Carvdilol) Labetalol(Labesin) Amosulalol(Lowgan)	1회 12.5~25mg 1일 1~2회 1회 100~200mg 1일 2회 1회 10~20mg 1일 2회 oral

(6) 직접 혈관확장약

세동맥평활근에 직접작용하여 혈관을 확장시켜 혈압하강작용을 나타낸다. 주로 3단계 약물로 사용된다.

① Hydralazine (Anprasol)

오래전부터 사용한 약물로 심박출량 증가와 체액저류를 증가하므로 이뇨약과 β-수용체차단약을 병용해야 한다.

부작용은 혈관확장과 관련이 있는데 두통, 오심, 구토, 빈맥, 체위성저혈압, 심계항진, 졸음, 수면장애, 협심증을 일으킬 수 있다. Pyridoxine 결핍으로 말초신경염을 일으킬 수 있으므로 증상을 잘 관찰한 후 pyridoxine을 투여한다.

용량은 처음 2~4일 동안은 1회 10mg을 1일 4회 투여하고 다음 1주는 1회 25mg을 그 다음 1주는 1회 50mg을 투여하면서 혈압을 조절한다.

② Minoxidil

강력한 혈관확장제로 말초혈관저항을 현저하게 감소시킨다. 수분과 Na^+저류작용이 강하므로 이뇨약과 병용하며 반사성빈맥과 심박출량이 증가하므로 β-수용체 차단약과 병용한다. 다모증이 거의 모든 환자에게 나타나며 이 부작용을 이용해 **탈모증치료제**로 이용된다. 초회량 1회 50mg으로 시작하여 1일 40mg까지 경구투여한다.

4) 중추성 교감신경 억제약(Centrally acting sympatholytic drug)

(1) Clonidine

중추신경계의 연수에 있는 α_2-수용체를 자극하여 교감신경의 전도를 억제하여 혈압을 떨어뜨린다. 이 약은 주로 중추신경효과를 나타내기 때문에 말초성 심장혈관반사는 거의 영향을 주지 않는다. 이 약은 이뇨약과 혈관확장약과 병용하면 효과적이다.

부작용은 구갈, 졸음, 진정작용, 울혈성심부전증, 불면증, 요저류, 체위성저혈압을 일으킨다. 갑자기 약물투여를 중단하면 신경질, 흥분, 진전, 심계항진, 불면, 두통, 안면홍조, 구토 등의 금단증상이 나타나므로 3~4일에 걸쳐서 서서히 감량한다.

용량은 1회 0.75~0.15mg을 1일 3회 투여하며 중증인 경우 1회 0.3mg을 1일 3회 투여한다.

(2) Moxonidine (Moxodin)

본태성고혈압에 1회 0.2~0.4mg을 1일 1회 투여한다.

5) Endothelin 수용체 길항약

Endothelin-1(ET-1)은 신경호르몬으로 섬유화, 세포증식, 조직재형성을 증진시키는 잠재적인 혈관수축제이다. 동맥고혈압 환자의 혈장과 폐조직에서 농도가 상승된다.

(1) Ambrisentan (Volibris)

Endothelin type A(ET-A) 수용체를 선택적으로 차단하여 혈관평활근 내피세포에서 혈관을 이완하여 폐동맥고혈압 환자의 우심방 압력을 감소시킨다.

부작용은 말초부종, 두통, 심계항진, 홍조, 변비와 복통, 헤모글로빈이 감소한다.

용량은 폐동맥고혈압에 초기 1회 5mg, 내성이 있는 경우는 1회 10mg을 1일 1회 경구투여한다.

(2) Bosentan (Tracleer)

ET-A와 ET-B 수용체를 차단하여 폐동맥고혈압에 초기용량은 첫 4주간 1회 62.5mg을 5주째부터 1회 125mg을 1일 2회 경구투여한다.

약과 건강상식

73. DASH Diet(Dietary Approaches to Stop Hypertension)란?

고혈압 환자에게 적용되며 혈압을 저하시키고 성인병을 예방하기 위하여 제공되는 식사로서 칼슘 Ca, 칼륨 K 등이 풍부하고 염분, 지방 및 포화지방을 제한하는 식사이다.

1) 채소와 과일, 잡곡(도정하지 않은)을 충분히 섭취한다.
2) 단백질 섭취는 늘리고, 탄수화물과 지방 섭취는 줄인다.
3) 저지방 우유나 칼슘강화 요구르트, 검정콩, 두부 등의 고칼슘식품을 충분히 먹는다.
4) 소금과 단음식을 제한하고 적절한 체중을 유지한다.
5) 동물성기름(포화지방산)보다는 식물성기름(불포화지방산)을 먹는다.

74. 코피가 자주 나옵니다?

일반적으로 가장 많이 볼 수 있는 이비인후과적 증상으로서 외상이외에는 대부분은 코 중간벽의 앞부분에서 출혈이 발생하며 원인은 혈압이 높거나 혈관의 과도한 노출, 또는 코 중간벽이 휘어있어 지속적인 자극을 받는 경우입니다. 드문 경우로 혈액응고성 질환, 백혈병, 비강내 종양이 원인이 될 수도 있습니다. 먼저 피를 보고 당황하거나 흥분하지 않는 것이 중요하며 고개를 뒤로 젖히는 것은 도움이 되지 않습니다. 외상이외의 경우에 먼저 출혈이 있는 코안에 솜같은 것을 얇게 넣고 코앞부분을 손가락을 이용하여 약 10분간 압박을 하면서 안정을 취하여야 합니다. 이때 얼음찜질을 코의 윗부분에 해주는 것도 도움이 됩니다. 피가 코안의 뒷부분에서 나거나 고혈압 등 다른 질환에 의해 발생된 경우에는 즉시 병원으로 가서 지혈을 하여야합니다.

제26장 당뇨병

Diabetes Mellitus

췌장(이자, pancreas)은 위의 아래, 십이지장 오른쪽에 위치하는 와분비선이며 췌장의 분비세포에서 췌장액을 췌관을 통해 십이지장으로 분비한다. 또한 내분비선인 Langerhans island(islet)의 **α세포에서 glucagon**을, **β세포에서 insulin**을 분비하여 탄수화물 대사에 관여하고 있다(그림 26-1).

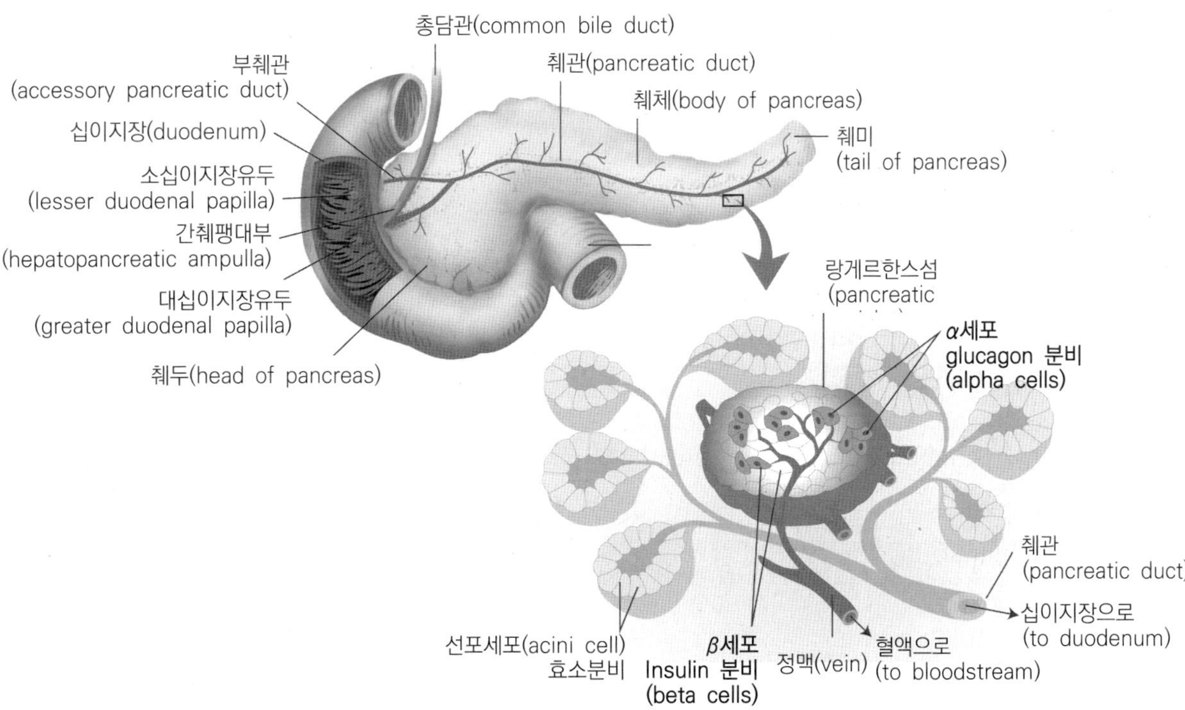

그림 26-1 | 췌장의 구조와 Langerhans island

1. Insulin의 기능

Insulin은 glucose 대사의 첫단계에 작용하여 다음과 같은 기능을 나타낸다.

1) 탄수화물 대사

Insulin은 근육과 지방조직 **세포내로 glucose의 흡수와 이용(대사)을 증가**시킨다. 또한 glycogen이 glucose으로 분해하는 반응(glycogenolysis)을 억제하며 아미노산과 지방이 glucose로 분해하는 반응(gluconeogenesis)을 억제하며 혈당을 낮춘다.

2) 지방 대사

유리지방산을 지방조직에 흡수시켜 지방합성(lipogenesis)를 촉진하고, 지방분해(lipolysis)를 억제하는 기능이 있어 결과적으로 유리지방산의 산화를 줄여 ketone body 형성을 억제한다.

3) 단백질 대사

아미노산을 세포로 이동시켜 단백질 합성을 촉진한다.

4) 수분과 전해질 대사

칼륨, 마그네슘, 인의 세포내 이동을 증가시켜 혈중농도를 감소시킨다.

5) 핵산 대사

DNA, RNA, ATP의 형성을 자극한다.

2. 당뇨병의 정의

당뇨병(diabetes mellitus)은 insulin의 상대적 또는 절대적 결핍에 의해 insulin 감수조직의 glucose 이용의 감소를 일으켜 여러 증상과 합병증을 일으키는 대사성질병이다(표 26-1).

| 표 26-1 | 당뇨병의 분류와 특징

특 징	Insulin 의존성 당뇨병(Type Ⅰ) Insulin-dependent(IDDM)	Insulin 비의존성 당뇨병(Type Ⅱ) Noninsulin-dependent(NIDDM)
별 명	소아성(연소성) 당뇨병	성인성(노년성) 당뇨병
원 인	유전적요인, 자가면역반응이나 감염 등으로 β세포 파괴에 의한 insulin의 절대적 부족	비만, insulin 길항물질(혈당상승물질)이 많아져 insulin 저항성이 증가하여 insulin의 상대적 부족
발병 시기	보통 15세 이전, 갑자기 발병	40세 이후 서서히 발병
증 상	다뇨, 다식, 갈증	보통 무증상
급성합병증	산독증, 저혈당	고혈당, 고삼투성 비케톤성 혼수
치 료	식이요법과 insulin	식이요법과 경구용 항당뇨병약

3. 원 인

1) Insulin 의존성 당뇨병(Ⅰ형)
(Insulin-dependent diabetes mellitus ; IDDM)

(1) 유전적 요인

(2) 자가면역 반응으로 insulin에 대한 항체가 만들어져 β세포를 파괴

(3) 바이러스나 독소가 β세포를 파괴하여 이로 인한 insulin의 절대적인 부족

2) Insulin 비의존성 당뇨병(Ⅱ형)
(Non insulin-dependent diabetes mellitus ; NIDDM)

(1) 비만

(2) 혈당을 상승시키는 갑상선호르몬, 부신피질호르몬, epinephrine, 성장호르몬 등의 insulin 길항물질이 많아져 **insulin 저항성이 증가**하여 그 요구량이 커져서 오는 insulin의 상대적 부족

약과 건강상식

75. 대사증후군(metabolic syndrome)이란 무엇인가요?

만성적인 대사장애로 인하여 내당능장애(당뇨병 전단계), 고혈압, 고지혈증, 비만, 죽상동맥경화증 등의 여러 가지 질환이 한 개인에게서 한꺼번에 나타나는 것을 대사증후군이라고 한다.

원인은 일반적으로 인슐린 저항성(insulin resistance)증가가 근본적인 원인으로 작용한다. **인슐린 저항성**이란 혈당을 낮추는 인슐린에 대한 몸의 반응이 감소하여 근육 및 지방세포가 포도당을 잘 섭취하지 못하게 되고 이를 극복하고자 더욱 많은 인슐린이 분비되어 여러 가지 문제를 일으키는 것을 말한다. 인슐린 저항성은 환경 및 유전적 요인이 관여하여 발생하는데, 인슐린 저항성을 일으키는 환경적 요인으로는 비만이나 운동 부족과 같이 생활 습관에 관련된 것이 잘 알려져 있다.

증상은 대개 무증상이지만 대사증후군의 각 구성 요소에 따른 증상이 나타날 수 있다. 즉, 고혈당이 심할 경우 당뇨병의 증상이 나타날 수 있고, 대사증후군과 동반된 죽상동맥경화증의 증상이 나타날 수 있다.

진단은 일반적으로 아래의 기준 중 세 가지 이상이 해당되면 대사증후군으로 정의한다.

1) 중심비만(central obesity) : 남자의 경우 허리둘레가 102cm 초과, 여자의 경우 88cm 초과
2) 고중성지방혈증(hypertriglyceridemia) : 중성지방이 150mg/dL 이상
3) 고밀도지단백(HDL) : 남자의 경우 40mg/dL 미만, 여자의 경우 50mg/dL 미만
4) 공복혈당 : 100mg/dL 이상
5) 고혈압 : 수축기혈압이 130mmHg 또는 이완기혈압이 85mmHg 이상인 경우

4. 진단기준

형 태	진 단 기 준	
정 상	공복시 혈당치 100mg/dl 미만 식후 2시간후 혈당치 140mg/dl 미만 당화혈색소 4~6% 미만	모두가 만족함
당뇨병전단계	공복시 혈당치 100~125mg/dl	
당뇨병	공복시 혈당치 126mg/dl 이상 식후 2시간후 혈당치 200mg/dl 이상 당화혈색소 6.5% 이상	어느 하나라도 만족함

약과 건강상식

76. 당화혈색소(HbA1c)란 무엇인가요?

적혈구에 있는 혈색소(hemoglobin ; Hb)에 포도당이 붙은 상태를 말한다. 한번 결합된 포도당은 적혈구의 수명인 120여 일과 일생을 같이 하기 때문에 지난 2~3개월 간의 평균 혈당농도를 정확히 파악할 수 있다. 정상인의 당화혈색소 수치는 4~6%이며 당뇨병 환자는 6.5% 미만으로 유지해야 한다.

5. 증 상

다뇨(polyuria), 다식(polyphagia), 갈증(polydipsia), 허약, 체중감소, 피부건조 등의 증상이 Ⅰ형 당뇨병은 갑자기 나타나며 Ⅱ형은 보통 아무런 증상도 나타나지 않는다. 정기검진시 소변, 혈액검사에서 발견된다(표 26-1).

6. 합병증

1) 급성 합병증

(1) 산독증(Acidosis, Ketoacidosis, Ketonemia, 당뇨병성혼수)

포도당이 이용되지 않으면, 지방의 대사가 많아져 산성물질인 지방의 대사체인 Ketone body(acetone, acetoacetate, β-hydroxybutyrate)가 증가하며 혈당이 오르고 숨이 가쁘며, 입에서 아세톤 냄새가 나고 심장이 빨리 뛰고 혼수(coma), 사망

(2) 저혈당

① 식사를 하지 않거나 ② 심한 운동을 하였을 때 ③ 과량의 약물투여를 하였을 때 혈당이 60mg/dl 이하로 떨어져서 발한, 창백, 불안, 오심, 서맥, 의식상실

(3) 고삼투성 비케톤성 혼수

혈당이 매우 높은 경우 세뇨관에서 삼투현상에 의해 심한 탈수와 몸안의 대사 이상이 초래되어 혼수, 사망

2) 만성 합병증

(1) 사구체질환, 요독증 등 당뇨병신장병증
(2) 백내장, 망막출혈에 따른 시력상실 등 당뇨병망막증
(3) 당뇨병신경병증(신경주위 혈관순환 장애)
(4) 죽상동맥경화증
(5) 발의 괴저, 각종 세균감염
(6) 상처치유 지연

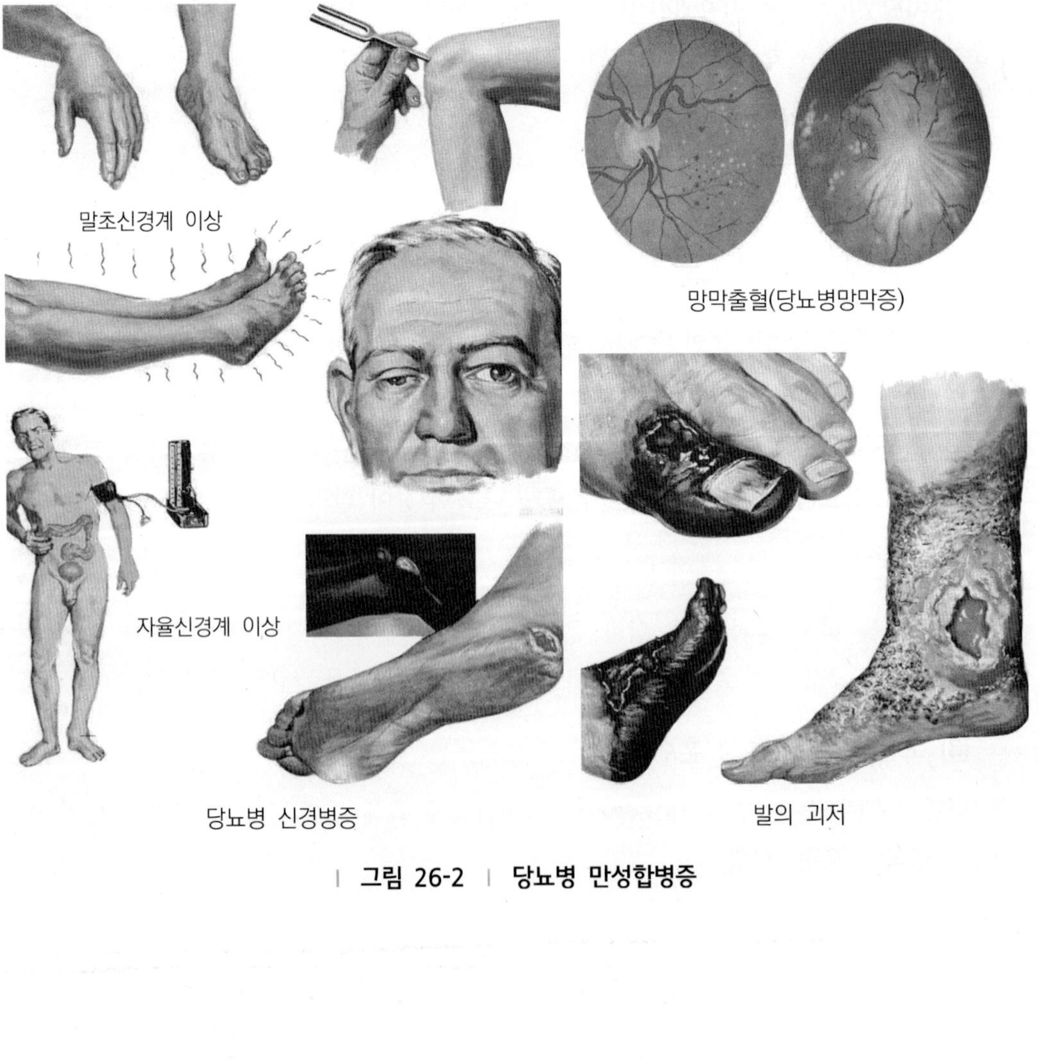

| 그림 26-2 | 당뇨병 만성합병증

7. 치 료

1) 식이요법

당뇨병 치료의 기본으로 적절한 영양과 건강을 유지하면서 혈당과 혈중 지방치를 정상화시키는 것이다.

(1) 운동량과 식이섭취와 insulin이 균형을 이루어야 한다.

(2) 특별한 음식제한보다 식사시간, 영양소, 열량을 일정하게 유지한다.

(3) 당지수(GI)가 낮은 식품을 섭취한다.

GI 높은 음식 : 백미, 밀가루, 주스나 음료, 수박, 포도, 설탕, 꿀물

GI 낮은 음식 : 현미, 잡곡, 채소, 생선, 섬유소가 많은 음식

(4) 저혈당을 예방하기 위해 식사시간이 일정해야 한다.

(5) 소아에게는 정상발육이 성인에게는 표준체중이 유지되도록 한다.

(6) 생선이나 해조류를 많이 섭취하고 지방이 많은 육류는 피한다.

(7) 지방을 감소시킨 유제품을 사용하고 유지방이 포함된 음식은 피한다.

(8) 동물성 기름 대신 식물성 기름을 사용한다.

약과 건강상식

77. 당뇨병환자의 발관리는?

당뇨병 환자의 발관리가 소홀하면 가벼운 상처로도 감염, 궤양, 궤저 등 심각한 합병증이 발생하여 다리를 절단해야 하는 경우가 생기기 때문에 철저한 관리가 필요합니다.

(1) 항상 신발이나 슬리퍼를 신고 다녀야 합니다. 신발을 신을 때 발에 상처를 줄 수 있는 부스러기, 작은 돌멩이나 흙, 발톱 조각 등이 있는지 확인합니다.

(2) 매일 주의 깊게 발을 관찰하여 상처나 무좀, 물집, 피부 색깔의 변화, 굳은살, 살 속으로 파고드는 발톱 등이 있는지 살펴봅니다.

(3) 각질 방지를 위해 발등, 발바닥에 로션을 발라 부드럽게 마사지를 해 줍니다.

(4) 발에 잘 맞는 편안한 신발을 착용하여야 하며, 새 신발을 신을 때는 매일 조금씩 적응시킨 다음에 신어야 합니다.

(5) 상처가 난 부위에는 거즈나 일회용 밴드를 붙여 보호해 줍니다.

(6) 매일 미지근한 물에 비누로 깨끗이 씻어 줍니다.

(7) 발톱을 자를 때 상처가 나지 않도록 조심하고, 일직선으로 넉넉하게 잘라 줍니다.

2) 운동요법

운동 시에는 근육에 저장된 포도당이 먼저 사용된 다음 혈액내의 포도당이 이용된다. 운동 후의 혈당은 근육이 포도당을 다시 보충할 때까지 낮게 유지된다. 그러므로 규칙적인 운동은 인슐린 주사량을 감소시킨다. 또 신체적 운동은 비만으로 인한 인슐린 저항성을 개선시키는데 도움이 되기도 한다.

운동은 저밀도지단백(low density lipoprotein ; LDL)을 감소시키고 고밀도지단백(high density lipoprotein ; HDL)을 증가시키는데, 고밀도지단백은 혈청 콜레스테롤치를 저하시켜 관상동맥질환의 위험으로부터 보호해 주는 것으로 알려져 있다. 정기적인 운동은 혈압도 낮추어준다.

그러나 운동을 할 때에 인슐린의존형당뇨병 환자는 **특별한 주의**를 기울여야 한다. 왜냐하면 운동은 투여된 인슐린과 함께 혈당을 감소시켜 **저혈당**을 발생시키는 경향이 있기 때문이다. 혈당은 간과 근육의 글리코겐이 다시 대치될 때까지 운동후 24시간까지도 계속 감소한다. 운동전에 운동전 혈당에 맞춰 음식섭취를 증가할 필요가 있을 수도 있다.

3) 약물요법

(1) Insulin 제제

① Human(Regular) insulin(Novolet N)

소(bovine)나 돼지(pork)의 췌장에서 추출한 insulin을 사용하였으나 지금은 유전공학의 유전자 재조합방법으로 만든 인간의 insulin을 사용한다.

100단위(IU)/ml가 있으며 초기량은 1회 4~20단위를 식전 30분이내에 피하주사하고 유지량은 1일 4~100단위이다.

② Insulin aspart(Novorapid), Insulin lispro(Humalog), Insulin glulisine(Apodra)

초단시간형 insulin 유도체(analogue)로 100단위/ml을 사용하며 초기 1회 4~20단위를 식전 10~15분 이내에 피하주사하고 유지량은 4~100단위이다.

③ Isophane insulin(NPH insulin, Novolin N)

Insulin, protamine, Zn이 함유된 중성현탁액(Neutral Protamine Hagedorn ; NPH)으로 40, 100단위/ml가 있으며, 초기량은 1일 1회 4~20 단위를 아침식사전 30분이내에 피하주사하고 유지량은 1일 40~100단위이다.

④ Insulin glargine(Lantus), Insulin detemir(Levemirrflexpen)

유전자 재조합으로 만든 human insulin 유도체로 지속성제제로 1일 1회 어느때나 투여할 수 있으며 1일 용량은 환자에 따라 결정한다.

⑤ 혼합형 insulin (Novolet 10 : 90, 20 : 80, 30 : 70)

Human(regular) insulin과 NPH insulin을 혼합한 제제로 10:90, 20:80, 30:70 비율로 30:70이 많이 사용되며 1회 2~20 단위를 아침 식사전 30분이내에 하루 총용량(4~100단위)의 2/3를, 저녁 식사전에 1/3을 피하주사한다. 또는 아침 식사전에 혼합형을 하루 총용량의 2/3를, 저녁 식사전에 regular insulin 1/6를, 취침전에 NPH insulin 1/6를 주사한다.

Insulin 제제의 작용을 비교하면 다음과 같다.

작 용	제 제	발현시간	최고효과시간	지속시간
초단시간형 Ultra short-acting	Insulin aspart Insulin lispro Insulin glulisine	10~20분	30분~1시간	3~5시간
단시간형 Short-acting	Human(regular) insulin	30~60분	1~3시간	6~8시간
중 간 형 Intermediate-acting	Isophane(NPH) insulin	1~2시간	4~8시간	12~20시간
장시간형(지속형) Long-acting	Insulin glargine Insulin detemir Human insulin과 NPH 혼합형	2~4시간	8~14시간	18~36시간

(2) 경구용 항당뇨병약 (Oral antidiabetic drugs)

① Sulfonylurea 유도체

췌장의 β세포에서 insulin유리를 촉진시키고 간에서 glycogen의 분해를 억제하여 혈당을 낮춘다. 성인성당뇨병(제2형) 중 식이요법으로 조절되지 않은 당뇨병에 효과적이다.

부작용은 저혈당과 혼수가 노인환자에서 많이 유발되며 위장장해, 소양증 및 구토 등이 일어난다(그림 26-3).

용량과 용법은 다음과 같다.

약물명 (상품명)	용량 및 용법
Glibenclamide(Duglucon)	1일 1.25~20mg 식전 oral
Glipizide(Digrin)	1일 2.5~30mg 식전 oral
Gliclazide(Glazid)	1일 40~120mg씩 1~2회 oral
Glimepiride(Gladm)	1일 1~4mg씩 1회 아침식전 oral
Sulfonylurea 유사약	
nateglinide(Fastic)	1회 90mg 1일 3회 식전 oral
Repaglinide(Novonorm)	1일 0.5~4mg 1일 2~4회 식전 oral

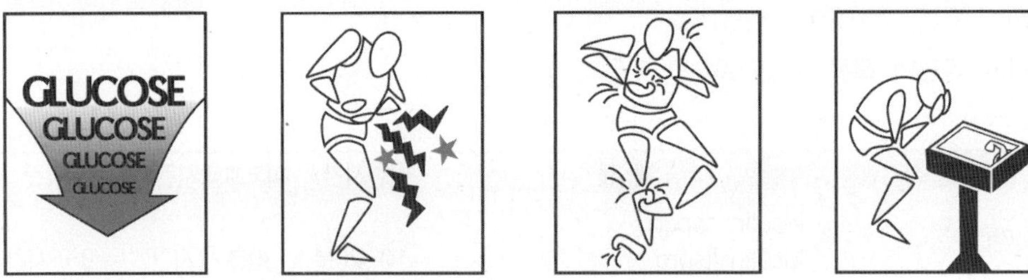

저혈당 위장장애 소양감 구토

| 그림 26-3 | 경구용항당뇨병약의 주 부작용

② Biquanide 유도체

ⓐ Metformin (Glu-A, Novamet)

이 약은 간에서 당생성을 억제하고 말초에서 glucose의 이용을 촉진한다. 효과는 sulfonylurea와 유사하며 insulin의 분비를 증가시키지는 않으며 부작용은 더 적다. 부작용은 위장장애가 대표적이며 1회 500mg을 1일 2회 식사와 함께 경구 투여한다.

③ α-Glucosidase 저해약

장내의 α-glucosidase의 작용을 경쟁적으로 억제하여 탄수화물의 소화를 지연하여 흡수를 억제한다.

ⓐ Acarbose (Glucobay)

식이요법, 운동요법, 경구용혈당강하제 및 insulin제제로 충분한 효과를 얻을 수 없는 경우 1회 50~100mg을 1일 3회 식전에 투여한다.

ⓑ Voglibose (Voglicose)

1회 0.2~0.3mg을 1일 3회 식전에 투여한다.

④ Thiazolidinediones

Insulin의 저항성을 개선시켜 골격근과 지방세포에서 insulin작용을 증가시키는 새로운 기전의 약물이다. insulin 분비세포를 보전시킴으로써 근본적인 치료를 가능하게 한다.

ⓐ Pioglitazone (Actos)

제2형 당뇨병의 단독 및 병용요법으로 식사와 관계없이 1일 1회 15mg을 경구투여한다.

ⓑ Rosiglitazone (Avandia)

제2형 당뇨병에 식사요법 및 운동요법 보조약으로 1일 4~8mg을 1일 1~2회 경구투여한다.

⑤ DPP-4 억제제 (Dipeptidyl peptidase-4 inhibitor)

Incretin은 식후 혈당을 조절하는 호르몬으로 GLP-1(glucagon-like peptide-1)과 GIP(glucose-dependent insulinotropic peptide)가 있다. DPP-4 효소는 incretin을 분해하는 효소로 이 효소를 선택적으로 억제함으로써 자가 혈당조절기능을 강화시켜 기존의 혈당강하제로 충분히 혈당조절을 할 수 없는 제2형 당뇨병치료약으로 저혈당과 체중증가의 부작용이 적다.

약물명 (상품명)	용량 및 용법
Linagliptin(Trajenta)	1회 2.5mg 1일 1회 식사와 관계없이 oral
Saxagliptin(Onglyza)	1회 2.5~5mg 1일 1회 식사와 관계없이 oral
Sitagliptin(Janumet)	1회 100mg 1일 1회 식사와 관계없이 oral
Vildagliptin(Galvus)	1회 50mg 1일 1~2회 식사와 관계없이 oral

(3) Insulin의 부작용

저혈당(hypoglycemia)으로 식사를 하지 않거나 심한 운동을 하였을 때 또는 과량 약물투여를 하였을 때 나타난다.

증상은 발한, 창백, 불안, 오심, 서맥, 의식상실이 오며 특히 야간의 저혈당에 조심한다.

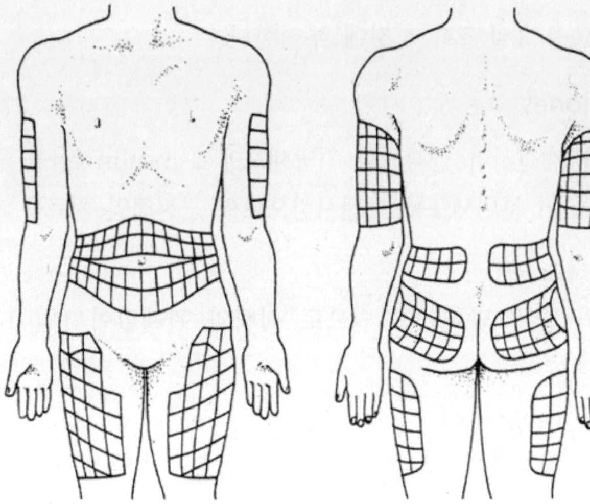

| 그림 26-4 | 인슐린의 주사부위

치료는 orange주스 같은 과일주스를 마시며 의식이 없으면 glucose을 정맥주사한다.

지방조직의 위축과 비후(lipodystrophy)가 일어나므로 계속적인 피하주사로 손상된 부위를 피하고 팔, 대퇴부, 배꼽 주위, 허리 등 1주씩 돌려가면서 주사한다. 그밖에 allergy, 혈관 신경성부종, 아나필락시스 등을 일으킨다(그림 26-4).

8. 당뇨병 환자의 교육

당뇨병은 치료하는 것이 아니라 단지 합병증을 조절하는 질병이므로 전문가로부터 다음 사항을 철저히 교육받아 정확한 지식을 가지고 스스로 당뇨병을 조절해야 한다.

(1) 식이요법과 운동요법

(2) 저혈당과 그 치료법

(3) 요당과 혈당을 측정하는 방법

(4) 환자 스스로 주사할 수 있도록 피하주사 방법

(5) 합병증과 그 치료법

78. 당뇨병 환자는 수술시에 위험한가요?

당뇨병 환자는 급성 질환이나 마취, 수술시에 당뇨병이 악화되어 고삼투압성고혈당, 쇽, 또는 저혈당에 빠질 수가 있습니다. 또한 당뇨병 환자는 일반인에 비해 병 자체로 인해서 수술 빈도가 높습니다. 약 반수의 당뇨병 환자가 일생 동안 적어도 1회의 수술을 필요로 하며, 특히 관상동맥질환, 말초혈관질환이 정상인보다 많아 마취 및 수술에 있어서 위험합니다. 하지만 최근에 와서 많은 연구를 통해 인슐린 투여와 혈당측정방법에 대해 상당한 발전이 있었으므로 수술 전, 수술 중, 수술 후의 정확하고 안전한 처치가 가능하게 되었습니다. 그럼으로 안심하고 수술을 받으셔도 됩니다.

79. 당뇨병이 있을 경우 외식할 때 주의할 점은?

생활이 바빠지고 외식 산업 또한 발전하여, 집 밖에서 식사를 하게되는 경우가 많아집니다. 당뇨병이 있다고 해서 외식을 안할 수도 없는 일이지요. 그렇지만 다음의 사항을 유의하면 외식시의 혈당조절에 도움이 될 것입니다.

(1) 가능한 아침 식사는 집에서 먹는 것이 좋으며, 가급적 외식의 횟수를 줄이도록 합니다. 매일 두 끼 이상을 외식하게 되면 식사조절이 어려워집니다.

(2) 본인의 처방칼로리를 3으로 나눈 양 이상이 되지 않도록 합니다. 원하는 음식의 칼로리가 너무 많다면 다른 음식을 선택하든지 음식을 남기든지 하면 됩니다.

(4) 다양한 식품군이 포함되어 있는 음식, 예를 들면 비빔밥 등을 선택하는 것이 좋습니다.

(5) 갈비, 삼겹살 등과 같이 동물성지방이 많은 음식은 가능하면 피하는 것이 좋습니다.

(6) 자극적인 음식, 짠음식, 지나치게 단음식은 피합니다.

(7) 본인에게 허용된 양 이내에서 먹도록 하며, 의지가 강하지 않다고 생각되면 뷔페와 같은 곳, 음식을 푸짐하게 주는 곳은 자주 가지 않는 것이 좋습니다.

(8) 술은 칼로리가 많을 뿐 아니라 음식을 많이 먹게 될 수 있으므로, 가급적이면 삼가는 것이 좋습니다.

80. 당뇨병 환자가 적극적으로 피해야 할 식품은?

(1) 과일, 호박, 연뿌리, 포도, 바나나, 건포도, 감

(2) 쌀, 빵, 국수, 냉면

(3) 고구마, 감자, 강낭콩, 토란

(4) 꿀, 사탕, 케이크, 과일통조림, 잼, 과자류

(5) 주스, 콜라, 사이다

제27장 동맥경화증
Arteriosclerosis

1) 죽상동맥경화증

죽상경화증은 주로 동맥의 가장 내층을 덮고 있는 내막(endothelium)에 지방, 칼슘 및 혈액 성분이 침착하고 내피세포의 증식이 일어난 결과, **죽종**(atheroma)이 형성되는 혈관질환을 말한다. 죽종 내부는 죽처럼 묽어지고 그 주변 부위는 단단한 섬유성막인 경화반으로 둘러싸이게 되는데, 경화반이 불안정하게 되면 파열되어 출혈이 일어나 **혈전**(thrombus; 피떡)이 생겨 혈관이 급격하게 좁아지거나 혈관이 아예 막히게 되어 혈액순환에 장애가 생긴다.

동맥경화증은 주로 세동맥의 중간층인 평활근에 퇴행성 변화가 일어나서 **섬유화**가 진행되고 혈관의 탄력성이 떨어지는 노화현상의 일종이다. 동맥경화증이 원인이 되는 질병은 뇌출혈과 뇌경색(뇌졸중), 고혈압 등의 뇌혈관질환과 협심증과 심근경색증의 심장질환으로 사망률이 높은 질환이다.

동맥경화증의 위험인자(risk factor)로서는 고혈압, 혈장지질이상, 당뇨, 비만, 흡연, 유전, 고요산혈증, stress, 운동부족 등이 동맥경화를 촉진시키는 인자들이다.

2) 고지혈증 (Hyperlipidemia)

혈장지질에는 triglyceride(중성지방), cholesterol, phospholipid, free fatty acid 등이 있다. 혈장 중의 이들 지질은 단백질과 결합하여 lipoprotein 형태로 운반된다.

Lipoprotein(지단백)의 형태는 그 밀도(Density)에 따라 다음과 같이 분류된다.

(1) Chylomicrons(유미지립)
(2) VLDL(very low density lipoprotein)
(3) IDL(intermediate density lipoprotein)
(4) LDL(low density lipoprotein, 저밀도지단백)
(5) HDL(high density lipoprotein, 고밀도지단백)

Lipoprotein	Triglyceride	Protein	Cholesterol	Phospholipid
Chylomicron	85~95	1~2	2~4	3~6
VLDL	50~65	6~10	16~22	15~20
LDL	4~8	18~22	45~50	18~24
HDL	2~7	45~55	15~20	26~32

상대적으로 chylomicron과 VLDL에는 triglyceride가 많고, LDL과 HDL에는 cholesterol과 phospholipid가 주된 지질이다. 혈장 cholesterol의 약 50%가 LDL로 이동하기 때문에 동맥경화의 가장 큰 위험인자이며, HDL은 약 15~20%의 cholesterol를 차지하고 있다. Lipoprotein(지단백)의 protein 부분을 apoprotein이라고 하며 chylomicron은 1%, VLDL은 약 10%, LDL은 약 20%, HDL에는 55%까지 차지한다.

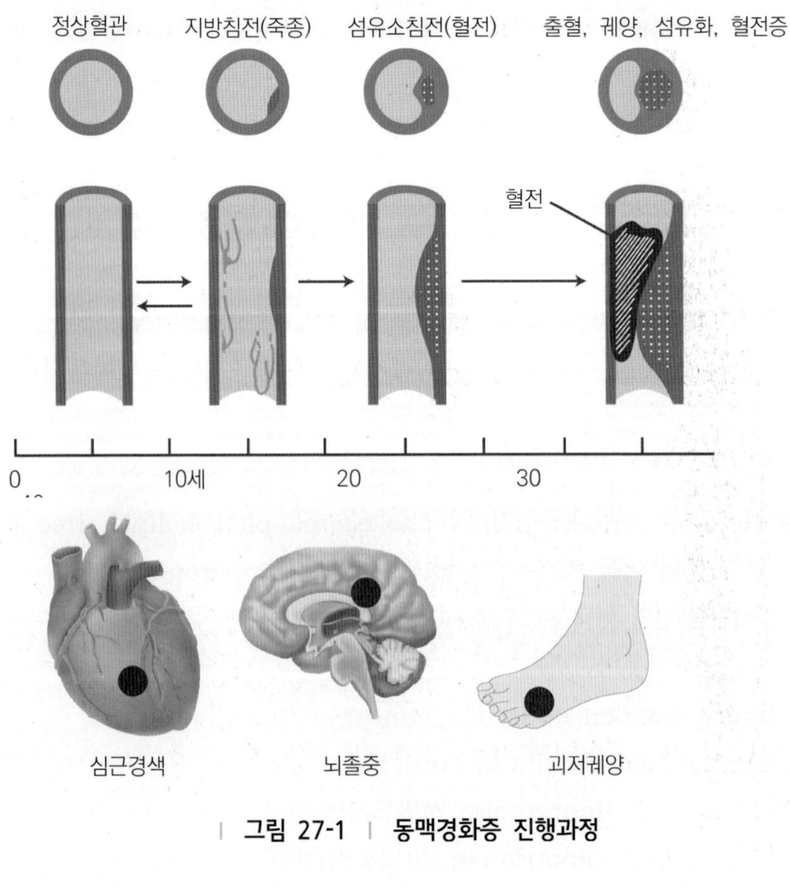

| 그림 27-1 | **동맥경화증 진행과정**

3) 고지혈증 분류

형	상승되는 lipoprotein	치 료
I	Chylomicron	식이요법
IIa	LDL	식이요법, statin, cholestyramione
IIb	LDL과 VLDL	식이요법, fibrate, stain, cholestyramine, nicotinic acid
III	IDL	식이요법, fibrate, nicotinic acid
IV	VLDL	식이요법, fibrate, nicotinic acid
V	VLDL과 Chylomicron	식이요법, fibrate, nicotinic acid

4) 동맥경화증 진단기준

지 방	정상수치	이상수치
Cholesterol	200mg/dl 미만	240mg/dl 이상
Triglyceride	150mg/dl 미만	200mg/dl 이상
LDL	130mg/dl 미만	160mg/dl 이상
HDL	60mg/dl 이상	40mg/dl 미만

1. 위험 요인

여러 가지 요인들이 죽상동맥경화증을 진전시키는데 관련된다. 이 요인에는 나이나 성별과 같은 변경이 불가능한 요인과 **식이, 고혈압, 비만, 흡연, 운동부족, 정서적 스트레스 및 호르몬**(특히 에스트로겐) 등과 같이 수정 가능한 요인이 있다.

1) 식 이

식이 중 지방은 포화지방과 불포화지방으로 분류되는데 **포화지방**에는 동물성기름(고기, 우유, 버터, 달걀 등)과 고형 식물성기름이 포함된다. 포화지방의 섭취는 혈청내 콜레스테롤과 triglyceride 및 LDL를 상승시키고 죽상경화성 심혈관질환으로 진전시키는 것과 관련되어 있다.

불포화지방(옥수수기름, 면실유, 해바라기씨기름 및 어류의 지방 등)은 혈청 콜레스테롤과 triglyceride치를 감소시킬 수 있다. 따라서 심혈관질환의 위험을 감소시키기 위해 식이에서 섭취하는 지방 총량을 줄이고 포화지방 대신 불포화지방으로 대치한다.

2) 고혈압

고혈압은 높은 압력을 받는 혈관에 죽상경화의 형성을 가속화시킨다. 고혈압 치료 약물의 사용은 뇌졸중의 발생을 감소시킨다. 당뇨 또한 크고 작은 혈관을 두껍게 하여 죽상경화의 진전을 가속화한다.

3) 흡 연

흡연은 죽상경화 형성을 진전시키는 가장 위험한 요인 중의 하나이다.

(1) 니코틴은 혈관을 수축하여 말초의 혈류를 감소시키고
(2) 교감신경계에 자극하여 심박동수와 혈압을 상승시킨다.
(3) 혈소판 응집을 증가시켜 혈전형성을 쉽게 한다.
(4) 혈색소에 일산화탄소가 결합하여 조직의 산소공급을 감소시킨다.

흡연의 양은 죽상경화증을 진전시키는데 직접적인 관련이 있으므로 이러한 위험을 감소시키기 위해 금연을 해야 한다.

2. 치 료

1) 식이요법

가장 좋은 치료는 식이요법이다. 약물요법은 식이요법에 실패한 경우에만 해야한다. 물론 약물요법을 쓰고 있을 때도 식이요법을 계속해야 한다. 미국심장학회가 권장하는 **Cholesterol 저하 단계별 식이요법**은 다음과 같다.

(1) 지방의 섭취를 총칼로리의 30% 까지 낮춘다.
(2) Cholesterol 섭취를 300mg/일까지 낮춘다.
(3) 포화지방의 섭취를 칼로리의 10% 이하로 낮춘다.

임상결과에 따르면 cholesterol 관련 관상동맥질환의 위험이 높기 때문에 주의를 할 필요가 있다.

2) 운 동

저밀도지단백(low density lipoprotein ; LDL)를 감소시키고 고밀도지단백(high density lipoprotein ; HDL)을 증가시키는데 고밀도지단백은 혈청 cholesterol치를 저하시켜 관상동맥질환의 위험으로부터 보호해주는 것으로 알려져 있다.

3) 약물 치료

(1) Fibrate 유도체

혈장중 lipoprotein lipase의 작용을 증가시켜 VLDL 및 LDL의 triglyceride의 대사를 촉진시키며 VLDL의 간에서 유리도 감소시킨다.

부작용은 오심, 구토, 설사, 두통, 근육통, 발진, 소양증 등 있다. 항혈액응고약과 병용투여시 효소억제작용으로 효과를 증가시키므로 출혈 등의 부작용을 관찰해야 한다. Alcohol, barbiturates와 병용시 심한 저혈압을 유발할 수 있다.

용량 및 용법은 다음과 같다.

약물명 (상품명)	용량 및 용법
Fenofibrate(Lipidil)	1회 160~200mg 1일 1회, 1회 100mg 1일 3회 식후 oral
Gemfibrozil(Lopid)	1회 600mg 1일 2회 식전 oral
Etofibrate(Lipomerz)	1회 500mg 1회 저녁식사후 oral
Ciptrofibrate(Lipranol)	1회 100mg 1일 1회 저녁식사후 oral
Bezafibrate(Bezalip)	1회 200mg 1일 3회 식후 oral

(2) HMG-CoA reductase 억제약 (Statin 유도체)

Cholesterol의 생합성 경로의 반응속도-조절효소인 HMG-CoA reductase의 상경적억제약으로 혈장 LDL과 cholesterol 농도를 저하시킨다.

부작용은 두통, 복부경련, 설사, 오심, 구토, 소화불량, 상기도감염 등이 나타날 수 있다.

약물명 (상품명)	용량 및 용법
Atorvastatin(Lipitor)	1일 1회 10mg 식사와 관계없이 oral
Fluvastatin(Lescol)	1일 1회 20~40mg 저녁식사후 oral
Lovastatin(Lovalord)	1일 1회 20~40mg 저녁식사시 oral
Pitavastatin(Livalo)	1일 1회 1~2mg 저녁식사후 oral
Pravastatin(Prastan)	1일 1회 10~40mg 저녁식사후 oral
Rosuvastatin(Crestor)	1일 1회 10mg 식사와 관계없이 oral
Simvastatin(Zocor)	1일 1회 20~40mg 저녁식사후 oral

(3) Cholestyramine resin (Questran)

작용기전은 4급 암모니움 음이온교환수지로 장관내에서 담즙산과 결합하여 불용성 화합물로 되어 대변으로 배설되므로 장관내 담즙산의 재흡수를 억제하여 혈장 LDL과 cholesterol 농도가 낮아진다. Ⅱ형과 담관폐쇄에 의한 소양증치료에 사용된다.

부작용은 변비, 치질, 오심, 부종, 천식, 두통 등이 있다.

용량은 1회 4g을 1일 3~4회 식사시 경구투여한다.

(4) Nicotinic acid (Niacin)

작용기전은 지방조직에서 지방산 유리를 억제하여 간에서 triglyceride의 합성을 감소시켜 혈중 VLDL과 LDL를 낮춘다. 1일 1~2g 대량 투여로 Ⅱ, Ⅲ, Ⅳ 및 Ⅴ형에 유효하며 조홍, 담마진, 위장장애, 간장애 등의 부작용이 있다.

(5) 오메가-3, 6, 9 지방산

불포화지방산으로 식물성기름에 많이 포함되어 있으며 cholesterol의 흡수방해와 간에서 triglyceride 합성을 억제하여 고지혈증에 사용한다.

① 오메가-3 지방산

필수지방산으로 DHA(docosahexaenoic acid), EPA(eicosapentaenoic acid), ALA(α-linolenic acid)등이 있으며 특히 등푸른 생선에 많이 들어있으며, 들기름, 아마유, 유채유, 호두유 등에 많이 함유되어 있다.

② 오메가-6 지방산

필수지방산으로 arachidonic acid, GLA(γ-linolenic acid), linoleic acid가 있으며 콩기름, 옥수수유, 낙화생유 등에 많이 함유하고있다.

③ 오메가-9 지방산

Oleic acid가 있으며, 올리브유와 땅콩유 등에 많이 함유하고 있다.

81. 식품 중 cholesterol 양

(1) 300mg/100g 이상 높은 식품
새우, 난황, 메추리알, 마요네즈, 오징어, 조개 등

(2) 150~300mg/100g
버터, 간, 뱀장어, 낙지, 명란 등

(3) 50~150mg/100g
쇠고기, 닭고기, 돼지고기, 햄, 소시지, 고등어, 꽁치, 게, 피조개, 대합 등

(4) 50mg/100g 이하인 식품
우유, 생크림, 참치, 어묵, 아이스크림 등

(5) Cholesterol이 거의 없는 식품
식빵, 국수, 밥, 참기름, 낙화생기름, 두부 등

82. 좋은 콜레스테롤, 나쁜 콜레스테롤?

장에서 콜레스테롤이 흡수되어 혈액과 함께 순환될 때 콜레스테롤은 그냥 콜레스테롤의 모습으로 있는 것이 아니라 지단백(Lipoprotein)의 형태로 혈액속에 있습니다. 지단백에는 LDL과 HDL이 있어서 LDL은 콜레스테롤을 세포(공장)로 운반하는 트럭이며, HDL은 세포(공장)에서 콜레스테롤을 쓰레기 소각장으로 운반해 나가는 역할을 합니다. 공장에서 재료의 재고가 많아지면 공장의 경영이 악화되는데 여기서 동맥경화를 공장의 경영 상태라고 상상해 보면 LDL은 재료를 공급하는 트럭의 대수이며 LDL이 많으면 불필요한 재료의 재고가 많아질 것입니다. HDL은 재고를 처리하는 트럭의 대수이며, HDL이 많으면 재고 처리가 신속히 이루어지고 공장의 경영이 호전될 것입니다. 공장을 동맥경화로 바꿔 생각할 때 LDL은 동맥경화를 일으키고 악화시키는 지단백이며 HDL은 동맥경화를 예방 혹은 호전시키는 지단백입니다. LDL도 HDL도 콜레스테롤을 운반하는 지단백이기 때문에 동맥경화를 생각할 때 LDL을 나쁜 콜레스테롤, HDL을 좋은 콜레스테롤이라고 볼 수 있습니다.

제28장 임질과 매독
Gonorrhea and Syphilis

1. 성병(Sexually transmitted disease ; STD)

과거에는 임질, 매독, 연성하감 및 서혜림프육아종 등 성기에 있는 성병(venereal disease ; VD)이라고 일컬었으나 현재에는 성접촉에 의해 옮길 수 있는 모든 질환을 통털어서 STD라고 한다(표 28-1).

최근에 가장 심각한 STD는 후천성면역결핍증(AIDS)이며 이들은 주로 성적인 접촉에 의해 요도, 질 점막을 통해 감염된다. 남성과 여성의 생식기의 구조는 그림 28-1, 28-2와 같다.

| 표 28-1 | 성병의 종류

병원체	성 병
세 균	매독, 임질, 연성하감
Chlamydia	서혜림프육아종, 비임균성요도염(NGU)
Virus	음부포진, 첨규콘디로마, AIDS(후천성면역결핍증)
Mycoplasma	비임균성요도염(NGU)
진 균	Candida질염
원 충	Trichomonas질염
기 생 충	옴, 사면발이

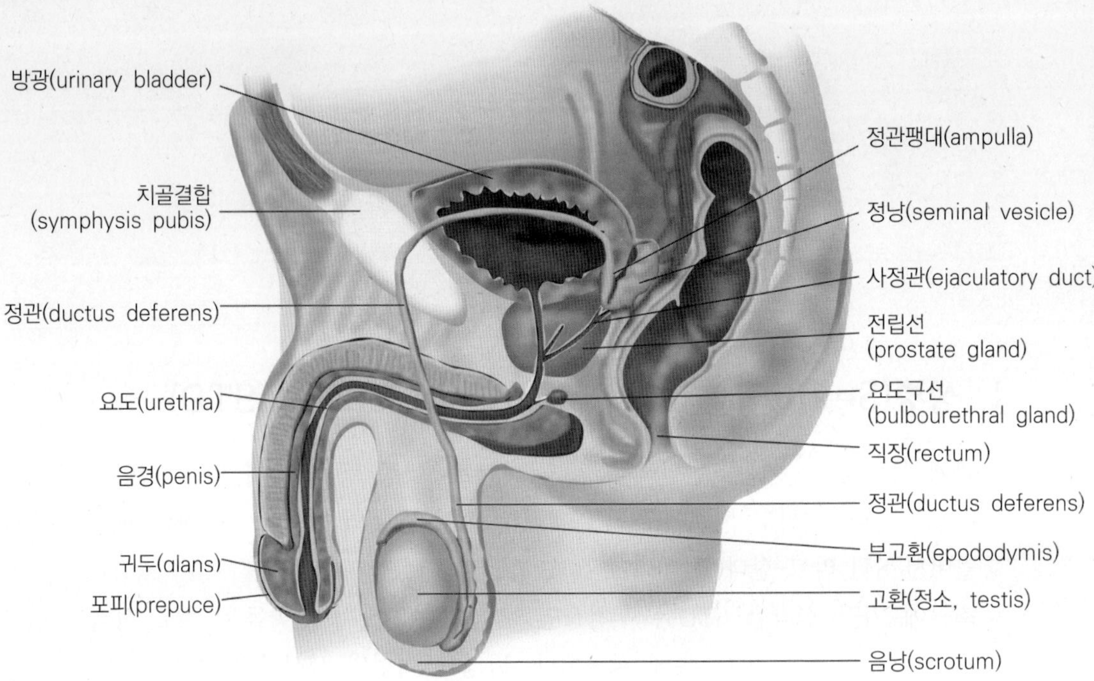

| 그림 28-1 | 남성생식기관

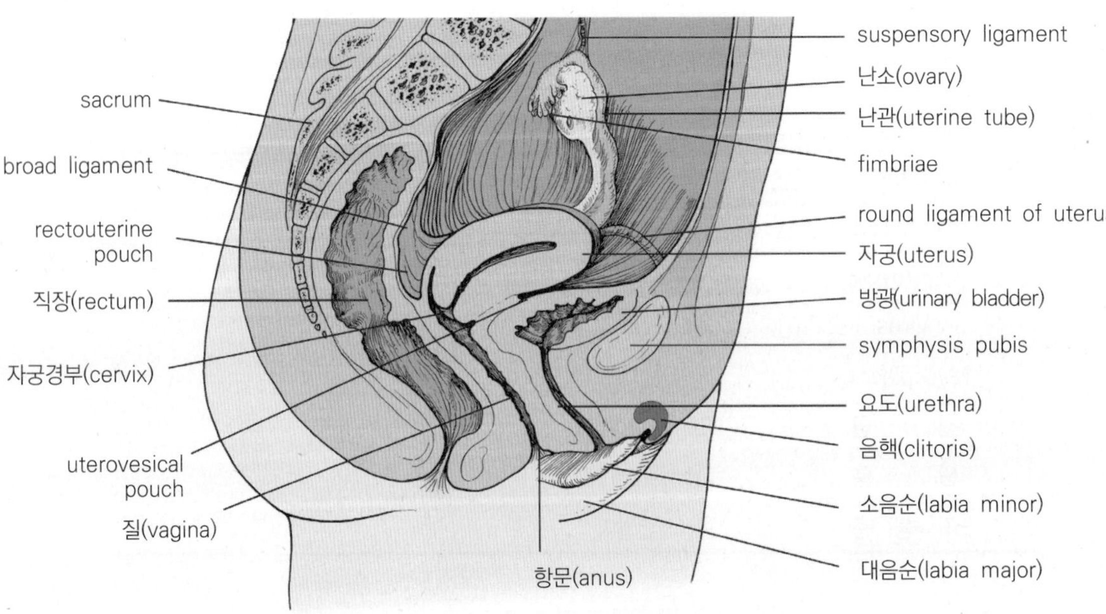

| 그림 28-2 | 여성생식기관

2. 임질(Gonorrhea)

1) 원 인

임질은 그람 음성균인 Neisseria gonorrhea 구균에 의해 발생되는 **임균성요도염**으로 임질에 감염된 사람과 성관계를 통해 감염이 된다. 이 균은 숙주를 떠나면 생존력이 약해지며 열이나 건조에 의해 쉽게 파괴된다.

그러나 드물게는 임질환자가 사용한 젖은 물수건에서 10~24시간 동안 또는 임질환자가 사용한 변기에서 18시간 정도까지 생존할 수 있다.

약과 건강상식

83. 포경수술은 언제 하는 것이 좋은가요?

포경이란 음경 끝을 덮고 있는 피부가 좁아서 귀두 뒤로 넘어가지 않는 상태를 말하며 유아가 성장하면서 자연적으로, 또는 약간의 수동 조작으로 포피가 넘어가게 됩니다. 너무 어렸을 때 부모가 강제로 포피를 귀두 뒤로 벗겼을 때나, 친구끼리 장난으로 포피를 귀두 뒤로 젖혔을 때 귀두가 빨갛게 붓고, 통증 및 고름이 나올 수 있는데 이때는 전문적인 항생요법 및 귀두 피부에 대한 환상 절제술이 필요합니다.

포경은 음경암 및 자궁암과 연관이 있으며 포경시 귀두염 및 악취와 조루증의 원인이 됩니다. 포피가 귀두 뒤로 자연스럽게 젖혀지나 너무 길어서 귀두 앞까지 덮을 때는 부분마취를 견딜 수 있는 초등학교 고학년 때 시행해 주는 것이 좋습니다.

84. 전립선 비대증이란?

전립선이 커져 방광 출구와 요도를 압박하여 소변보는데 어려움을 주는 병입니다. 원인으로는 남성호르몬과 밀접한 관계가 있다고 추측되고 있으나 아직 확실히 규명이 되지 않고 있으며 연령 증가, 인종과 환경, 식생활, 가족력 등이 영향을 줄 수 있다고 생각됩니다.

초기 증상으로는 평상시보다 소변이 자주 마려운 빈뇨 현상으로 특히, 밤에 수면 중에도 소변이 마려워 잠을 깨게 되며 더욱 진행하면 환자는 소변이 마려워 변기 앞에 서 있어도 소변이 금방 나오지 않고, 소변 줄기가 약하고 가늘게 나옵니다. 폐쇄가 더욱 진행되면 소변을 다 본 후에도 잔뇨(소변이 방광에 남아 있는 것)가 남게 되고 점차적으로 잔뇨량이 늘어 아랫배가 아프고 소변을 더욱 자주 보게 되며 심하면 전혀 소변을 보지 못하는 상태가 됩니다. 이 결과로 만성 신부전증을 초래하게 되며 정체된 소변은 전립선과 요도에 세균이 자라는데 좋은 조건을 제공하여 쉽게 염증, 결석 등 합병증을 유발시킬 수 있습니다. 치료는 수술과 finasteride(Propecia) 5mg을 경구투여합니다.

2) 증 상

증상은 급성 요도염으로 대개 임균 감염 2~7일 후 배뇨통을 동반한 배뇨곤란, 고름이 요도를 통해 배출되고 요도염 외에도 부고환염, 전립선염이 나타날 수도 있다.

여성은 감염 약 10일 후 고름 분비물 형태로 나타나게 되는데 증상이 약하거나 무증상인 경우도 있다. 심한 경우에는 요도염을 동반한 배뇨통이나 빈뇨, 긴박뇨 같은 증상을 보인다. 또한 자궁내막염, 난관염, 골반감염으로 진행할 수 있으며 불임이나 자궁외 임신을 초래할 수도 있다.

그밖에 인두염, 직장염이 발생할 수 있으며 신생아에서 임균성결막염이 발생하여 적절하게 치료하지 않으면 실명할 수 있다

3) 진단과 치료

임상 증상을 통해 임균 감염증의 가능성을 의심하고, 요도 또는 자궁의 분비물을 채취하여 그람염색 후 쌍구균을 관찰하고, 균배양을 시행하거나 검체에서 임균의 DNA를 검출하는 방법이 이용하기도 한다.

치료는 임균 치료에는 항생제 치료가 필요하다. Ceftriaxone 근육주사, cefixime 경구복용, quinolone계 항생제를 투여한다. Chlamydia나 mycoplasma에 의한 비임균성요도염(NGU)으로 의심되면 azithromycin이나 doxycycline을 투여한다.

예방을 위해서는 건전한 성생활과 콘돔을 사용하는 것이 좋다. 치료가 완료될 때까지 성행위를 금하고 파트너도 동시에 치료해야 한다. 고위험군에 속하는 환자의 경우 HIV 감염과 매독 등 다른 질환의 유무에 대해 확인하는 것이 필요하다.

3. 매독(Syphilis)

1) 원 인

매독의 원인균은 Treponema pallidum이라는 나선균으로 최근 들어 AIDS 공포로 발병률이 줄어드는 경향이다. 이 병원체는 주로 성교에 의해 피부나 점막으로 침입하며 태반을 통해 태아에게도 감염된다. 잠복기는 10~90일로 보통 21일 정도이며 따뜻하고 습한 환경에서 잘 증식한다.

2) 증 상

(1) 제1기 매독

매독의 초기에 **경성하감**(chancre)이 포피내면이나 성기에 발생한다. 통증이 없는 붉은 구진으로 시작하여 점차 균을 포함한 표재성 궤양으로 진행되며 2~8주가 지나면 국소적으로 림프절이 비대해지는 증상이 나타난다. 때로 하감은 직장, 구순, 혀, 인두 등에도 발생하며 직장, 혀, 음경 등의 암과 오진하는 경우도 있으므로 정확한 진단을 위한 검사가 필요하다. 초기 감염으로부터 약 3주 정도는 혈청검사 반응에서 음성을 나타내므로 이 시기에는 암시야검사에 의해 병원체를 확인할 수 있다.

(2) 제2기 매독

제2기는 최초의 감염 후 6~8주경에 작은 돌기의 붉은 반점인 **장미진**이 나타난다. 그밖의 전신증상으로 열, 통증, 인후통, 탈모, 림프결절의 비대증이 나타난다.

(3) 제3기 매독

제3기의 매독은 제2기 발진이 사라진 후 1년 또는 수년의 잠복기(**잠복매독**)를 지나 발현되거나 **합병증**으로 매독성 관절염, 고무종(gumma), 매독성 구루병, 매독성 대동맥중막염, **신경매독**(neurosyphilis) 등이 발생될 수 있다. 이 균은 혈류를 통해 신체의 모든 조직에 퍼지며 어떠한 기관도 매독에 걸릴 가능성이 있다. 가장 흔히 합병증을 유발하는 부위는 대동맥, 눈, 중추신경계 등이다.

매독을 치료하지 않는 경우 임신부는 보통 유산하게 되며 만약 태아가 낙태되지 않고 임신 말기까지 지속되면 사산되거나 **선천매독**을 갖고 태어난다.

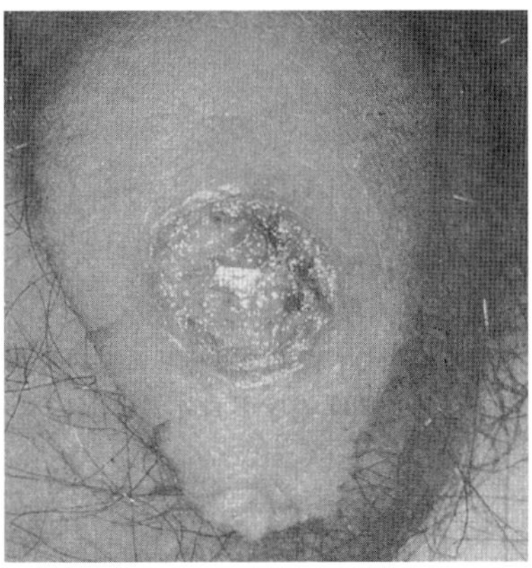

| 그림 28-3 | 제1기 매독의 경성하감

3) 진단과 치료

비매독균(비특이성) 검사인 VDRL(venereal disease research laboratory) 검사와 RPR(rapid plasma reagin) 검사들은 결과를 빨리 알 수 있는 장점이 있으나 여러 가지 바이러스감염증이나 임파종, 결핵, 결체조직질환, 임신 등의 경우에서 위양성(false positive) 결과가 나타날 수 있다. 따라서 VDRL 검사에 양성이 나오면 **특이성 검사**인 FTA-ABS(fluorescent treponemal antibody absorption) 검사나 TPHA (Treponema pallidum hemagglutination assay) 검사로 확인을 해야 한다. 이러한 검사들은 매독이 완전히 치료되어 추가적인 치료가 필요 없는 경우에도 계속 양성으로 남아 있을 수 있다.

치료는 1기, 2기, 초기 잠복매독의 경우 페니실린(penicillin G benzathine 240만 units) 근육주사를 한번 맞는 것으로 치료가 가능하다. 후기 잠복매독인 경우 중추신경계 침범이 없다면 일주일에 한번씩 페니실린을 주사하는 치료법을 3주 동안 시행한다. 뇌척수액 침범이 있는 신경매독의 경우에는 수용성 페니실린을 정맥으로 주사하는 치료법을 10~14일간 시행한다. 환자가 페니실린에 의한 과민 반응이 있는 경우에는 tetracycline나 erythromycin을 사용한다.

4. 성병의 예방

성병은 예방이 가장 중요하다.

(1) 문란하고 부도덕한 성행위를 삼가한다.
(2) 상대자를 찾아서 함께 치료한다.
(3) 성행위시 콘돔을 사용한다.
(4) 치료후 배양검사가 음성이 나올 때까지 성관계를 자제한다.
(5) 청소년에게 건전한 성교육과 성병에 관해 교육한다.

약과 건강상식

85. 불임증은 어떻게 정의 하나요?

불임이란 결혼 후 1년이 지나도 임신이 안 되거나, 피임 중단 후 1년 동안 임신이 안 되거나, 또는 반복적인 유산이 되는 것을 말합니다. 즉 결혼 1년 후 대략 85~90%가 임신을 하나 나머지 10~15%는 임신이 안 되므로 불임 치료를 받으면 이중 50~60%가 임신을 할 수 있습니다. 이런 불임의 원인은 난관 장애, 배란 장애, 자궁경부 장애, 자궁 장애, 복막 장애 및 남성 장애로 크게 나눌 수가 있는데 이들은 복합적으로 작용하는 경우가 많으며 특히 남성 결함이 절반 가까이 차지하기 때문에 남성 측의 검사가 꼭 필요합니다. 불임 검사는 진찰만으로는 원인을 알기가 어렵기 때문에 몇 가지 검사를 받아 보아야 합니다.

5. 발기부전 치료약

발기부전(Erectile dysfunction)은 성생활을 위한 발기를 유지하는 능력이 없는 경우이며, 정신적, 기능적 여러 원인이 있다. 1998년 비아그라가 처음으로 발기부전 치료약으로 소개되었다.

1) Sildenafil (Viagra, Nurigra)

작용기전은 성적자극 시 음경해면체에서 NO(nitric oxide)가 유리되어 guanylyl cyclase를 활성화시켜, GTP에서 cyclic GMP(cGMP)를 증가시키며, cGMP가 음경해면체내의 평활근을 이완시켜 혈류량이 증대되어 발기가 된다(그림 28-4). cGMP는 phosphodiesterase type 5(PDE5)에 의해 GMP로 분해되는데, sildenafil은 PDE5를 억제함으로써 cGMP를 증가시켜 발기력을 지속시킨다. 또한 폐동맥고혈압에서 폐혈관상(vascular bed)의 혈관확장을 유도하여 환자의 운동능력을 개선한다.

부작용은 두통, 홍조, 소화불량, 비충혈 및 혈압하강이 자주 발생하며 설사, 발진, 현기증, 시각이상 등이 나타날 수 있다.

금기환자는 NO 활성을 증가시키는 질산염제제(협심증치료제) 복용환자, 심혈관질환 및 중증간부전환자, 저혈압(90/50mmHg 미만) 및 고혈압(170/100mmHg 이상) 환자, 지난 6개월 이내 뇌졸중 및 심근경색증이 있었던 환자는 투여해서는 안된다.

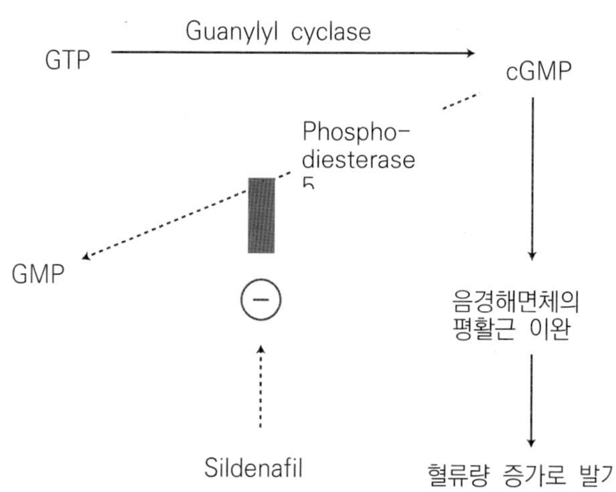

| 그림 28-4 | Viagra의 작용기전

용량은 성행위 약 30~60분 전에 25~50mg을 1일 1회 투여하며 4시간정도 효과가 지속된다. 폐동맥고혈압에 1회 20mg을 1일 3회 복용한다.

2) Tadalafil (Cialis)

Viagra와 동일한 작용기전인 발기부전의 치료약이다. 용량은 성행위 30분~12시간 전에 10~20mg을 투여하며, 효력이 투약 후에 24시간까지 지속될 수 있다.

3) Vardenafil (Levitra, Yaila)

Viagra와 동일한 작용기전으로 성행위 30~60분 전에 5~20mg을 투여한다.

4) 기타 발기부전 치료약

약물명 (상품명)	용량 및 용법
Avanafil(Zepeed)	성행위 30~60분 전에 1회 100~200mg oral
Mirodenafil(Mvix)	성행위 30~60분 전에 1회 50~100mg oral
Udenafil(Zydena)	성행위 30분~12시간 전에 1회 100~200mg oral

제29장 질 염
Vaginitis

1. 질염(Vaginitis)

여성의 가장 흔한 질환으로 감염과 재발이 반복하여 근절하기 어렵다. 여성의 정상 분비물에는 연쇄구균, 포도구균, Doderlein간균, 유디프테리아균 및 사상균 등의 상재균이 존재하면서 질내의 **산성유지**에 중요한 역할을 한다. 질상피세포 내의 glycogen이 분해되어 생성된 유산(lactic acid)이 질내의 산도를 pH 4.5~5을 유지한다.

질염의 가장 흔한 원인균은 **질트리코모나스**(Trichomonas vaginalis), **질칸디다**(Candida albicans), **세균성 질염**으로 임균, 연쇄상구균과 포도상구균, 호혈균, 유디프테리아균, 효모균 등 다양하다.

질염은 신체내 면역력이 저하됨으로써 일어나는데 특히 당뇨병 환자는 혈액과 소변내에 당이 많아져 각종 병원균의 침입과 성장을 증가시키는 소인이 되기도 한다. 드물게 자궁내 피임기구인 펫사리로 인해 질내의 상해와 감염을 초래하며 또 너무 뜨거운 질세척으로 인해 화학적 자극을 초래하기도 한다. 그밖에 자궁이나 자궁경부의 분비물에 의한 감염이 질염을 일으키기도 한다.

2. 트리코모나스 질염(Trichomonas vaginitis)

1) 원 인

원충류(protozoa)인 질트리코모나스(Trichonomas vaginalis)에 의해 일어나며 감염경로는 주로 성교에 의하며 또한 목욕탕, 수건, 기구들로부터 감염된다. 부인과 환자의 약 25%가 양성으로 나타났다고 보고되었다.

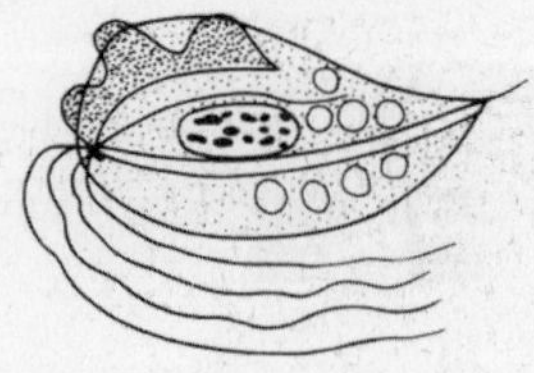

| 그림 29-1 | Trichomonas vaginalis

2) 증 상

트리코모나스 질염의 주요 증상은 **대하증**(leukorrhea)인데 거의 질에 닿기만해도 심한 통증과 타는 듯한 작열감, 소양증을 동반한다. 그리고 분비물은 우유빛 같은데 백색 또는 황색의 분비물이 배출되기도 한다. 환자를 질경으로 검사할 때 농(pus)이 고여 있는 것을 볼 수 있는데 이 농은 특징적으로 거품이 이는 모양을 하고 있다. 성교시 통증을 자주 호소하며 질은 빨갛게 되고 딸기모양(발적과 부종)을 나타내는 것이 특징이며 작은 점상출혈을 자궁경부에서 볼 수 있다.

3) 치 료

Metronidazole, ornidazole, tinidazole, nitronidazole의 경구투여와 질좌약에 효과적이다. 임신부와 수유부는 치료시 조심해야 하며 재발을 방지하기 위해 남성상대자에 대한 치료도 해야 한다.

3. 칸디다 질염(Candida vaginitis)

1) 원 인

곰팡이의 일종인 칸디다 알비칸스(Candida albicans)에 의해 일어나며 트리코모나스 질염과 같이 흔히 혼합감염을 일으킨다.

비임신부의 약 10%와 임신부중 약 30% 가량에서 질내의 칸디다가 발견되며 당뇨병 환자에서 가장 많이 볼 수 있으며 이것은 특히 포도당 환경에서 칸디다가 잘 성장하고 번식하는 것이 특징이다. 폐경기 이후의 여성에서 가장 많은 빈도를 나타내고 있다. 감염방법은 트리코모나스 질염과 비슷하다.

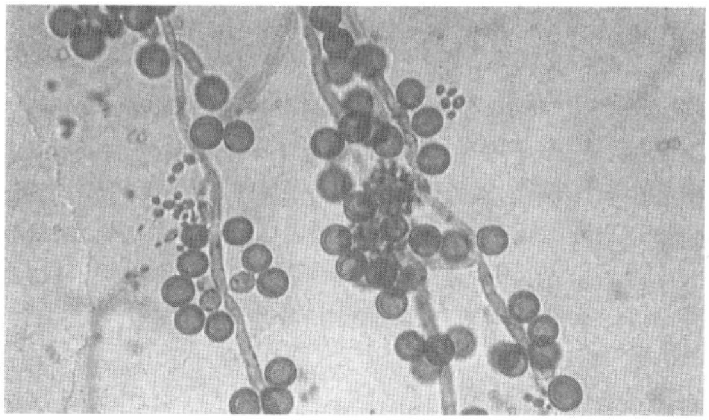

| 그림 29-2 | Candida albicans

2) 증 상

분비물은 엷고 붉은 화농성이며 질벽에는 치즈(우유 응고) 같은 하얀 반점을 볼 수 있다. 소양증이 심하며 국소적 자극으로 통증(성교통, 배뇨통)과 발적(작열감)이 현저하게 나타난다.

3) 치 료

포비돈(povidone iodine) 용액이 사용되며 질내에 삽입하는 nystatin(mycostain)과 clotrimazole 질좌약이 많이 사용되고 있으며 fluconazole을 경구투여한다.

약과 건강상식

86. 냉대하란?

여성에 있어 냉대하는 가장 흔한 증상으로 성인 여성의 1/3이상이 이러한 증상을 경험합니다. 정상상태에서 여성 생식기는 점막에서 자체의 분비물이 있으며, 이 분비물에 의해 적셔져 있지만, 일반적으로 정상상태에서는 생식기 밖으로는 흘러나오지는 않습니다. 그런데 이 분비물의 양이 많거나, 생식기 내부가 병적인 상황이 되면 밖으로 나오게 되는데 이것을 냉증, 대하증이라 합니다. 이 냉대하의 가장 흔한 원인은 질염입니다. 특히 성숙한 여성에게서 가장 흔한 질염 두 가지는 캔디다질염과 트리코모나스질염입니다.

제30장 두 통

Headache

1. 통증(Pain)의 정의

여러 가지 사회, 심리적 요인이 통증에 영향을 미치고 통증경험이 매우 주관적이며 또한 임상적 통증을 타당하게 측정하는 도구가 부족하기 때문에 통증을 한마디로 정의하기란 어려운 일이다.

통증에 대한 정의가 여러가지 있으나 흔히 인용되는 것은 다음과 같다.

(1) 통증이란 추상적이고 주관적인 개념으로 ① 개인적이고 사적인 통감 ② 현재 또는 임박한 조직손상을 알려주는 유해한 자극 ③ 인체가 손상 받지 않게 보호하려는 반응 형태를 포함한다.

(2) 통증이란 실제적 혹은 잠재적 조직손상에 동반되는 불유쾌한 감각 및 정서적 경험이다.

(3) 통증이란 겪는 사람이 통증이라고 말하는 바로 그것이며 그 사람이 통증이 있다고 말할 때마다 존재하는 것이다.

이처럼 통증은 전적으로 주관적인 개인 경험이므로 다른 사람의 통증을 완전히 이해할 수 있는 사람은 아무도 없다. 같은 통증자극이 주어지더라도 같은 정도의 통증을 느끼지 않으며 개인의 반응도 각기 다르다.

한국인이 일반적으로 말하는 통증어휘는 표 30-1과 같다.

2. 내인성 통증조절

내인성 통증조절이론은 뇌간 즉 중뇌, 연수, 척수에서의 통증억제체계로서 설명할 수 있다. 중뇌에는 통증을 억제시키는 enkephalin(내인성 morphine)이 존재하며 이것이 활성화되어 우리 몸안의 통증을 억제한다. 연수에서는 serotonin이 통증전달신경을 억제시키는 효과가 있다.

| 표 30-1 | 한국인의 통증어휘

구분	통 증 군	통 증 어 휘
감각 영역	1. 국소염증성 반복통증	가물가물 아프다. 지근덕거린다. 욱신욱신하다. 쿡쿡 쑤신다.
	2. 단순자극 통증	뜨끔거린다. 쏘듯이 아프다. 물어뜯듯이 아프다.
	3. 피부파괴성 통증	가시에 찔린 듯이 따끔하다. 구멍을 뚫듯이 아프다. 찢어발기듯이 아프다. 바늘로 찌르듯이 따끔하다.
	4. 절개통	칼날로 스치듯이 아프다. 칼로 베듯이 아프다. 도려내듯이 아프다. 난도질하듯이 아프다.
	5. 표피성 압통	누르듯이 아프다. 꼬집듯이 아프다. 꽉 무는 듯 아프다. 짓이기듯이 아프다. 으깨듯이 아프다. 꽉 쥐듯이 아프다.
	6. 견인성 압통	결린다. 당긴다. 끌어당기듯 아프다. 잡아떼듯 아프다. 끊어지듯 아프다. 따끈하다. 얼얼하다. 화끈거린다. 물이나 불에 데인 듯이 아프다.
	7. 열감통	불로 지지듯이 아프다.
	8. 말초신경통	근질근질하다. 서물서물하다. 저리다. 시큰거리다. 짜릿하다. 전기 오르듯이 아프다.
	9. 방사통	뻗친다. 사방으로 내뻗친다. 꿰뚫듯이 뻗친다.
	10. 화학적 통증	아리다. 쓰리다. 쓰라리다.
동기 유발 영역	11. 피로와 관련된 통증	노곤하게 피곤하다. 지질정도로 아프다. 기진맥진할 정도로 아프다.
	12. 소화와 관련된 통증	거북하다. 트릿하다. 보깨다. 욕지기나게 아프다.
	13. 공포와 관련된 통증	움찔하게 아프다. 섬뜩하게 아프다. 겁나게 아프다. 소름끼칠 정도로 아프다. 까무러칠 정도로 아프다.
	14. 잔인성과 관련된 통증	고약하게 아프다. 사정없이 아프다. 쩔쩔맬 정도로 아프다. 무지막지하게 아프다. 죽을 지경으로 아프다.
	15. 고통과 관련된 통증	귀찮을 정도로 아프다. 짜증스럽게 아프다. 괴로울 정도로 아프다. 참을 수 없이 아프다. 견딜 수 없이 아프다.
복합 영역	16. 둔통	띵하다. 묵적지근하다. 뻑적지근하다. 깨지듯이 아프다. 빠개지듯이 아프다.
	17. 체강성 압통	만지면 아프다. 팽팽하다. 꽉 죄듯이 아프다. 터질 듯이 아프다.
	18. 관의 통증	조인다. 빠지듯이 아프다. 뒤틀리듯이 아프다. 쥐어짜듯이 아프다.
	19. 심박과 관련된 통증	들먹거린다. 쑴벅쑴벅하다. 두드리듯이 아프다. 쾅쾅 치듯이 아프다. 망치로 치듯이 아프다.
	20. 냉감통	시리다. 선뜩하게 아프다. 오싹하게 아프다. 얼어붙듯이 아프다. 에어내듯이 아프다.

약과 건강상식

87. 허리가 아픈데 디스크인지 알려면?

척추와 척수사이에 완충작용을 해주는 연골조직이 있는데, 이것이 옆으로 삐져나와 척수신경을 압박하여 통증을 일으키는 것을 일반적으로 디스크라 합니다. 척추병변에 의해 통증을 유발하는 원인은 다양합니다. 일반적으로 요통의 방사선학적 진단은 가장 값싸고 많은 정보를 얻을 수 있는 단순방사선검사를 시행합니다. 흔히 말하는 척추디스크가 의심되면 단순방사선에서는 척추의 디스크가 나타나지 않으므로, 컴퓨터단층촬영(CT)이나 자기공명영상검사(MRI)를 시행합니다.

각각의 검사는 장단점이 있으나 사람의 몸에 고통을 주지 않고 병의 유무의 확인 뿐 만 아니라 정확한 진단을 할 수 있어 환자진료에 대단히 많이 이용되고 있습니다. 대부분의 검사는 이 두 검사로 진단이 이루어지나 그래도 수술의 여부 등의 결정이 어려울 때는 척추조영술을 시행하여 정보를 얻습니다. 척추조영술은 주사바늘로 척추강내 조영제를 주입하여 검사하므로 환자의 불편이 따를 수 있으므로 최근에는 진단율이 아주 높은 CT나 MRI로 진단을 하여 치료를 결정합니다.

내인성 morphine인 endorphin(뇌하수체에서 생성) 역시 통증자극을 받았을 때 활성화되어 통증전달을 억제하는 물질이다. 즉 내인성 통증조절체계는 enkephalin과 endorphin 같은 물질이 뇌와 척수에서 활성화되어 통증전달신경을 방해하여 통증을 억제하는 것이며 특히 생체가 통증자극을 받았을 때 이 내인성 통증조절체계가 활성화되는 것으로 알려져 있다.

3. 통증 전달신경

1) 통증자극에 반응하는 말초신경

(1) C-신경(fiber) : 화끈거리는(burning) 통증 신경로

(2) A-delta 신경 : sharp하고 찌르는 듯한(pricking) 통증 신경로

(3) A-beta 신경 : 가볍게 만지는 듯한 약한 통증 신경로

2) 통증유발 및 신경전달물질

(1) Bradykinin : 혈광확장과 평활근수축으로 염증과 통증에 관여

(2) Prostaglandin(PG) : 염증반응 시 bradykinin의 유리를 촉진

(3) Substance P : 말초신경 통증 전달물질

4. 통증의 종류

1) 기간에 따른 분류

(1) 급성 통증 : 지속기간이 6개월 미만

(2) 만성 통증 : 지속기간이 6개월 이상

2) 부위에 따른 분류

(1) 표재성 통증 : 유해자극이 있는 그 기점에 통증, 예리한 통증

(2) 심부성 통증 : 근육, 혈관, 신경, 관절에서 발생, 지속적이고 위치가 확산하며 오심, 발한, 혈압상승을 유발

(3) 내장성 통증 : 내장장기에서 발생, 통증부위가 넓고 지속적

(4) 방사 통증(연관통) : 통증원발 부위에서 떨어진 다른 부위에서 통증을 느낌

(5) 특수 통증 : 환산지통, 작열통, 대상포진후 통증 등

5. 두통(Headache)

1) 원 인

(1) 일반 두통(긴장성 두통)

긴장성두통으로 두통의 90%는 근육의 수축과 혈관의 변화에 기인하고 증상은 복합적으로 나타난다. 두통환자는 단기간의 급성 긴장성두통을 경험하는데 특히 이런 유형의 두통은 사춘기나 청년기 그리고 여성에게서 많이 발생된다. 긴장성두통은 지속된 목과 두피근육의 수축의 결과라고 생각되기도 한다.

(2) 편두통

여성이 남성보다 3배 이상 많으며 혈관확장과 과도한 혈소판 응집현상이 혈관운동의 변화를 초래하여 편두통을 일으킨다.

편두통을 악화시키는 요인으로 심리적 스트레스, 피로, 빛, 소음, 술, 과도한 카페인, 먹는 피임약, 음식물(치즈, 적포도주, 초콜렛 등) 등이 있으며 이런 요인이 편두통을 촉진시킨다.

(3) 복합 두통

30~50세 남성에게 주로 발생하며 복합적으로 일어난다.

2) 증 상

(1) 일반 두통

가장 일반적이며 근육수축보다는 오히려 감정적인 영향이 크다. 또한 안면과 뒷머리가 아프고 때로는 목과 어깨에도 영향이 있다. 통증은 일정치 않으며 죄는듯, 누르는듯, 머리에 띠를 두른 듯한 느낌이며 자주 부위가 바뀌고 재발이 높다. 일정기간이 없으며 감정적인 스트레스를 받았을 때는 더욱 심하다. 밤중에 자주 깨고 이른 새벽에 자주 수면장해를 받는다.

(2) 편두통

두통 증상은 관자놀이 동맥과 이마부분 정맥의 두드러진 맥동이 나타나고, 피부가 창백해지거나 붉어지며, 또 땀이 많이 나고 오심, 구토, 설사, 시각장애, 현운 등의 증세가 보인다. 처음에는 증상이 미약하다가 갈수록 심한 증세로 되며 사람을 무능력하게 하며 움직임, 소음, 빛은 고통을 가중시킨다. 하루 중 언제라도 가능하지만 주로 아침에 시작해서 수시간 또는 온종일 지속된다.

전구증상으로는 불빛이 번쩍거리고 신경질적이고 짜증을 내며 우울해지고 집중력 둔화 등의 성격 변화가 있다.

(3) 복합 두통

복합두통의 특징적인 증상은 20분~2시간가량 지속되는데 코막힘, 콧물, 안면이 달아오르고 땀이 나며, 과도한 타액이 분비되고 오심, 구토, 현운, 하수증 및 동공수축, 결막염이 나타난다. 편두통과는 달리 환자가 고통이 심하며 고통을 벗어나고자 뛰고 구르며 어떤 행동을 취하기도 한다. 또한 수면 중에도 발생하며 무호흡이 나타날 수도 있다.

약과 건강상식

88. 악성두통 감별 5가지?

(1) 시간이 경과하면서 심해지며 오심, 구토를 동반
(2) 돌발적으로 격심한 두통 발생, 의식변화 동반
(3) 두통이 심해 잠을 깨며 아침에 증상 완화
(4) 시야 결손 및 눈꺼풀이 내려앉는 증상 동반
(5) 한쪽마비, 언어장애, 간질을 동반

89. 통증클리닉이란?

그 동안 질병에 따른 부수적인 증상으로서만 인지되던 통증을 하나의 독립된 질환으로 인지하여, 각 증상에 따른 원인을 분석함으로써 통증을 제거하는 동시에 질병을 치유하는 것을 목적으로 합니다.

통증클리닉에서 주로 사용되는 신경차단법은 과다 자극되어 불필요한 통증을 유발하는 신경을 찾아내어 이부위에 직접 약물을 투여하는 것으로, 고전적인 약물치료가 많은 전신적인 부작용을 초래하는 데 반하여 전신적인 영향을 미치지 않는 상태에서 통증 유발신경 및 주위조직의 염증을 감소시키고 혈관을 확장시켜 혈액순환을 원활하게 함으로써 해로운 대사산물을 속히 제거합니다. 또한 통증으로 긴장된 근육을 이완시켜주며 교감신경의 평형을 유지시키므로 통증의 악순환을 막고 신체가 정상적인 상태로 돌아가도록 돕습니다.

3) 치 료

(1) 일반 두통

안정이 최우선이며 뒷목이나 어깨를 주물러 줘 근육의 긴장을 풀어주거나 따뜻한 목욕 등이 도움이 된다. 적당한 진통제와 신경안정제 또는 항우울약도 좋은 치료가 될 수 있다.

(2) 편두통

조용한 곳에서 머리를 높여주고 휴식을 취하는 것이 좋다. 초기에는 아스피린이나 아세트아미노펜으로 치료하며 급성편두통에는 ergotamine을 사용한다. 효과가 없을 때는 마약성진통약을 사용한다.

(3) 복합 두통

선택적 치료는 산소나 압축공기를 흡입하는 것이다. 장기간 지속되는 복합두통에는

ergotamine이 효과적이며 복합두통 예방으로 lithium carbonate가 일반적으로 사용된다.

6. 진통제

1) 마약성 진통약

(1) 아편(Opium) : Morphine과 codeine이 주 마약성분이다.
(2) Morphine : ① 진통작용 ② 호흡억제작용 ③ 구토작용 ④ 위장관운동 억제작용
(3) Pethidine(Demerol) : Meperidine이라고도 하며 합성마약으로 많이 사용한다.
(4) Codeine과 Dihydrocodeine : 진통작용은 morphine보다 약하고 진해작용이 강하다.
(5) Pentazocine(Talwin)
(6) Propoxyphene(Darvon)과 Dextropropoxyphene

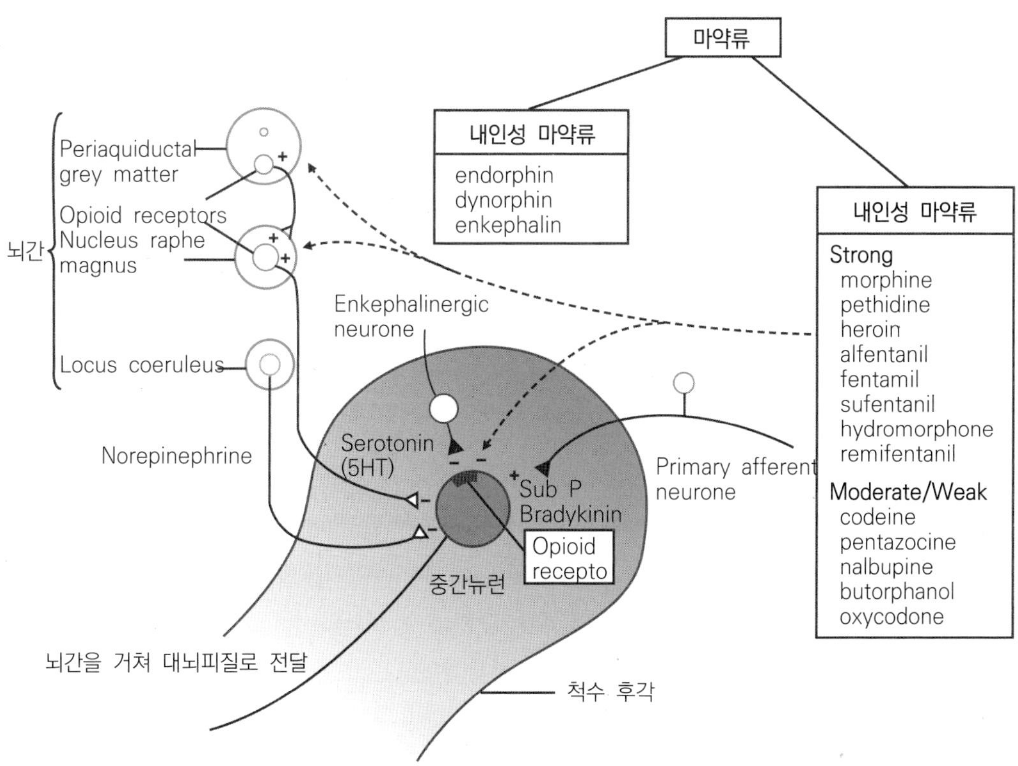

| 그림 30-1 | 마약성 진통약과 그 작용기전

2) 해열 진통제(비스테로이드성 항염제) (Nonsteroidal Antiinflammatory Drug ; NSAID)

① 진통 작용

진통작용은 중추 및 말초에 작용하여 항염작용과 관련된 prostaglandin 합성의 억제작용을 나타내어 통증의 전달물질인 bradykinin의 억제에 의해 통증이 경감된다.

② 해열 작용

염증 과정중 세균성 endotoxin에 의하여 발열성물질(interleukin 1)이 유리되면 체온조절중추인 시상하부에서 prostaglandin의 합성이 촉진되어 체온상승을 일으킨다. 해열작용은 발열성 prostaglandin의 합성을 억제하므로 나타난다.

③ 항염 작용

염증에 있어서 prostaglandin은 혈관확장과 혈관 투과성을 증가시킨다. 항염작용도 prostaglandin의 합성을 억제하므로 나타난다.

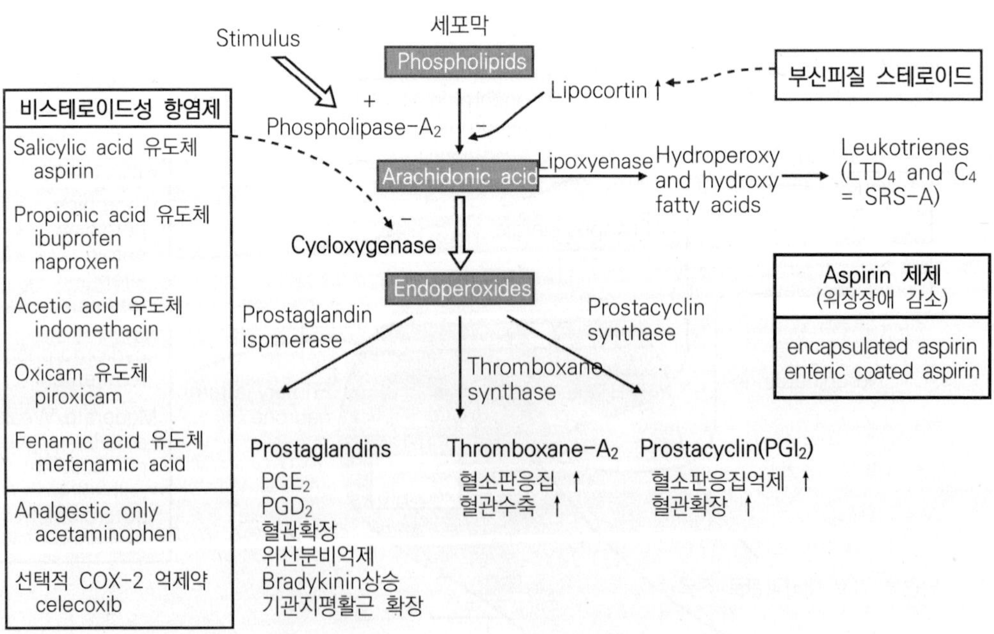

| 그림 30-2 | 비스테로이드성 항염제와 그 작용기전

④ **혈소판응집 억제작용**

인지질 유래 불포화지방산인 archidonic acid는 cyclooxygenase에 의해 thromboxane을 합성하여 강력한 혈소판 응집작용을 나타낸다. Aspirin은 이 thromboxan 합성을 억제하여 혈소판응집 억제작용을 나타내어 혈전증(thrombosis) 치료약물로 사용된다.

(1) Salicylic acid 유도체

① Acetylsalicylic acid (ASA, Aspirin)

Prostaglandin 합성억제로 해열, 진통, 항염작용을 나타낸다. 감기로 인한 발열 및 두통, 치통, 신경통, 요통, 근육통, 월경통, 통풍, 인후통, 좌골신경통, 류마티스관절염, 류마티스열에 사용된다.

부작용은 위장장애, 오심, 위장관출혈, 위궤양, 이명, 저프로트롬빈혈증, 혈관성부종을 일으킨다. 15세 미만의 소아에서 influenza virus 등 바이러스성 발열시에 의한 독감시 aspirin 투여로 구토, 설사, 복통, 의식불명의 증상을 나타내는 Reye증후군을 일으킬 수 있다.

용량은 해열진통에 1회 0.5~1g을 1일 2~3회, 류마티스질환에 1회 1~3g을 1일 4~6회 경구투여한다. 혈소판응집 억제작용으로 심근경색을 예방하기 위해 75~325mg을 1일 1회 경구투여한다.

제제로는 위장장애를 억제하기 위해 Encapsulated Aspirin(제피세립정), Enteric coated Aspirin(장용정)이 있으며, Aspirin lysin, Aspirin aluminium이 있다.

② Sodium salicylate (Salsobrocal)

해열, 진통작용과 aspirin보다 항염, 항류마티스, 뇨산배설작용이 강하다. 1회 325~650mg을 필요시 6시간 간격으로 투여한다.

③ Methyl salicylate (Neopas)

파스, 로션, 크림 등으로 주로 피부에 적용한다.

(2) Propionic acid 유도체

부작용이 적어 관절염 치료에 제1차 선택약으로 널리 사용되며 plaster(파스)와 gel(연고) 형태로도 사용된다.

① Ibuprofen (Brufen, Ibufen)

항류마티스작용과 진통작용으로 류마티스관절염과 골관절염, 감기로 인한 발열 및 통증, 요통, 월경통, 수술후 통증, 강직성척수염, 두통, 치통, 신경통, 급성통증 등의 치료에 사용된다. 부작용은 aspirin과 유사하며 1회 200~600mg을 1일 3~4회 경구투여한다.

② Naproxen (Naxen)

류마티스골관절염, 류마티스관절염, 수술후 통증에 1회 250~500mg을 1일 2회 경구투여한다.

③ 기타 제제

약물명 (상품명)	용량 및 용법
Ketoprofen (Topren)	1회 50~75mg 1일 3회 oral, IM
Flurbiprofen (Strepsils)	1회 40~80mg 1일 3회 oral, plaster
Fenoprofen (Fenopron)	1회 200mg 1일 3회 oral
Tiaprofenic acid (Surgam)	1회 300mg 1일 2회 oral
Pranoprofen (Ponfen)	1회 3mg/kg 1일 2회 oral
Dexibuprofen (Expen)	1회 300mg 1일 3~4회 oral
Loxoprofen (Lenox)	1회 60mg 1일 3회 oral
Zaltoprofen (Soleton)	1회 80mg 1일 3회 oral

(3) Acetic acid 유도체

① Indomethacin (Indometa)

해열, 진통작용도 가지고 있어 류마티스관절염, 강직성척추염, 급성통풍성관절염에 주로 사용하지만 부작용때문에 주로 연고에 피부에 적용한다.

부작용은 오심, 구토, 식욕부진, 상복부 통증, 궤양, 출혈 및 천공을 수반하며 눈에 대한 효과로 각막의 침전과 망막장애, 혈액장애로 재생불량성빈혈, 용혈성빈혈, 무과립세포증, 백혈병, 급성호흡억제, 천식, 피부발진, 간독성과 황달, 청력소실, 탈모, 정신장애, 말초신경염 등 부작용이 많다.

용량은 1회 25mg을 1일 2~3회 경구투여하고 1주일 간격으로 25mg씩 증가한다.

② Sulindac (Imbaron)

Indomethacin과 구조가 유사하며 비슷한 항염작용을 가지고 있으나 위장장애는 적다. 골관절염, 류마티스관절염, 강직성척추염에 1회 100~200mg씩 1일 2회 식사와 함께한다.

③ Aceclofenac (Aclofen), Diclofenac (Depain)

류마티스관절염, 강직성척수염, 급성통풍, 요통, 치통, 염증성 통증에 1회 100mg을 1일 1~2회 투여한다.

(4) Oxicam 유도체

① Piroxicam (Rogam)

다른 비스테로이드성항염약과 화학적으로 다른 항염, 진통제이다. 류마티스관절염, 골관절염, 급성통풍, 급성 근골격질환에 사용된다. 1회 10~20mg을 1일 1~2회 경구투여하며 gel형태로 피부에 적용한다.

② Tenoxicam (Tenocam)

류마티스관절염, 퇴행성관절염, 강직성척수염, 급성통풍, 요통에 1일 1회 20mg 경구투여한다.

③ Meloxicam (Melocam)

골관절염 급성악화시, 류마티스관절염에 1회 7.5~15mg을 1일 1회 사용한다.

(5) Aniline 유도체

① Acetaminophen (Gevorin, Suspen, Tylenol)

Aspirin과 유사한 해열, 진통작용을 가지고 있으나 항염, 항류마티스작용, 요산배설작용은 없다. 최근 연구에서 COX-3를 억제한다고 보고되었다. 감기로 인한 발열 및 통증, 두통, 신경통, 근육통, 월경통, 치통, 관절통에 널리 사용된다.

부작용은 methemoglobin혈증, 용혈성빈혈, 백혈구 및 호중성구감소증, 피부발진, 황달 등을 나타낸다.

용량은 1회 300~1000mg을 1일 3회 경구투여하며 소아에게 1일 3~4회 125~250mg씩 항문 좌약으로 사용한다.

(6) Fenamic acid 유도체

① Mefenamic acid (Pontal, Ponstel)

Aspirin과 유사한 해열, 진통, 항염작용을 가지고 있으며 두통, 치통, 요통, 관절염, 분만 및 수술후 통증 등에 사용한다. 오심, 구토, 특히 설사가 심하며 신경과민, 현기증, 혈액장애, 발진, 불면증 등의 부작용이 나타나며 초회량 500mg, 6시간 간격으로 250mg을 경구투여한다.

② Flufenamic acid (Feroxal)

류마티스관절염, 골관절염 및 일반적인 진통약으로 1회 100~200mg을 1일 3회 경구투여한다.

(7) 선택적 COX-2 억제약

대부분 비스테로이드성항염제는 COX-1과 COX-2를 다 억제하는 비선택적 약물인데 이 약물은 COX-2에 선택적인 억제약이다.

① Celecoxib (Celebrex)

골관절염, 류마티스관절염, 급성통증 및 원발성 월경곤란증에 1회 100~400mg을 1일 1~2회 식사와 함께 투여한다.

부작용으로 두통, 말초부종, 불면증, 소화불량, 설사, 복통, 인두염 등이 있다.

제31장 빈 혈

Anemia

1. 빈혈의 정의

빈혈이란 적혈구(erythrocyte)의 수가 감소되거나 혈색소(hemoglobin)의 농도가 정상(약 16g/100ml) 이하로 낮아져서 산소운반능력이 감소된 상태를 말한다. WHO에서 정한 빈혈의 기준은 남자 13g/100ml 이하, 여자 12g/100ml 이하이다.

2. 빈혈의 분류

빈혈의 종류에는 100여종이나 있으나 보통 ① 적혈구 생성감소 ② 적혈구 파괴증가 ③ 출혈에 의한 빈혈로 대별된다.

1) 철결핍성 빈혈(Iron deficiency anemia)

철결핍성 빈혈은 hemoglobin 합성에 필요한 철이 부족하기 때문에 적혈구 생성이 감소되어 나타나며 빈혈중에서 가장 흔하다.

원인은 식이중에 철결핍, 위절제술 및 만성 설사에 의한 흡수감소, 임신 및 미숙아의 요구량 증가, 출혈 및 월경에 의한 과잉상실 등에 의해 철이 부족된다.

증상은 피부가 창백하고 피로감, 빈맥, 호흡곤란, 현기증, 탈모, 손톱(숟가락형 손톱), 발톱의 이상이 나타난다.

2) 악성 빈혈(Pericious anemia)

외인성인자(extrinsic factor)인 vitamin B_{12} 결핍, 특히 위점막에서의 **내인성인자**(intrinsic factor, glycoprotein, Castle's factor)가 부족하여 vitamin B_{12}가 흡수되지 않으므로 오는 질환을 말하며, 이 vitamin의 부족으로 DNA 합성장애로 인해 적혈구의 성숙이 장애를 받아 **거대적아구성 빈혈**(megaloblastic anemia)이라고도 한다.

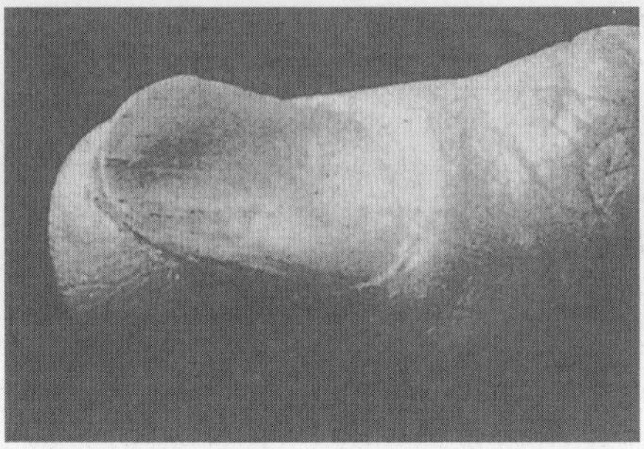

| 그림 31-1 | 숟가락형 손톱

내인성인자의 결핍은 위의 수축이나 유전장애 때문에 나타나며 증상은 전형적인 빈혈증상과 전신쇠약, 설통, 사지마비 등이 나타난다.

3) 재생불량성 빈혈(Aplastic anemia)

선천적이나 약물, 방사선, 감염 등 virus 감염에 의한 **골수형성부전증**으로 적혈구 감소에 의한 빈혈, 백혈구 감소에 의한 감염, 혈소판 감소에 의한 출혈 등의 증상을 나타낸다. 특별한 약물치료는 없으며 원인제거, 출혈예방, 수혈, 골수이식이 치료의 방법이다.

4) 용혈성 빈혈(Hemolytic anemia)

적혈구 파괴가 이상적으로 증가되는 빈혈로 **유전성 용혈성빈혈**은 유전적 장애로 적혈구막, 효소 및 hemoglobin의 결핍으로 발생하며 **후천성 용혈성빈혈**은 대부분 원발성으로 원인불명이며 자가면역, 악성종양, 요독증과 관련이 있다.

3. 철제제 (Iron preparations)

1) 철의 흡수와 대사

철은 적혈구생성, 조직호흡 및 효소활동의 조효소를 포함해서 인체의 생리적과정에 필수물질로 인체내 철분포와 그 기능은 다음과 같다.

분포 형태	부 위	양	기 능
Hemoglobin	적혈구	2~2.5g	혈액에서 산소 운반
Myoglobin Cytochrome	근육 미토콘드리아	140mg	근육에서 산소운반 전자전달계
Transferrin	혈액	3mg	수송
Ferritin Hemosiderin	골수, 간, 비장 조직	1g(남성) 100~400mg(여성)	철저장

식이철과 경구로 투여된 철분제제는 위에서 위산에 의해 **Fe^{++}(제1철, ferrous)**로 환원되어 십이지장에서 흡수된다. 또한 소장의 점막세포내에서 apoferritin과 결합하여 ferritin으로 된 다음 이곳에 머무른다. 흡수된 철은 **Fe^{+++}(제2철, ferric)** 형태로 변환되고 transferrin(β-globulin과 결합한 철)은 hemoglobin 합성을 위해 골수로 수송되거나 간이나 비장에서 ferritin이나 hemosiderin 형태로 저장이 된다. 골수에서 조혈은 신장에서 분비된 조혈자극인자(erythropoietin)의 자극에 의해 조혈된 후 120일 후에 파괴된다. 평균 철손실량은 1일 0.5~1mg이다. 정상인에서 식이성철은 1일 10~15mg이며 이중 약 0.6~1mg만 흡수된다. 월경중에는 1일 1~2mg, 임신중에는 3~4mg까지 흡수되며, 소아와 청소년기에는 성장이 빠르므로 철요구량이 증가한다.

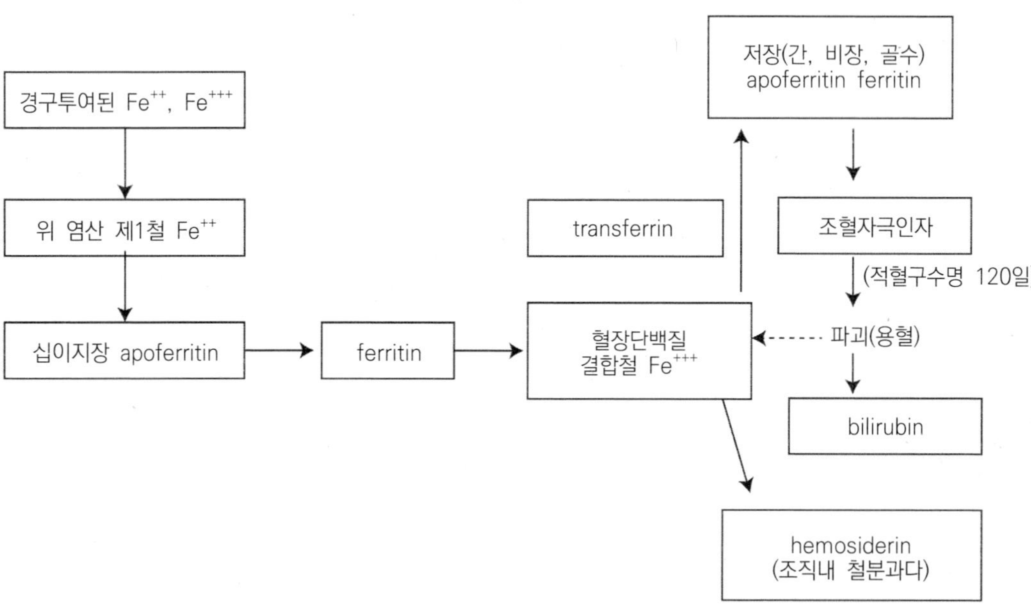

| 그림 31-2 | 철대사

2) 철제제

(1) 경구용제제

Fe^{++}(제1철)	Fe^{+++}(제2철)	Ferritin과 Hemosiderin
Ferrous fumarate Ferrous gluconate Ferrous glycine sulfate Ferrous aminoacetosulphate	Sodium ferric gluconate Ferric hydroxide polymaltose	Ferritin Iron fumarate Iron acetyltransferrin hydroglycerin

(2) 비경구용제제

경구투여로 효과가 없을 때만 사용한다. 주사시 피부착색과 혈압강하, 혈관마비, 오심, 두통, 과민증 등의 부작용을 일으킨다. Ferric hydroxide sucrose complex와 Ferric hydroxide carboxymaltose complex 등이 있다.

3) 부작용과 철중독

부작용은 오심, 구토, 복통, 설사 등의 위장관장애를 일으킨다. 급성철중독증은 어린이들에게 많이 일어나며 복통, 구토, 출혈성설사, 신혈증, 혼수, 사망을 일으킨다.

철중독 치료는 Deferoxamine mesylate을 1g을 근육 또는 정맥주사하고 4시간 간격으로 0.5g을 2회 추가투여한다.

4. Vitamin B_{12} (Hydroxocobalamin, Cyanocobalamin)

악성빈혈 외인성인자로 부족시 적혈구 DNA합성 장애로 빈혈을 일으킨다. B_{12}은 methylmalonyl CoA를 succinyl CoA로 전환시키는 효소인 methylmalonyl CoA mutase의 보효소로도 작용하는데, 비타민 B_{12} 부족시 methylmalonyl CoA가 축적되어 비정상적인 지방산을 합성한다. 이 지방산은 중추신경의 뉴런막과 결합하여 회복할 수 없는 중추신경계의 신경손상을 일으킨다.

부작용은 홍조, 두통, 발열, 호흡곤란, 설사, 소양증, 울혈성심부전, 아나필락시스 shock 등을 일으킨다.

용량은 cyanocobalamine은 1회 0.1mg을 2일 간격으로 7회 투여하고 2후 2~3주간 3~4일 간격으로 근육주사한다. Hydroxocobalamin은 1회 5mg을 1일 1회 근육 또는 정맥주사한다.

5. 엽 산 (Folic acid)

Folic acid는 생체내 활성형인 folinic acid(tetrahydrofolate)로 변화되어 적혈구 DNA합성에 중요한 역할을 한다. 엽산결핍성 거대적아구성빈혈 치료에 사용되며, vitamin B_{12} 결핍성 악성빈혈에 엽산만을 투여하면 vitamin B_{12}의 소비가 증가하여 회복할 수 없는 신경손상을 일으킬 수 있다.

부작용은 allergy반응과 고용량에서 위장장애를 일으킨다. 1일 0.25~1mg을 경구투여한다.

6. 조혈제 (Hematopoietic drugs)

1) Erythropoietin (Espogen)

신장에서 분비되는 조혈자극인자(erythropoietic stimulating factor, ESF)로 일종의 당단백질이다. 재조합(recombinant) human erythropoietin이 판매되고 있으며 특히 신부전 및 만성림프구성백혈병, 고형암, 다발성골수종 환자에서 나타나는 빈혈치료에 효과적이다. 초회량은 1회 50~100U/kg을 1주에 3회 1~2분간에 걸쳐 정맥주사하며 필요시 4주간격으로 25U/kg씩 증량한다.

2) Darbepoetin-α (Nest prefilled syringe)

신장에서 생성되어 골수에서 적혈구분화의 초기 성장인자로 작용하는 DNA재조합 단백질로서 만성신부전환자와 암화학요법을 받고 있는 환자의 빈혈치료에 사용한다. 만성신부전환자는 0.45μg/kg을 암환자는 2.25μg/kg을 주 1회 피하주사한다.

3) Filgrastim과 Lenograstim (Recombinant human G-CSF)

G-CSF(Granulocyte-colony stimulating factor)는 성숙 혈구세포의 콜로니를 형성하는 조혈모세포를 자극하여, 선택적으로 호중구를 증식과 성숙시키는 조혈자극인자이다.

임상응용은 재생불량성빈혈의 호중구감소증, 골수이식 후 호중구수 증가촉진, 고형암 및 혈액종양에 대해 암화학요법을 받는 환자의 호중구감소증, 골수이형성증후군의 호중구감소증, 선천성 및 특발성 호중구감소증, HIV감염증 치료에 따른 호중구감소증 등에 사용한다.

용량 및 용법은 filgrastim은 골수이식 후 $300\mu g/m^2$를 1일 1회 점적 정맥주사, 암화학요법제 투여후 $50\mu g/m^2$를 1일 1회 피하주사 또는 출혈의 경향이 있다고 판단되는 경우 $100\mu g/m^2$ 을 1일 1회 점적 정맥주사, 재생불량성빈혈에 따른 호중구감소증에 $400\mu g/m^2$ 을 1일 1회 점적 정맥주사한다.

Lenograstim은 암화학요법을 받고 있는 환자의 호중구감소증에 $2\mu/kg$을 1일 1회 피하주사하거나 $5\mu g/kg$을 1일 1회 정맥주사한다.

약과 건강상식

90. 빈혈의 식사요법은 어떻게 해야 하나요?

빈혈의 예방과 치료를 위해서는 음식물을 골고루 먹는 습관이 필요합니다. 빈혈의 기본적인 식사원칙은 다음과 같습니다.

(1) 규칙적으로 세끼 식사를 합니다. 끼니를 거르면 필요한 영양소를 골고루 먹을 수 없습니다.

(2) 질이 좋은 단백질을 섭취합니다. 고기류, 생선류, 콩류, 달걀 등에는 질이 좋은 단백질이 함유되어 있으므로, 매끼 이러한 식품을 사용하는 것이 좋습니다.

(3) 철분을 충분히 섭취합니다. 간, 콩팥, 살코기, 해산물, 계란 노른자, 대두, 완두콩, 건포도, 굴, 멸치, 현미, 녹색 채소류에 많이 함유되어 있으며, 식물성 식품 중에 함유된 철분보다는 동물성 식품 중에 함유된 철분이 잘 흡수됩니다.

(4) 신선한 채소와 과일을 먹습니다.

(5) 철분흡수를 저해하는 요인은 피하도록 합니다. 식사후 1시간내에 커피, 엽차, 홍차, 녹차를 마시거나 담배를 피우는 일은 피하고, 시금치, 파슬리, 아스파라거스, 무화과 매실, 초콜렛, 코코아, 가지 등은 많이 먹지 않도록 합니다.

(6) 빈혈을 가진 사람은 철 보충제의 복용시 철이 장운동을 억제하여 변비가 생기기 쉬우므로 섬유소를 많이 함유한 야채나 해조류를 충분히 섭취합니다.

제32장 여성호르몬과 피임약

1. 뇌하수체전엽 호르몬

뇌하수체(potuitary gland)는 발생학적으로 전엽(선하수체, adenohypophysis)과 후엽(신경하수체, neurohypophysis)로 크게 분류된다.

뇌하수체 전엽에서 분비되는 호르몬은 성장호르몬(GH, growth hormone), 갑상샘자극호르몬(TSH, thyroid stimulating hormone), 부신피질자극호르몬(ACTH, adrenocorticotropic hormone), 난포자극호르몬(FSH, follicle stimulating hormone), 황체형성호르몬(LH, luteinzing hormone), 프로락틴(prolactin), 멜라닌세포 자극호르몬(MSH, melanocyte stimulating hormone) 등이 있다.

시상하부에서는 이들 호르몬의 분비를 조절하기 위해 **방출(유리)인자**(releasing factor or hormone)인 GRH(GH releasing hormone), TRH(TSH releasing hormone), CRH(corticotropin releasing hormone), FRH(FSH releasing hormone), LRH(LH releasing hormone), PRH(prolactin releasing hormone)와 **억제인자**(inhibiting factor or hormone)인 GIH(GH inhibiting hormone), GnIH(gonadotropin inhibiting hormone), PIH(prolactin inhibiting hormone) 등을 분비한다. Gonadotropin(FSH, LH) 방출인자를 GnRH(gonadotropin releasing hormone)이라고도 한다.

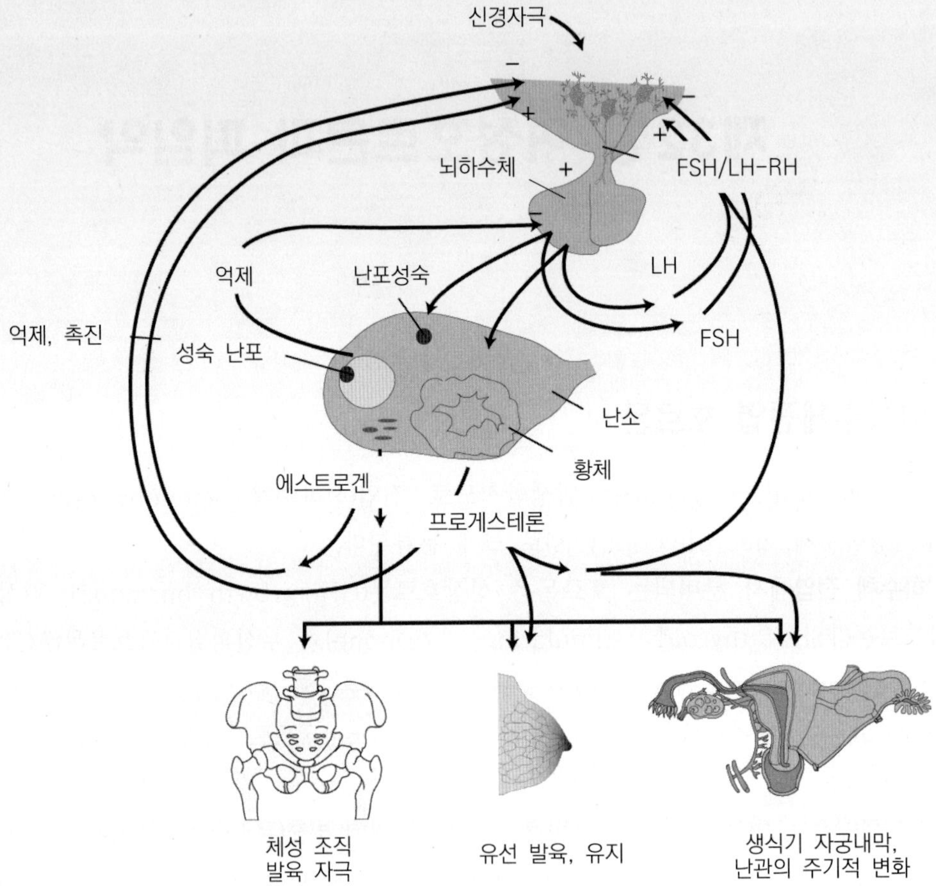

| 그림 32-1 | 여성호르몬과 성선자극호르몬

1) 성선자극호르몬 (Gonadotropin)과 여성호르몬

Gonadotropin은 시상하부의 GnRH의 자극에 의해 뇌하수체전엽에서 분비되는 FSH와 LH로 이 호르몬에 의해 난소에서 성호르몬이 분비된다.

난소(ovary)의 표면에는 약 30~40만개의 원시난포(primary follicles)가 있는데 사춘기가 되면 뇌하수체전엽에 있는 FSH의 자극을 받아 제1차 난모세포로 분열 증식한 후 다시 제2차 난모세포로 감수분열이 일어난다. 즉 매달, 월경 몇일전에 FSH는 난포(follicle)의 성장을 촉진시켜 난포호르몬인 estrogen을 분비시킨다. 남성의 경우 정소(testis)를 자극하여 정자의 성숙을 촉진시킨다. 이 estrogen은 난포를 완전 성숙시켜

14일째 LH에 의해 배란이 일어나고 황체를 형성하며 그 황체를 자극하여 황체호르몬인 progesterone을 분비시킨다. 남성에서는 LH가 정소의 간질세포를 자극하여 남성호르몬(androgen)인 testosterone의 분비를 촉진시켜 간질세포자극호르몬(ICSH)이라고도 한다. 만일 난자가 수정이 이루어지지 않으면 황체는 퇴화하여 백체가 되어 소실된다. 이 gonadotropin과 성호르몬인 estrogen과 progesterone의 작용으로 여성의 월경주기가 만들어진다.

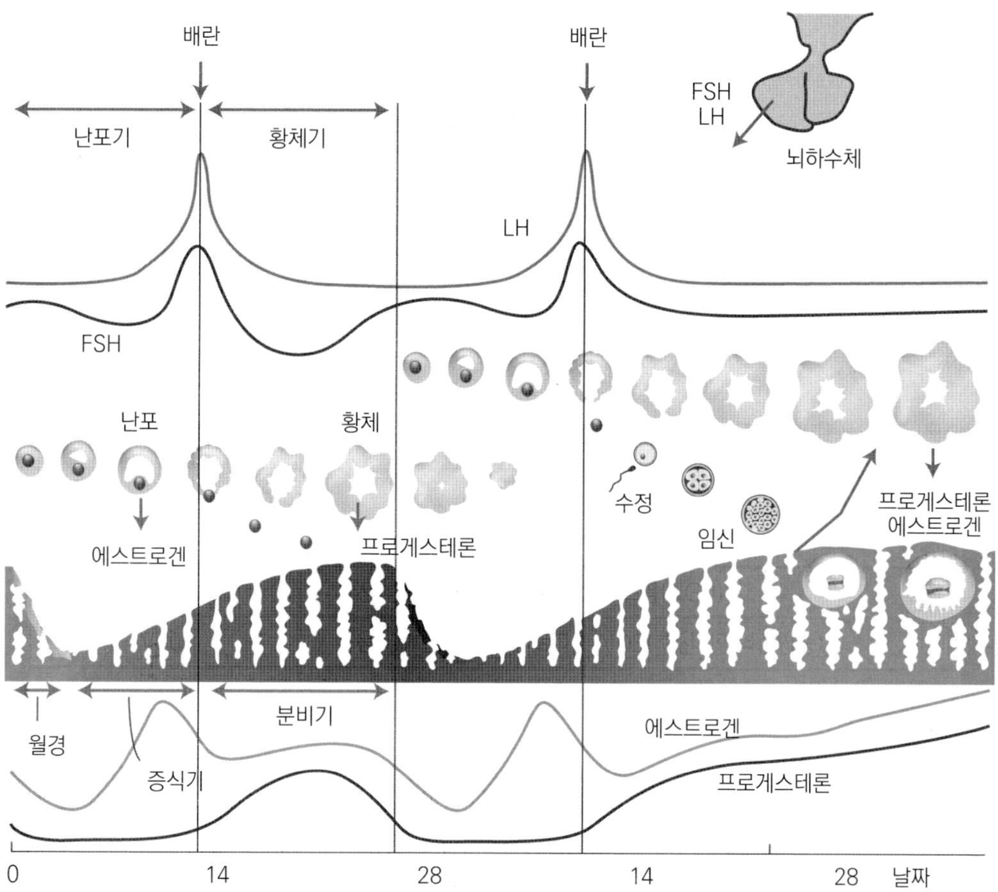

| 그림 32-2 | 월경주기 및 여성 호르몬농도 변화

2. 피임약

1) 경구용 피임약(Oral contraceptives, pills)

Estrogen과 progesterone이 경구용피임약으로 사용된다. 음성 되먹이기(Feedback) 기전에 의해 뇌하수체 gonadotropin의 억제로 배란억제를 일으킨다. 이외에도 자궁경부의 점막변화, 자궁내막의 변화, 난관의 분비 등을 일으켜 수정을 불가능하게 한다.

부작용은 유방비대, 유선통, 두통, 시각장애, 불면증, 체중증가, 우울증, 오심, 구토, 혈압상승 등을 나타내므로 되도록 저용량제제를 사용하는 것이 좋다.

투여방법은 월경시작 1일째 혹은 5일째부터 1정씩 21~22일간 계속 복용하고 6~7일간 휴약한다. 투약중지 3~4일 후에 월경이 나타난다.

제제는 estrogen과 progesterone 복합제로 사용한다.

① Ethinylestradiol 0.03mg + Levonorgestrel 0.15mg(Minivolar, Sexcon)

② Ethinylestradiol 0.03mg + Gestodene 0.075mg(Myvolar)

③ Ethinylestradiol 0.02mg + Desogestrel 0.15mg(Mercilon)

④ Ethinylestradiol 0.03mg + Drospirenone 3mg(Yasmin)

약과 건강상식

91. 경구피임약의 복용을 잊어버렸을 경우?

만약 약을 복용해야 할 시각을 12시간 이상 넘긴 것이 아니라면 지금 당장 약을 먹고 다음 약을 먹어야 할 시각부터 정상적으로 약을 복용하면 됩니다. 만약 약을 먹어야 할 시각을 12시간 이상 넘겼다면 아래와 같이 하면 됩니다.

(1) 지금 당장 약을 먹고 다음 약을 원래의 정해진 시각에 맞춰 복용하면서 앞으로 7일간은 다른 피임방법을 병행하도록 하십시오(콘돔 등).

(2) 빠뜨린 날 이후로 약이 일곱 알 이상 남아 있다면 그것들을 모두 복용한 후 평소와 같이 일주일간 약을 쉰 후에 다음 팩을 복용하면 됩니다.

(3) 그러나 여섯 알 이하로 남았을 경우에는 지금 복용중인 팩을 모두 복용한 후 휴식기간 없이 바로 다음 팩의 복용에 들어가도록 하십시오.

2) 질좌약

사전피임제(precoital contraceptives)로 살정제인 **Nonoxynol(Nowon 질좌약)**를 성교 10~30분전에 질 깊숙이 좌약 1개를 삽입한다. 성교후 질세척은 최소 2시간이상 경과후에 한다.

3) 사후 피임약(Postcoital contraceptives ; 응급피임약)

Levonorgestrel (Norlevo, Levonia) 무방비한 성교 또는 피임방법으로 실패한 경우, 성교후 72시간 이내에 1.5mg을 복용한다.

4) Patch(붙이는 피임약)

Ethinylestradiol 0.02mg과 **levonorgestrel** 0.1mg 복합제(Alesse)로 4주를 1주기로 처음 3주동안 같은 요일에 1주 1회 부착한 후 4주째는 휴약한다.

5) 이식형 피임약

Etonogestrel (Implanon) 68mg으로 피하(팔상박 안쪽)에 삽입하여 3년간 피임효과가 지속된다. 삽입 후 3년이 경과하기 전에 제거한다.

3. 피임 방법

1) 콘돔(Condom)

가장 널리 사용되는 피임법의 하나이며 손쉽게 구할 수 있고 의사와 상의할 필요도 없다. 성교 직전 발기된 음경에 뒤집어 씌우는 고무제품으로 사정된 정액이 질내에 들어가는 것을 막는다. 피임효과는 90~95%이며 피임 뿐 아니라 성병예방 효과도 있다. **여성용 콘돔(페미돔)**은 여성의 자궁내에 삽입하는 콘돔이다.

2) 자궁내 삽입장치

자궁내 삽입장치는 플라스틱, 구리, 스테인레스 또는 강철제로 된 여러 가지 모양이 있다. 이것을 자궁내에 삽입하며 97~99%의 피임효과를 거둘 수 있다.

월경주기에 변동을 초래하는 일이 없고 후일 임신을 원할 경우 이를 제거하면 된다. 이때에는 배란은 정상적으로 되지만 수정란의 자궁내 착상을 방해할 뿐 아니라 난관 안에서 난자가 사멸하고 정자의 운동을 방해하여 피임효과가 있다.

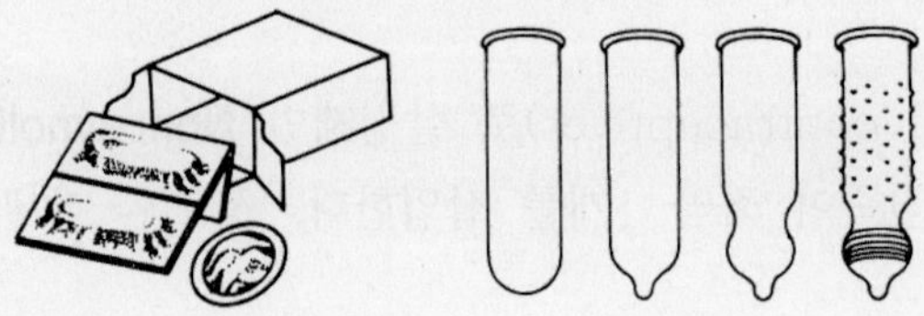

| 그림 32-3 | 콘돔의 종류

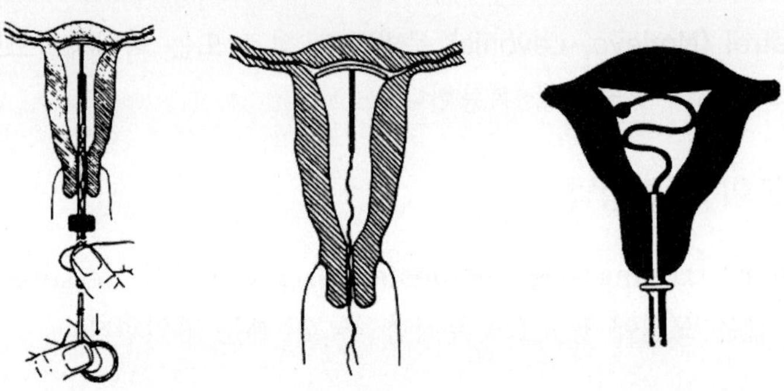

T형 구리삽입과정 T형 삽입후 루프삽입과정

| 그림 32-4 | 자궁내 삽입장치

3) 불임술

남자 또는 여자에게 시행하는 불임술은 영구적인 방법이며, 남자의 경우 **정관절제술**(vasectomy)로써 정자의 통로를 차단하는 것이다. 이 수술은 국소마취하에서 20분이면 할 수 있고, 수술 후에도 정자는 생성되지만 통로가 막혀 배출되지 못하므로 그대로 파괴되어 다시 흡수된다. 정관절제술을 하더라도 성생활에서 아무런 지장이 없다. 여자에 있어서는 **난관결찰술**(tubal ligation)을 시행한다. 즉 개복수술을 시행하여 난관을 실로 잡아매고 절단하는 방법이다. 흔히 분만직후에 시행하는 경우가 많다. 최근에는 복강경법(laparoscopy)이 개발되어 개복하지 않고 간단하게 난자의 통로를 막을 수 있다.

4) 성교중단(질외사정)

이것은 사정 직전에 음경을 질에서 빼어 질외에 사정하는 방법으로 일찍부터 사용되어 왔으나 남성에게 성적 욕구불만을 초래할 뿐 아니라 오르가즘에 도달하기 전에 분비되는 윤활분비액 속에도 상당수의 정자가 들어 있으므로 피임효과가 낮다.

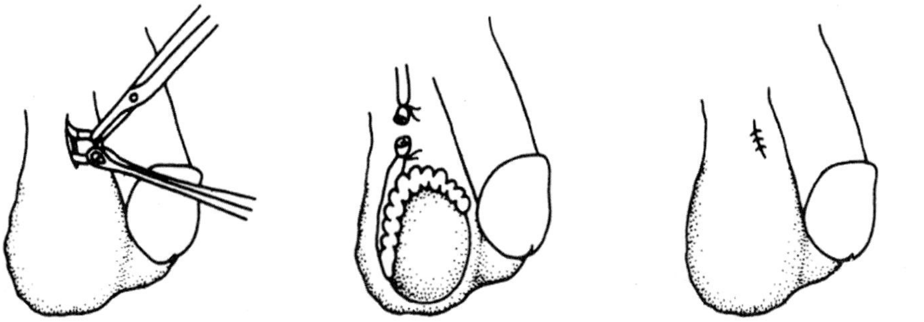

국소마취 후 음낭 양쪽
절개 후 정관을 끄집어 낸다.

결찰하고 절단한다.

절개부위를 봉합한다.

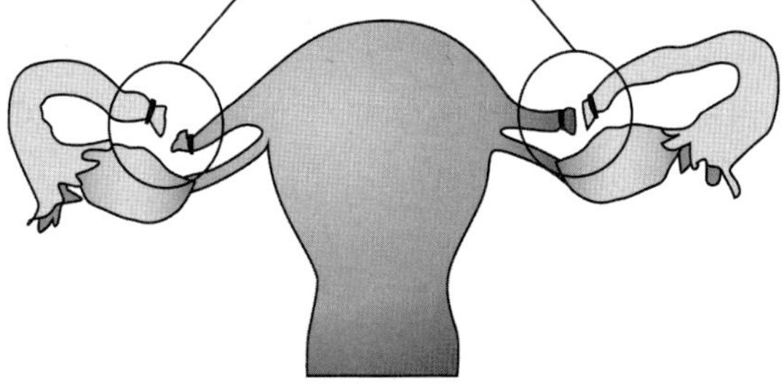

| 그림 32-5 | 정관절제술과 난관결찰술

약과 건강상식

92. 생리전증후군이란 무엇입니까?

생리전증후군이란 매달 생리를 시작하기 1주~열흘 전부터 유방통, 우울증, 피로, 짜증, 불안감, 복부팽만감, 식욕변화, 변비, 설사, 부종 등 심신의 불편한 증상이 주기적으로 일어나는 것으로 일단 생리가 시작되면서 없어지지만 이 증상을 심하면 일상생활에 지장을 겪기도 합니다. 생리전 증후군에 대한 정확한 원인은 아직 밝혀지지 않고 있으며 몸안에서 일어나는 호르몬 변화에 대해 생리주기일 때 유난히 예민한 반응을 보이는 것이 아닐까 짐작하는 정도입니다.

생리전증후군이 있는 여성은 규칙적인 운동의 생활화, 음식은 적게 자주 먹도록 하며 과식은 금물입니다. 카페인, 알콜, 흡연은 증상을 악화시키므로 금해야 하며 짜거나 훈제한 음식도 가급적 피하는 것이 좋으며 스트레스는 증상을 악화시키는 주요인이므로 심호흡, 산책, 마사지, 더운물 목욕 등으로 긴장을 덜어주면 한결 증상이 가벼워집니다.

5) 월경주기법

이 방법은 원리는 정자의 생존기간은 2~3일이고, 난자의 생존기간은 24시간이므로 난관 속에 난자가 있는 기간 즉 배란기를 추정하여 배란 전 4일과 배란후 3일간은 성교를 하지 않는 것이다. 배란기는 월경 시작일에서 역으로 2주전이다.

월경주기는 사람에 따라 불규칙하기도 하고 또한 질병, 정서적 충격, 그 밖의 여러 가지 원인으로 변화하기 쉬우므로 배란기를 정확하게 아는 것이 중요하다.

6) 임신중절

효과적인 피임법이 있음에도 불구하고 뜻하지 않게 임신하는 경우가 있다. 또한 임신한 후에 유전적 결함 또는 질병 때문에 아기에 결함이 있음을 알게 되는 수도 있다.

이러한 **치료적 목적의 인공유산**은 새 생명을 희생시키는 것이기 때문에 마음의 가책을 받게 된다. 그러나 인공유산의 목적은 어머니의 생명을 구하거나 결함이 있는 아이를 낳는 것을 막는데 있다는 것을 잊어서는 안된다.

약과 건강상식

93. 불임의 원인은 무엇입니까?

일반적으로 부부가 1년 이상 피임을 하지 않은 상태에서 정상적인 부부관계 후에도 임신이 되지 않는 경우를 불임이라고 정의합니다. 통계적으로 임신을 원하는 부부 중 첫달째에 임신이 되는 경우는 25%, 6개월 내에는 63%, 9개월 내에는 80%, 그리고 1년 이내에는 85% 정도가 임신이 됩니다. 따라서 약 15% 정도가 1년내에 아기를 갖지 못하며 이후 6개월 내에 임신이 될 가능성도 5%이내입니다.

불임의 원인은 크게 여성적 원인과 남성적 원인으로 나눌 수 있습니다. 통계적으로 불임의 원인은 여성 35%, 남성 35%, 그리고 부부양쪽이 25%로 알려져 있고 원인을 모르는 경우도 5%나 됩니다. 여성적 원인은 배란이 안되거나 드물게 되는 경우, 나팔관이 막히거나 유착된 경우, 자궁의 기형이나 유착, 경관 점액의 기능 이상, 골반 복강이상 등이 있으며, 남성적 원인으로는 무정자증, 정자의 수송관 이상, 정자의 수 부족, 정자의 운동성 저조 및 정자의 형태학적 이상 등이 원인입니다.

95. 분만예정일은 어떻게 알 수 있나요?

정상 임신기간은 최종 월경일로부터 약 280일(40주)이며, 분만예정일은 월경이 규칙적이었던 경우 최종 월경시작일에서 7일을 더하면 되고, 분만예정월은 최종 월경시작월에서 3월을 빼거나 9월을 더하면 됩니다. 최종월경일이 1월 1일이면 분만예정일은 10월(1+9) 8일(1+7)이 됩니다.

최종월경시작일 + 7 = 분만예정일

최종월경시작월 - 3(+9) = 분만예정월

월경이 불규칙했던 경우 예정일을 추정하기는 어려우며, 빈번치 않았다면 잠자리를 한 시기를 계산하거나 임신 초기 초음파로 임신 주수의 추정이 가능합니다. 입덧, 소변이 자주 마렵고 보기가 불편하고, 월경이 없어지고, 유방이 커지면서 유두의 색깔이 짙어지고, 피부에 색소가 침착되며, 임신선, 유두, 외음부, 기미, 아랫배가 불러오는 등의 신체 변화들로도 임신임을 의심할 수 있습니다.

제33장 여드름
Acne vulgaris

1. 여드름의 원인

여드름(Acne vulgaris)은 피지선의 활동이 활발한 사춘기에 많이 생기며, 남자가 여자보다 심하게 나타난다. 많은 요소들이 여드름의 원인과 악화에 관계가 있으며 가족적 경향이 있다.

피지와 각질의 덩어리가 굳어서 모공을 막게되면 여드름이 나게 되는데 특히 덩어리가 표면으로 나와 공기와 닿아 산화되어 거무스름해진 상태를 검은여드름(blackhead)이라 하며 모공이 막힌 상태로 끝부분이 유백색으로 부풀어 올라있는 경우를 흰여드름(whitehead)이라 한다. 이밖에도 여드름균이 피지를 지방산으로 전환시키며 광범위하게 감염되어 종기같은 증상을 나타내는 낭포성여드름(cystic acne)이 있다. 여드름은 피지선이 발달된 얼굴, 가슴상부, 등부위에서 주로 발견된다.

자극은 피지생산을 증가시키고 모낭의 정상균의 활동성을 증가시킨다. 그 이외의 내분비계의 불균형, 경구피임약, 호르몬(corticosteroid, androgen), 약물, 정서적 스트레스 등이 관련되는 것으로 알려져 있으며, 대개 가을과 겨울에 악화되고 뜨겁고 습기찬 날씨와 불결은 병변을 더 악화시킨다.

2. 일반적 처치

(1) 강한 화장품, 지방성 화장품, 피부 세정제는 피하도록 한다.
(2) 세수는 중성세제로 하고 피부를 건조시킨다.
(3) 여드름은 불결한 상태에서 짜내지 않도록 한다.
(4) 기름기가 많은 머리와 피부는 자주 감는다.
(5) 지나친 긴장과 피로, 발한은 피하도록 한다.
(6) 지방질, 초콜릿, 아이스크림, 너무 단음식 등은 피한다.
(7) 비타민 A가 많이 들어있는 음식을 먹도록 한다.
(8) 가끔 햇빛에 노출시키는 것이 유익한 경우도 있다.

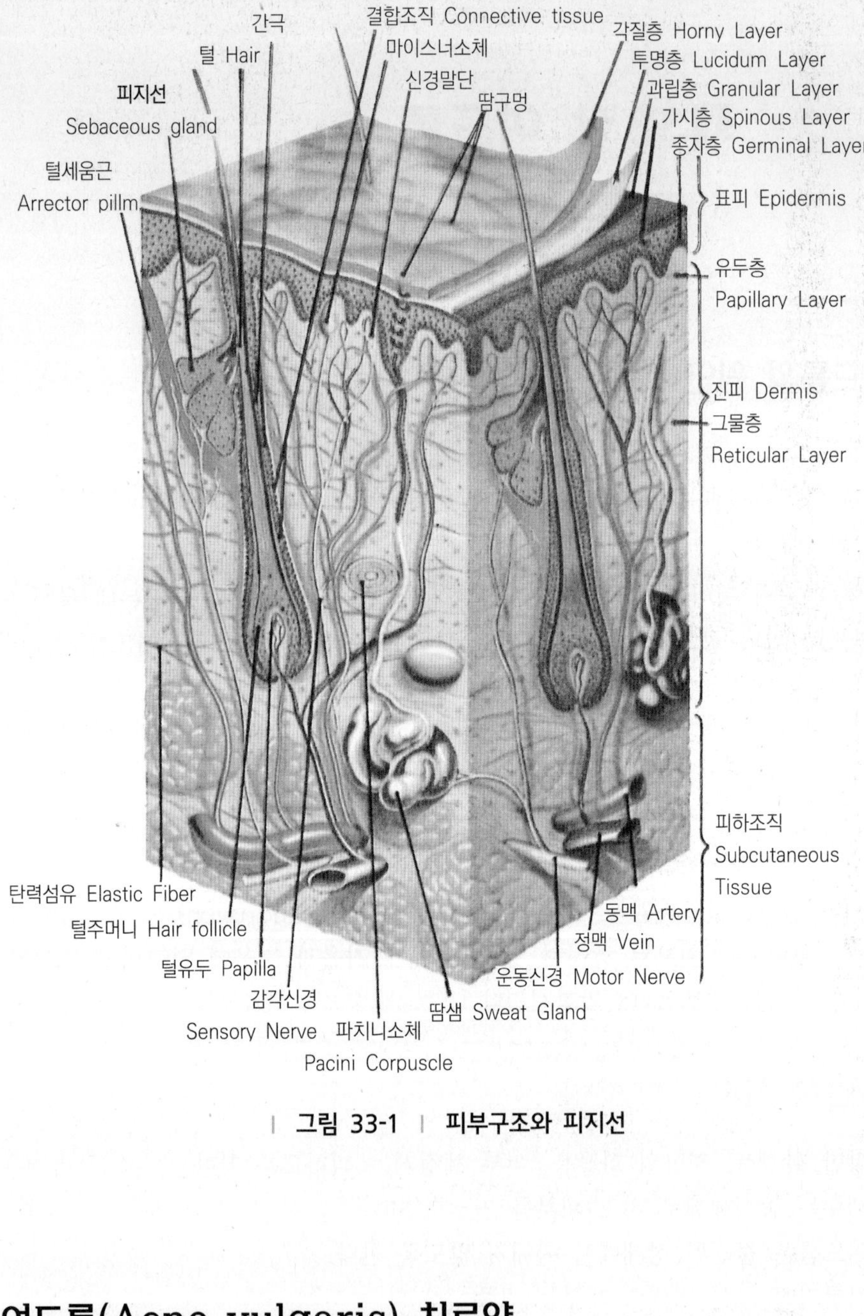

| 그림 33-1 | 피부구조와 피지선

3. 여드름(Acne vulgaris) 치료약

1) Tretinoin (Moran, Ajina)

각질층에 영향을 주어 여드름 치료에 유효하다.

2) Isotretinoin (Acnal)

다른 치료법으로 잘 치료되지 않는 중증 결절성, 낭포성여드름 및 접촉성여드름에 1일 0.1~1mg/kg씩 4주간 경구 투여한다.

3) Benzoyl peroxide (Oxy lotion)

각질연화작용이 있으며 sulfa제와 병용하면 피부심층부에까지 침투하여 작용을 증가시킨다. 취침전 1일 1회 바르며 결과를 보아 1일 2회 적용한다.

4) Clindamycin (Cleocin), Erythromycin (Aknemycin)

광범위항생제로 낭포성여드름 치료에 효과가 있다. 1일 2회 환부에 엷게 바른다.

약과 건강상식

96. 레이저로 점을 빼고 싶은데 가능할까요?

요즈음 레이저가 유행처럼 되어서 무슨 병이든지 레이저로 다 치료되는 것처럼 잘못 알려지는 경우가 많습니다. 레이저 기계가 많이 발전해서 여러 가지 피부질환을 치료할 수 있게 된 것이 사실입니다. 그러나 무엇이든지 다 치료되는 것은 아니고 치료될 수 있는 경우와 치료되지 않는 경우가 있어서 이것은 전문의사의 판단에 의해서 알 수 있습니다.
현재까지 작은 점, 검버섯 등은 레이저로 비교적 쉽게 제거할 수 있습니다. 붉은 점(혈관종)이나 푸른점(오타씨 모반), 문신은 좀 다른 특별한 레이저로 제거할 수 있습니다.

97. 대머리 치료법은 있나요?

대머리로 고민하는 분이 의외로 많습니다. 사실 나이가 40세가 넘으면 머리가 약간씩 벗어지는 것이 보통이지만, 때로 30대 심지어 20대에 벌써 머리가 벗겨지기 시작하거나, 40~50대라 해도 앞머리 윗머리가 거의 다 빠져버린 상태라면 고민이 아닐 수 없습니다. 대머리가 되려면 1) 나이가 장년은 되어야 하고, 2) 대개 가족 중에 몇 명은 대머리인 분이 있고, 3) 남성 호르몬 생산이 왕성해야 합니다.

오래전부터 여러 가지 치료법이 제시되었고 많은 민간요법도 있지만 특효의 치료법은 아직 없습니다. 현재까지 알려진 치료약 중에 그래도 어느정도 효과가 입증된 것은 finasteride(Propecia)을 1일 1회 1㎎을 3개월 이상 경구투여하며, 3~5% minoxidil(Baldmin)용액을 1일 2회 환부에 직접 바릅니다.

이약을 6~12개월 정도 꾸준히 두피에 바르고 마사지하면 약 50%에서는 어느 정도 발모 효과가 있습니다. 한동안 중국제 발모제 101 이라는 발모제가 유행하였는데 이약은 아직 국내에서 허가가 나지 않고 있으며, 그 중요한 이유는 약의 성분이 아직도 전혀 알려지지 않고 있기 때문입니다. 모발이식은 자기 머리 뒷부분에서 모발이 있는 채로 두피를 떼어다가 대머리부분에 이식하거나, 때로 모발 하나하나씩 이식하거나 하는 방법입니다.

제34장 화학요법제(항균제)

Chemotherapeutic agent

화학요법(chemotherapy)이란 약물을 사용하여 병원미생물의 감염에 의한 질병을 치료하거나 예방하는 방법을 말하며 여기에는 미생물의 발육과 증식을 저지하는 정균작용(bacteriostatic action)과 미생물을 사멸하는 살균작용(bactericidal action)이 있다.

화학요법제(chemotherapeutic agent, **항균제**)는 화학요법에 사용되는 약물을 말하며 sulfa제, quinolones, isoniazid, PAS 등과 같은 물질들을 **화학적합성제**라고 말하며, 미생물이 생산하는 대사산물로서 소량으로 다른 미생물의 발육을 억제하거나 사멸시키는 물질을 **항생제**(antibiotics)라고 부른다. 그러나 이들 항생제의 구조가 밝혀져 일부 항생제는 화학적으로 합성이 가능하다.

1. 작용기전

화학요법제는 미생물의 어떤 구조의 합성을 억제하거나 방해하여 살균작용을 나타내며 또는 대사길항작용으로 정균작용을 나타낸다.

1) 상경적 길항작용 (Competitive antagonism)

병원미생물은 PABA(p-aminobenzoic acid)에서 엽산(folic acid)을 합성하여 발육인자(growth factor)로 사용한다. Sulfa제는 이 PABA와 구조가 비슷하므로 병원미생물에 서로 경쟁적으로 작용하여 엽산의 합성을 억제한다.

2) 세포벽합성 억제작용 (Inhibition of cell wall synthesis)

세균의 세포벽은 강하고 견고한 구조로서 구균(알균), 간균(막대균), 나선균 등의 세균의 고유형태를 유지시키면서 높은 내부 삼투압을 유지할 수 있게 해준다. 따라서 항생제에 의해 세포벽합성에 장애를 받게 된 후 생체내의 등장환경에 노출되면 높은 삼투압 때문에 세균의 세포질이 빠져나가 세균은 용해되어 죽게 된다. 사람은 세포벽을 갖고 있지 않기 때문에 영향을 받지 않는다.

3) 세포막에 대한 작용 (Action of cell membrane)

세포막(cell membrane)은 균체 내외의 물질의 투과성(permeability)을 조절하는 삼투장벽의 역할을 하고 있다. 세균 세포막의 성분은 주로 인지질과 단백질로 구성되어 있으며 sterol 성분은 가지고 있지 않으나 진균의 세포막에는 sterol을 함유하고 있어 세포막의 sterol과 결합하여 항진균작용을 나타낸다.

4) 단백질합성 억제작용 (Inhibition of protein synthesis)

유전자 DNA의 단백질합성 유전정보를 그대로 전사(transcription)받은 mRNA가 단백질합성 공장에 해당하는 세포질내의 ribosome에서 단백질을 합성한다(translation). 단백질의 원료에 해당하는 약 20개의 아미노산은 각각 아미노산 활성화효소에 의해서 활성화되어 대응하는 tRNA와 결합하여 ribosome내로 운반되어 mRNA의 유전정보에 따라 일정한 순서(sequence)로 polypeptide 결합을 하여 단백질을 합성한다. 대부분 항생제는 미생물의 30S나 50S subunit ribosome에 작용하여 단백질합성을 억제한다. 그러나 사람은 80S ribosome에서 단백질을 합성하므로 그들 항생제에 큰 영향을 받지 않는다.

5) 핵산합성 억제작용 (Inhibition of nucleic acid synthesis)

DNA나 RNA의 합성을 억제하는 항생제는 대부분 항암제로 골수장애, 탈모, 피부발진 등 부작용이 많다.

2. 화학적 합성(항균)제

1) Sulfa제(Sulfonamides)

작용기전은 PABA와 구조가 비슷하여 서로 경쟁적으로 작용하여 엽산의 합성을 억제한다.

항균범위는 그람양성 및 음성균에 유효하며 특히 장내 및 요로감염증에 많이 사용된다.

부작용으로는 요로결석을 일으키며 과민증으로 피부발진, 담마진, 접촉성피부염, 백혈구감소증, 용혈성빈혈, 간장장애, 말초신경염, 피부염 등이 있다.

제제는 Sulfisoxazole(Gantrisin), Sulfamethoxazole(Sulfadiazine)-trimethoprim (Septrin), Sulfasalazine(Salazopyrin) 등이 있다.

2) Quinolone류

작용기전은 DNA합성을 억제하는 항균제로 세균 DNA를 초코일(supercoil)로 압축하는 효소인 DNA gyrase를 억제한다. .

항균범위는 Nalidixic acid가 최초의 4-quinolone로 그람음성균에 의한 요로감염증에 이용되어 왔다. Ciprofloxacine은 6-fluoro 치환기를 갖고 있으며 그람양성균과 특히 E. coli, 녹농균, Salmonella, Campylobacter 등의 그람음성균에 대하여 현저한 항균력을 나타낸다.

부작용은 드물지만 오심, 구토, 발진, 현기증, 두통 등이 있다.

약과 건강상식

98. 항균제 처방지침?

항균제의 남용과 오용으로 인한 부작용 발생과 내성균주의 출현가능성을 최소화하고, 의료비용의 증가를 방지하여 치료효과를 극대화하기 위하여 항균제의 적정한 관리와 사용에 관한 기본원칙을 정함을 목적으로 한다.

(1) 항균제를 처방하기 전에 항균제 사용의 필요성에 대한 검토가 이루어져야 한다.

(2) 항균제는 긴급을 요하는 경우를 제외하고 감염 미생물을 확인한 후 사용함을 원칙으로 한다.

(3) 일반항균제의 선택시 또는 예방적으로 사용할 때에는 모든 감염의 가능성이 있는 병원균들을 제어할 수 있는 항균스펙트럼이 넓은 제제를 사용한다.

(4) 배양 및 감수성 검사 결과 여러 항균제에 감수성이 있을 경우 일반 항균제를 우선으로 사용함을 원칙으로 한다.

(5) 유보 및 제한 항균제는

① 특별한 사유가 없는 한 예방목적으로 사용하지 않는다.

② 병원균이 분리되고 감수성 검사 결과 꼭 필요할 때 사용한다.

③ 병원균이 분리 확인되지는 않으나 일반항균제로 3일 이상 치료하여 효과가 없을 경우및 생명이 위독한 중증 감염시 사용한다.

④ 단독으로 사용함을 원칙으로 하며 병용요법은 2개 이상의 미생물에 감염시 또는 원인 불명의 심각한 감염의 치료목적으로만 실시한다.

3. 항생제(Antibiotics)

1) Penicillin류

작용기전은 Fleming이 Penicillium notatum(푸른곰팡이)에서 발견된 β-lactam 항생제로 세균의 세포벽합성을 억제함으로써 항균작용을 나타낸다.

항균범위는 포도구균, 연쇄구균, 폐렴구균 등 대부분의 그람양성균과 임균, 수막염균 등의 그람음성균, 매독균에 강력한 효과를 나타낸다.

부작용은 적은 편이나 allergy 반응에 의한 anaphylaxis 반응은 치명적이므로 투여 전에 skin test을 하여 예방하는 것이 좋다.

제제는 Methicillin(Mecillinam), Cloxacillin(Orbrex), Dicloxacillin(Dynapen), Nafcillin, Ampicillin(Amcillin), Amoxicillin(Yucla), Carbenicillin(Pseudopen), Piperacillin(Tazocin) 등이 있다.

2) Cephalosporin류

작용기전은 Penicillin과 같이 β-lactam계 항생제로 병원균의 세포벽합성을 억제하여 살균작용을 나타낸다.

항균범위는 penicillinase에 저항성이 있는 penicillin류와 거의 비슷하다. Penicillin에 저항성이 생긴 포도구균 및 특정한 그람음성균에 유효하다.

제제는 제1세대, 제2세대, 제3세대, 제4세대 cephalosporins로 분류된다.

3) 새로운 β-lactam 항생제

작용기전은 penicillin과 유사하게 세포벽합성을 억제하여 그람양성, 그람음성 호기성 및 혐기성균에 광범위한 효과가 있다.

부작용으로 피부발진, 발열, 오심, 구토, 발한, 복부경련, 혈변 등이 나타날 수 있다.

제제는 Imipenem(Prepenem), Meropenem(Mecapem), Ertapenem(Invanz), Aztreonam(Azactam), Carumonam(Mobactam) 등이 있다.

4) Aminoglycoside류

작용기전은 병원균의 단백질합성을 억제하며 비교적 넓은 항균범위를 갖는다. 경구투여 시 흡수가 되지 않아 주로 근육 또는 정맥주사로 투여된다.

부작용으로는 제8뇌신경에 독작용을 나타내어 청각 및 평형장애를 일으키는 청각독성(ototoxicity)과 신장독성이 있으며 신경근차단을 초래할 수 있다.

제제는 Streptomycin(SM), Kanamycin(KM, Kamacin), Gentamicin(GM), Tobramycin(Tobra), Amikacin(Amikin) 등이 있다.

5) Tetracycline류

작용기전은 미생물의 ribosome에서 t-RNA의 전사를 방해하여 단백질합성을 억제함으로써 정균작용을 한다.

항균범위는 그람양성균에 유효하나 penicillin보다 약하다.

부작용으로는 오심, 구토, 설사, 구내염, 소장결장염을 일으키며 균교대현상에 의해 장내정상세균총의 변화로 candida증을 일으켜 소화관 및 점막의 손상을 일으킨다.

6) Chloramphenicol (CM, Helocetin)

항균범위는 그람양성균과 장티푸스균, 변형균 등의 그람음성균, Rickettsia 및 다른 항생제에 저항성이 있는 감수성균 감염에 유효하다.

부작용은 위장장애, 설염, 피부발진, 균교대현상이 일어나며 특히 신생아는 간이 미숙하여 glucuronide포합 대사를 못하므로 gray syndrome을 일으켜 복부팽창, cyanosis, 불규칙호흡, 신경성허탈, 혼수 및 사망까지 초래한다.

7) 기타 항생제

(1) Erythromycin (EM, Erythro)

Penicillin 과민성환자의 1차 선택약으로 penicillin에 저항성이 있는 세균, 장내구균 및 diphteria 치료에 우선적으로 사용한다. 이 약은 호흡기계 감염증에 비교적 안전하게 쓸 수 있다. 부작용은 별로 없으나 간혹 오심, 구토, 설사 및 간염을 일으킬 수 있다.

(2) Vancomycin (Vancosin)

작용기전은 세균의 세포벽합성 억제, 세포막 기능변화 및 RNA합성 억제작용을 가지고 있기 때문에 각종 포도구균감염증, penicillin 및 cephalosporin계의 항생제로 치료가 되지 않는 중증감염증에 사용한다.

최근에 vancomycin내성황색포도구균(vancomycin resistant staphylococcus aureus ; VRSA)과 vancomycin내성장구균(VRE)인 superbacteria의 출현으로 심각

한 항생제 오남용의 문제를 야기하고 있다.

부작용은 저혈압, 천명, 호흡곤란, 가려움증, 두드러기 등과 같은 아나필락시스와 비슷한 반응이 나타난다.

(3) Lincomycin (Lincocin)

세균의 ribosome에서 단백질합성을 억제하여 그람양성균, Neisseria, Bacteroides 등에 유효하다. 부작용은 위장장애, 설사, 피부발진, allergy반응, 질염, 백혈구감소증 등이 있다.

그밖에 Clindamycin(Cleocin), Fusidic acid(Fucidine), Fosfomycin(Fosfocin), Teicoplanin, Linezolid, Quinupristin, Spectinomycin, Colistimethate 등이 있다.

4. 항진균약 (Antifungal drugs)

1) Fluconazole (Diflucan)

급성 또는 재발성 질칸디다증, 백선, 완선 등의 피부진균증에 사용한다. 부작용은 혈관부종, 두통, 경련, 발진, 탈모, 오심, 구토, 복통, 설사, 저칼륨혈증 등이 있다.

2) Ketoconazole (Nizoral)

백선균, 효모균 및 칸디다 등 전신적 진균감염에 사용하는 경구용 항진균제이다. 부작용은 소양증, 오심, 구토, 복통, 오한, 발열 및 간독성이 있다.

3) Itraconazole (Iconazol)

피부 진균의 세포막합성을 방해하여 피부사상균(Trichophyton, Microsporum, Epidermophyton) 등에 유효하다. 부작용은 오심, 구토, 설사, 복통 등의 위장관부작용과 부종, 고혈압, 피부발진, 두통과 발열 등이 있다.

4) Nystatin (Mycostatin)

작용기전은 진균의 세포막 성분인 sterol과 결합하여 세포막 투과성을 변화시켜 소화관칸디다증, 구강칸디다증, 질칸디다증 치료에 쓰인다. 부작용으로 다량 복용시 오심, 구토, 설사, 위장관장애를 일으킬 수 있다.

5) Griseofulvin (Fulvicin)

피부사상균(Trichophyton, Microsporum, Epidermophyton)에 의한 피부, 두발, 손톱, 발톱의 백선증 치료에 사용한다. 부작용은 위장장애, 설사, 두통, 불면증, 오심, 발진 등이 있다.

5. 항바이러스약 (Antiviral drugs)

바이러스 감염증에 대한 치료는 화학요법, 대증요법 및 면역요법으로 나눌 수 있으며 특히 최근에는 AIDS(후천성면역결핍증)의 출현으로 화학요법에 대한 관심이 높아지고 있다.

바이러스는 다른 미생물과 달리 매우 작고, 살아있는 숙주세포에서만 번식하는 감염성 입자(virion)이다. 구조는 매우 단순하여 핵산으로 DNA나 RNA중 어느 한 쪽만 있으며 그 주위에 단백질로 구성된 capsid로 둘러싸여 있다. 종류에 따라서 외측에 다시 지질과 당단백으로 된 envelope가 존재하며 그 표면에 spike가 있어 항원성에 중요한 역할을 하고 있다.

1) Zanamivir (Relenza)

독감치료제로 Influenza virus의 수용체 파괴효소(receptor destroying enzyme; RDE)인 neuramidase라는 spike를 억제해 바이러스가 인체에서 작용하는 기간을 줄이고 증상을 경감시킨다. 인플루엔자 A와 B 모두에서 효과가 있다.

2) Oseltamivir (Tamiflu)

Zanamivir 유사제제로 신종인플루엔자와 조류인플루엔자(AI)치료 및 예방에 사용하며 부작용으로 위장장애, 두통, 현기증, 피로감 등이 나타난다.

3) Acyclovir (Bacylovir, Zovirax), Famciclovir (Famvics, Famster)

Herpes simplex(단순포진), Varicella-Zoaster(대상포진), EB virus의 DNA합성효소의 활성을 저해한다. 생식기포진을 포함한 단순포진의 치료 및 예방, 대상포진의 치료에 쓰인다.

4) Ribavirin (Viramid)

바이러스성 호흡기질환, 단순포진, 대상포진에 경구투여한다. 만성C형간염에 인터페론-α와 병용투여한다.

5) Interferon-α (Alphaferon)

항바이러스 활성을 가진 단백질을 유도하여 m-RNA가 ribosome에서 결합하는 것을 방해한다. Herpes성각막염, 유행성각결막염, HBV-DNA가 양성인 만성활동성 B형간염과 만성C형간염, 피부악성흑색종에 정맥주사한다.

6) Inosiplex (Prinosine)

단순포진, 대상포진, 홍역, 수두 등에 사용한다.

7) Lamivudine (Zeffix)

Hepatitis B vius(HBV)에 활성이 있는 역전사효소억제약으로 HBV-DNA 양성인 만성활동성 B형간염과 HIV감염에 경구투여한다.

약과 건강상식

99. 라식(LASIK)이란?

LASIK이란 용어는 두 가지의 각막 수술방법, 즉 엑시머 레이저수술(Laser PRK)과 각막 절삭수술(Koratomileusis)의 합성어로서 현재 굴절 교정 수술의 주요한 한 방법으로 자리잡고 있습니다. 기존의 엑시머 레이저수술은 각막 상피를 벗긴 후 레이저 치료를 하는 것이고, LASIK은 일종의 각막 대패(microkeratome)를 이용하여 각막 상피를 포함한 각막 앞부분의 각막편을 만든 후 중간층 각막 실질에 레이저치료를 하는 점이 기본적인 차이입니다. 수술 대상은

(1) 만 18세 이상
(2) 최근 6개월간 근시 혹은 난시의 진행이 없어야 합니다.
(3) 원칙적으로 양안 교정시력(안경이나 혹은 콘택트렌즈를 착용하고 잰 시력)이 0.5이상이 되어야 합니다.
(4) 수술 상처 치유에 영향을 미치는 전신질환이 없어야 합니다.
(5) 레이저 수술과 관련하여 각막질환 등의 특이한 안구 질환이 없어야 합니다.

약과 건강상식

100. 안경에 대해 잘못 알고 있는 3가지?

(1) 눈이 나쁘다고 꼭 안경을 착용해야 하나요?

보통 학생들이 시력이 나쁘다고 하는 것은 근시를 얘기하는 것으로, 이러한 근시의 원인은 대부분이 눈이 앞뒤 길이가 정상인보다 길기 때문에 생기는 것입니다. 나이가 들면서 몸이 성장하게 되면 이때 눈의 앞뒤 길이도 함께 길어지기 때문에 눈이 자꾸만 나빠지게 되는 것이죠. 즉 학생시절에 안경도수가 자꾸 높아진다는 것은 안경 때문이 아니라 몸이 성장하고 있다는 증거입니다.

(2) 안경을 자주 썼다, 벗었다 하면 눈이 더 빨리 나빠진다고 하던데?

안경을 착용하는 습관과 눈이 나빠지는 것과는 아무 관계가 없습니다. 안경을 계속 착용하고 있든지, 썼다 벗었다 하든지 간에 안경의 도수는 자꾸 높아지게 되어 있습니다. 다만 안경을 자꾸 썼다 벗었다 하면 오후쯤 눈에 피로가 발생하고 머리도 아플 수 있기 때문에 그런 점에서 안경을 항상 착용하는 것이 좋다는 것입니다.

(3) 안경을 착용하면 시력이 정상으로 돌아올 수 있나요?

나쁜 눈의 시력에 알맞은 도수의 안경을 맞추어 착용하면 글씨가 잘 보이고, 벗으면 글씨가 당연히 보이지 않게 되는 것이지, 안경을 계속 착용하고 있다고 옛날의 정상시력으로 돌아가는 것은 아닙니다. 빠르면 3개월 내지 6개월에 한번씩은 꼭 눈검사를 해서 도수의 변화가 있으면 안경을 바꾸어 주어야 합니다.

참고문헌

임상약리학, 범진필 저, 청구문화사, 2014.
약물학, 한국약학대학 약물학분과 저, 문성사, 2013.
임상약리학, 김옥녀·하순옥 공저, 수문사, 2012.
기본약리학, 이상복·조규철 공저, 수문사, 2002.
약국 임상약학, 곽재욱·원태진 공저, 신일상사, 2008.
임상약학, 범진필 외 공저, 신일상사, 2012.
약제학, 한국약제학협회, 문성사, 2012.
약물상호작용과 약물동태학의 임상, 최준식 편저, 신일상사, 2001.
인체생리학, 범진필 외 공저, 정문각, 2012.
인체생리학, 정영태 저, 청구문화사, 2008.
최신미생물학, 범진필 외 공저, 정문각, 2013.
최신미생물학, 김영권 저, 청구문화사, 2002.
성인간호학, 전시자 외 공저, 현문사, 2004.
기본간호학, 김정자 외 공저, 현문사, 2005.
지역사회보건학, 정규철 저, 수문사, 2002.
병리학, 이중달 외 공저, 고려의학, 2000.
병리학, 이선경 저, 청구문화사, 2002.
Medical pharmacology, A. Goth, Mobsby Co., 2012.
Applied therapeutics, M. A. Koda-Kimble, Applied Therapeutics Inc., 2013.
Clinical drug therapy, A. C. Abrams, J. B. Lippincott Co., 2003.
Pharmacology, R. T. Malseed, J. B. Lippincott Co., 2010.
KIMS, D. B. Bromilow, Medimedia Korea Ltd., 2014.
The MERCK manual, P. K. Bondy, MERCK and Co., Inc., 2014.
Manual of therapeutics, M. Woodley, Little and Brown Co., 2012.

찾아보기

ㄱ

ㄴ

| ㄷ |

| ㄹ |

| ㅁ |

| ㅂ |

| ㅈ |

| ㅊ |

| ㅋ |

INDEX

| A |

| B |

| C |

| D |

| J |

| K |

| L |

| M |

| N |

| O |

| S |

| T |

| U |

| V |

| W |

| X, Y |

| Z |

| α, β |

약과 건강

1997년 7월 30일 초판 발행
2000년 3월 10일 제2판 발행
2007년 12월 20일 제3판 발행
2009년 3월 10일 제4판 발행
2014년 8월 10일 제5판 발행
2016년 8월 10일 제5판2쇄 발행

지은이 범진필
펴낸이 이상태
펴낸곳 청구문화사
주 소 (03706) 서울특별시 서대문구 성산로11길 15
전 화 02) 332-0541(代)
팩 스 02) 337-9577
등 록 1990년 11월 2일 제9-247호

정가 15,000원

ISBN 978-89-5616-611-7 93510